经方观止·金匮篇

张建荣　编著

全国百佳图书出版单位

中国中医药出版社

·北　京·

图书在版编目（CIP）数据

经方观止. 金匮篇／张建荣编著 .—北京：中国中医药出版社，2023.8

ISBN 978－7－5132－8151－5

Ⅰ. ①经… Ⅱ. ①张… Ⅲ. ①经方—研究 ②《金匮要略方论》—研究

Ⅳ. ①R289.2 ②R222.39

中国国家版本馆 CIP 数据核字（2023）第 088344 号

中国中医药出版社出版

北京经济技术开发区科创十三街 31 号院二区 8 号楼

邮政编码 100176

传真 010－64405721

鑫艺佳利（天津）印刷有限公司印刷

各地新华书店经销

开本 787×1092 1/16 印张 27 字数 487 千字

2023 年 8 月第 1 版 2023 年 8 月第 1 次印刷

书号 ISBN 978－7－5132－8151－5

定价 109.00 元

网址 www.cptcm.com

服 务 热 线 010－64405510

购 书 热 线 010－89535836

维 权 打 假 010－64405753

微信服务号 zgzyycbs

微商城网址 https：//kdt.im/LIdUGr

官 方 微 博 http：//e.weibo.com/cptcm

天猫旗舰店网址 https：//zgzyycbs.tmall.com

前　言

《经方观止》于丙申年问世，将逾六载，壬寅初春，出版社编辑征询拟将《经方观止》改编出版的意向，此正合余意，当即应允，甚感欣慰！

《经方观止》出版后，受到广大中医及经方爱好者的好评，编辑了解有关经方专家认为："这本书对他们专业人士来说非常好，有价值。"为进一步挖掘经方潜力，弘扬经方治病优势，并便于阅读研用，编辑提出拟以《经方观止》为母本，将其改编为《经方观止·伤寒篇》《经方观止·金匮篇》两部书出版。此方案有诸多优势，余当竭尽全力，认真编撰。

《伤寒杂病论》诞生后，逐渐被分为《伤寒论》《金匮要略》流传于世，前者所载之方，运用六经辨证，重在论治时行热病；后者所载之方，运用脏腑辨证，重在论治内伤杂病。因此，两者治病重点有所不同，对方药论述及运用亦详略不等，故各自皆具鲜明特点与内涵，也形成了不同的风格体系。秦伯未称"《伤寒》为时病之金科，《金匮》为杂病之玉律"，此二书也被中医界公认为经典名著，而经方是经典中的经典，经方者，经典名方也！将《经方观止》分为《伤寒篇》与《金匮篇》，更能彰显《伤寒论》与《金匮要略》各自方药及治病特点，有利于学经典、做临床。

经方厥功至伟，经方是方书之祖、是中医临床根基、是治病疗疾的法宝；经方特色是方简力宏，方中寓法，法方一体。经方之魂在于君臣配伍与变化，而医者临证之思辨在于如何应用经方，以获得满意疗效。历代著名医家用经方用得出神入化，即深得经方之奥妙。研习医圣经方至理，品味名家经方验案，能使人茅塞顿开，恍然大悟，为我所用。故尔，本次编写修缮着墨处仍在经方理论与应用，对每首经方各项所论内容做重新审视，修订，增删，力争做到简洁、精准、易学、实用，以新的面貌呈现给读者。

书稿勒成，付梓在即，感谢中华中医药学会周艳杰主任、中国中医药出版社邬宁茜编辑与同仁的大力支持！并寄希望于同道斧正谬误，不胜感激！

张建荣

2022 年 9 月 10 日于陕西中医药大学

自　序

《汉书·艺文志》云："经方者，本草石之寒温，量疾病之浅深，假药味之滋，因气感之宜，辨五苦六辛，致水火之剂，以通闭解结，反之于平。"现存的经方是指东汉·张仲景《伤寒论》《金匮要略》所载之方。上溯仲景之前，《汉书·艺文志》所载的经方书，已名存实亡；1973 年在长沙市马王堆三号汉墓出土的《五十二病方》，内容粗糙，有方无名，医理欠缺；《内经》虽有十三方，但临证用之极少，尚不足论道。惟仲景之方，堪称经方。喻嘉言《尚论篇·序》称仲景方为："众法之宗，群方之祖。"汪昂《医方集解·序》谓："方之祖始于仲景，后人触类扩而充之，不可计殚，然皆不能越仲景之范围。"经方于建安成卷后，至今蜚声杏林，乃千古之绝唱；经方以其原创性而高居方书之首，后世之方，虽数不胜数，但经方乃其母方也；经方以方证结合，法方一体，药精方简，君臣有序，佐使得当，久用不衰而著称；经方立方之规范，用药之灵活，法度之严谨，治法之多样，辨证之精准，令人叹为观止。经方之诞生基本完善了方药之理论，完善了辨证论治之思想，完善了病证理法方药一线贯连的诊病论治思维模式。

经方能否治今病？其实，经方之应用由来已久，从王叔和、孙思邈到当今临床大家无不通晓经方；自宋以降，经方的整理发掘、研究拓展、临证发挥之举亦代有增华。汝欲用经方否？盖为医者无有不思用之念想。古人云：用药如用兵，用兵作战，首在知兵之组合变化，其次才能运筹帷幄，谋局布阵，临阵作战；用方治病，首在知方药之性能与配伍变化，其次才能临证活用。胸中自有百万兵、百万方，若不知其性能变化，不知择长而用，不知随机应变，犹如无兵、无方，用之反为害。

《经方观止》按经方功效分类归属方药，并采用先观方理，再究方证论治的撰写模式，以凸显经方方证合一精神，重在挖掘经方功效、药物配伍架构与配伍奥旨，探索仲景辨证用方的思维方法，触摸后世医家用经方之经验、随证化裁之轨迹、临床应用之脉络，以使临证能今古相通，继往开来，圆机活法，药随证变，救治疾厄。

《经方观止》撰写以古为今用为宗旨，运用公允平直之语，辑经方研究之共识，直陈大家之灼见，间以笔者之拙论，草成斯书，错谬难免，望同道不吝赐教。

张建荣

甲午年秋月于古都咸阳

出版说明

一、以原《经方观止》为母本，改编为《经方观止·伤寒篇》《经方观止·金匮篇》两部书。

二、原《经方观止》十九章261方，分篇后基本框架为《经方观止·伤寒篇》十八章，方113首，涉及原文214条；《经方观止·金匮篇》十九章（含妇人病一章），方148首，另加37首重复方，本篇共有185方，涉及原文241条。

三、原《经方观止》编写体例保持不变，对其功效配伍、方证论治辨析、用方思路、医案举例内容进行重新修订、增删。另对有些章节中原文顺序及个别方药归属做适当调整。

四、原《经方观止》有医案344例，本次编辑删去18例，新增63例。增删后《经方观止·伤寒篇》录医案142例，《经方观止·金匮篇》录医案247例，合计389例。

五、对《经方观止》中6首缺药物组成方、37首重复方均保留论述。缺药物组成者的方名药物性能即隐含治法，另外，其所治病证尚无缺损。重复方中有些方药物用量、炮制方法、所治疾病表现不完全相同，故对此类方在《经方观止·伤寒篇》《经方观止·金匮篇》均做陈述，指出其不同与特点，可起互补之用，并能确保经方治病的完整性及其原貌。

附：经方及重复方统计方法

（1）经方统计：《经方观止·伤寒篇》113方，包含缺药物组成的禹余粮丸方。《经方观止·金匮篇》148 方，包含缺药物组成的杏子汤、黄连粉、藜芦甘草汤、附子汤、胶姜汤 5 方（《金匮要略》前 22 篇共载方 205 首，去除与《伤寒论》重复方 37 首，再去除附方 20 首，实有方 148 首）。《经方观止·伤寒篇》与《经方观止·金匮篇》总计实有经方 261 首，若减去缺药物组成方 6 首，实有完整经方 255 首。

（2）重复方统计：凡方名与药物组成基本相同者统计为 1 方，这类方的药物用量、炮制、方后药物加减、方后语不完全相同。据此统计方法，《伤寒论》与《金匮要略》重复方有 37 首。

即桂枝汤、葛根汤、栀子豉汤、黄芩加半夏生姜汤、白虎加人参汤、桔梗汤、大青龙汤、小青龙汤、桂枝附子汤、白术附子汤（《伤寒论》去桂加白术汤）、甘草附子汤、小承气汤、大承气汤、麻子仁丸、十枣汤、小柴胡汤、大柴胡汤、甘草干姜汤、四逆汤、通脉四逆汤、半夏泻心汤、甘草泻心汤、小建中汤、文蛤散、桃花汤、桂枝救逆汤（《伤寒论》桂枝去芍药加蜀漆牡蛎龙骨救逆汤）、桂枝加桂汤、茯苓桂枝甘草大枣汤、抵当汤、苓桂术甘汤（《伤寒论》茯苓桂枝白术甘草汤）、茱萸汤（《伤寒论》吴茱萸汤）、茵陈蒿汤、白头翁汤、五苓散、猪苓汤、瓜蒂散、乌梅丸。

注：《伤寒论》理中丸与《金匮要略》人参汤，《伤寒论》麻黄附子甘草汤与《金匮要略》麻黄附子汤，这两组方药组成虽相同，但方名及所治疾病有差异，故未计入重复方。

张建荣

2022 年 9 月 10 日于陕西中医药大学

凡 例

《经方观止·金匮篇》原文选录，以明·赵开美辑刻的《仲景全书·金匮要略方论》为底本。原书中表示上文的"右"统一改为"上"。原文统一用简化体汉字。

编写体例如下：

方名：如桂枝汤。

原文：注明出处。在原文后加括号注明原文出处篇章（用小写汉字）条码（用阿拉伯数字）。

注释：对原文中个别字、词加小字注释。

功效配伍：指出经方功效、药物配伍架构、阐明配伍关系，以及其配伍奥旨、特殊的药量比例、方药煎煮及服药方法等。

方证论治辨析：以原文为依据，指出适应病证，提炼出症状表现，若原文症状不明或缺失者，可据方药补充之。本项重点阐明发病原因、病因病机、辨证分析、用方根据。有些经方涉及条文较多，如肾气丸、大承气汤等，对此类条文，凡有利于全面掌握经方运用者，均置于此项之下，做选择性扼要论述。

用方思路：探讨经方临证应用思辨方法、经方药物加减化裁、经方合用、经方加时方、经方对时方形成的影响；指出在辨证施治前提下，经方临床用于治疗西医学的常见疾病。

医案举例：以名家验案为主，新人新作验案为辅，以展现经方临证应用的时代特点。一首经方一般只选1个案例，最多不超过4个，个别经方案例亦可不选。

经方药物剂量简易折算法

经方药物的现代用量主要参考《伤寒论讲义·古今剂量折算表》（李培生主编，上海科学技术出版社出版，1985年版），个别药物用量结合现代常用量计算。

1. 汉制药量换算

一斤等于十六两，一两等于二十四铢，一铢等于十黍，六铢等于一分，四分等于一两。一斛等于十斗，一斗等于十升，一升等于十合，一合等于十撮。

2. 汉制药量折算公制量

一两折3g，一升折18~30g，一寸匕折6~9g，一钱匕折1.5~1.8g，一升大约折200mL，一合大约折20mL。云厚朴一尺折30g左右，云石膏如鸡子大折45g。诸如杏仁、桃仁、栀子、枳实、甘遂、水蛭、虻虫等以个数计算者，均结合具体病情而定。其他如兔屎大、麻子大、枣大、弹丸大、梧桐子大皆为相似计量法，仍有一定参考价值。原方药后用"分"表示者，可作为药与药之比例"份"对待。

目　录

第一章　经方解表剂

　　经方解表剂，指能解除人体感受外邪的方药。外邪来自体外，侵犯人体多滞留在肺卫、肌表，故称之为表证，《伤寒论》称为太阳表证。人体肌表是防御外邪的一道屏障，卫气通行于肌表腠理，具有抗御外邪的功能。经方解表药多为辛温之品，具有发汗作用。《素问·阴阳应象大论》曰："故邪风之至，疾如风雨，故善治者治皮毛，其次治肌肤，其次治筋脉，其次治六腑，其次治五脏，治五脏者，半死半生也……其在皮者，汗而发之。"发汗法可祛邪外出，也能助正祛邪；发汗药能开发腠理，使毛窍开张，以利于邪气外出，或诱导邪气外出，此亦为解表剂的主要功用。解表剂以麻黄汤、桂枝汤为代表方，仲景在此二方基础上，衍生出许多解表方，亦是针对不同证型而设立。另外，有一些解表方中也有兼治里之药，其应用之理，一则防邪深入，二则兼治里病。

桂枝汤

【原文】

下利腹胀满，身体疼痛者，先温其里，乃攻其表。温里宜四逆汤[1]，攻表宜桂枝汤。（十七：36）

桂枝汤[2]方

桂枝三两（去皮）　芍药三两　甘草二两（炙）　生姜三两　大枣十二枚

上五味，㕮咀[3]，以水七升，微火煮取三升，去滓，适寒温，服一升。服已须臾[4]，啜[5]稀粥一升，以助药力，温覆令一时许，遍身漐漐[6]，微似有汗者益佳，不可令如水淋漓。若一服汗出病差[7]，停后服。

注释：

[1] 四逆汤：见经方温里剂。

[2] 桂枝汤：与《伤寒论》桂枝汤组方、用量相同，但方后语有所不同。

[3] 㕮（fǔ，音府）咀（jǔ，音举）：本意为咀嚼咬碎，引申为将药物切碎成小块，利于煎煮。

[4] 须臾：一会儿，时间很短。

[5] 啜（chuò，音绰）：喝的意思。

[6] 漐（zhé，音折，亦读作 zhí，音执）漐：形容微微有汗出，肌肤有湿润感。漐漐，《通雅》曰："小雨不断也。"

[7] 差：同瘥。

【功效配伍】

桂枝汤解肌祛风，调和营卫。方中桂枝辛温，温通卫阳，解肌祛风；芍药酸苦微寒，敛阴和营；生姜辛温和胃止呕，并助桂枝通阳助卫，解肌祛风；大枣甘缓，健脾益胃，并助芍药敛阴和营；炙甘草性味甘平，调和诸药，并能补中益气。本方桂枝、生姜与炙甘草、大枣相配可辛甘发散调卫气；芍药与炙甘草、大枣为伍能酸甘化阴调营气。方中桂枝与芍药等量配伍，一散一敛，散敛结合，调和营卫。吴谦《医宗金鉴》曰："桂枝君芍药，是于发汗中寓敛汗之旨；芍药臣桂枝，是于和营中有调卫之功。"本方五味药配伍，共奏解肌祛风、调和营卫之功。桂枝汤又有调和脾胃、调和阴阳、调和气血的作用，故多用于内伤杂病。

上五味，切片，用水微火煎煮，去滓，温服。服桂枝汤后，稍等片刻，喝热稀粥，既助汗源，又防过汗伤正；药后并温覆衣被保暖助卫阳，使体表微微似有汗出，但不能温覆太过，以防汗出过多，若汗出如水流漓，病亦难愈，反损正气。若一服即微汗出病愈者，应停后服，亦即中病即止，不必尽剂；若不效者则守方继服，服药后仍不汗出者，可再服。

【方证论治辨析】

桂枝汤治脾肾虚寒，兼有表证。症见下利清谷，腹胀满，身体疼痛。

下利腹胀满，即下利清谷，腹部胀满，为脾肾阳虚，阴寒内盛，运化失司；身体疼痛，为风寒外束，邪犯于表，营卫失调。本证为表里同病，但以里虚证为急，故应先治里后治表，假若先攻表，将致表里阳气俱脱。治里用四逆汤温里散寒，待里气恢复，再用桂枝汤解肌发汗以治表证。

【原文】

师曰：妇人得平脉[1]，阴脉小弱[2]，其人渴[3]，不能食，无寒热，名妊娠，桂枝汤主之。方见下利中。于法[4]六十日当有此证，设有医治逆[5]者，却一月[6]，加吐下者，则绝之[7]。（二十：1）

注释：

[1] 平脉：平和无病之脉。

[2] 阴脉小弱：指尺脉稍弱。阴脉，指尺脉；小弱，即稍弱。

[3] 渴：《金匮要略心典》作"呕"，可从。

[4] 于法：指按一般规律。法，即规律。

[5] 治逆：指误治。

[6] 却一月：退后一个月。

[7] 则绝之：绝，即断绝。则绝之，有三种认识：一是停止用药，用饮食调理；二是进一步治疗，以消除病根；三是终止妊娠，杜绝劣胎。

桂枝汤治妊娠恶阻，脾胃虚弱证。妇人妊娠，停经六十日，脉平和，而尺脉稍弱，并见呕吐，不能食，无寒热。此症亦为妊娠早期反应。

妇人妊娠六十日左右，胎元初结，经血归胞养胎，以致母体阴血相对不足，脉道不充，故尺脉小弱。若妊娠三月后，随着胎气逐渐旺盛，尺脉可见滑疾之象。《素问·平人气象论》曰"妇人手少阴脉动甚者，妊子也"；《备急千金要方》曰"三月尺脉数"；李士材谓"滑疾不散，胎必三月"。妊娠呕吐，不能食，为脾胃虚弱，胎气上逆，胃失和降。因冲脉起于胞中，隶属于阳明，故胎气随冲脉之气上逆时必夹胃气上逆。身无寒热，属排外鉴别法，即排除外感疾患。方用桂枝汤调和脾胃阴阳，建立中气，化生气血，以养胎元。

若医者不知为妊娠，治疗失当，出现呕吐与泄泻并见者，必致气血津液耗伤，损及胎元，此时或采取积极措施治病保胎，或终止妊娠，可权衡利弊处治之。

【用方思路】

桂枝汤居经方之首，外感与内伤均可应用。徐忠可《金匮要略论注》曰："此汤，表证得之，为解肌和荣卫；内证得之，为化气调阴阳。"仲景以桂枝汤为母方，在《伤寒论》加减变化方最多，在《金匮要略》有栝楼桂枝汤、桂枝加黄芪汤、桂枝加龙骨牡蛎汤、小建中汤等。凡用桂枝汤加减变化者，总有其适应证的基本要素，或为外感营卫失调，或为脾胃内伤，或为阴阳失调。亦有人认为桂枝汤为和解剂，故将其归入和法之用方，即其具有调和营卫、调和阴阳、调和脾胃的作用。

桂枝汤临床用于治疗感冒、空调综合征、过敏性鼻炎、荨麻疹、老年皮肤瘙痒症、多发性脉管炎、多形红斑、冻疮、小儿多动症等疾病。

【医案举例】

班秀文医案：李某，女，25岁。1991年1月18日因产后自汗23天就诊。自诉剖宫产术后出现涔涔汗出，不能自止，动则益甚，每日更衣数次，伴头痛，恶露量少而色暗，面色苍白，舌质淡，边有齿印，脉细缓。证属产后营血亏损，卫阳失固。治宜甘温扶阳、调和营卫、固表敛汗之法。方选桂枝汤加味：桂枝6g，白芍10g，当归10g，益母草10g，大枣10g，炙甘草10g，生姜6g。水煎服。服药3剂后自汗十减七八，恶露少，色淡。守原方加金樱子10g、麻黄根10g，以固涩止汗。又8剂，自汗止，恶露净。[李莉.班秀文教授运用桂枝汤经验.广西中医药,1992(4):15.]

桂枝加黄芪汤

【原文】

黄汗之病，两胫自冷；假令发热[1]，此属历节。食已汗出，又身常暮盗汗出者，此劳气[2]也。若汗出已，反发热者，久久其身必甲错[3]；发热不止者，必生恶疮[4]。

若身重汗出已，辄[5]轻者，久久必身𥆧[6]，𥆧即胸中痛，又从腰以上必汗出，下无汗，腰髋弛痛[7]，如有物在皮中状[8]，剧者不能食，身疼重，烦躁，小便不利，此为黄汗，桂枝加黄芪汤主之。（十四：29）

桂枝加黄芪汤方

桂枝三两　芍药三两　甘草二两　生姜三两　大枣十二枚　黄芪二两

上六味，以水八升，煮取三升，温服一升，须臾饮热稀粥一升余，以助药力，温服取微汗；若不汗，更服。

注释：

[1] 发热：指关节局部发热。

[2] 劳气：即虚劳病。

[3] 甲错：肌肤粗糙棘手。

[4] 恶疮：指疮疡痈脓之类疾病。

[5] 辄：作转解。

[6] 身𥆧：𥆧，《说文》曰："𥆧，目动也。"身𥆧，指身体肌肉跳动。

[7] 腰髋弛痛：腰髋以下肌肉松弛沉重无力。

[8] 如有物在皮中状：即"虫行皮中状"，为水湿郁滞征象。

【功效配伍】

桂枝加黄芪汤调和营卫，补益卫气，解肌祛湿。本方由桂枝汤加黄芪组成。方中桂枝汤解肌发汗，调和营卫；加黄芪走肌表，益卫气，祛湿邪外出。本方用桂枝三两发汗，黄芪二两补气，祛补结合，重祛轻补，可收助正祛邪之效。

上六味药，水煮，去滓，温服。服后稍等片刻，吃热粥，以助药力，取微汗。若不汗出，可再服药。

【方证论治辨析】

桂枝加黄芪汤治黄汗表虚夹湿证。症见身重，腰以上汗出色黄，汗后身重虽减轻，但日久必肌肉瞤动，胸中痛；腰以下无汗，腰髋弛痛，如有物在皮中状，两胫自冷。病重者伴不能食，身疼重，烦躁，小便不利。若汗出已、反发热者，久久其身必甲错，发热不止者，必生恶疮。

黄汗为营卫不和，水湿郁滞，汗出不彻，故汗出色黄。腰以上汗出，湿邪随汗外泄，故身重减轻，但因汗出阳虚，阳气失之煦养，故肌肉瞤动，甚至胸中窒痛；腰以下无汗，腰髋弛痛，如有物在皮中状，两胫自冷，是水湿郁滞，阳气不通，邪难外解。此腰以上汗出阳虚，腰以下无汗湿盛，亦为营卫不和之证。故治用桂枝加黄芪汤调和营卫，补益卫气，解肌祛湿。

黄汗若病势发展，湿内伤于脾，则不能饮食；湿外伤于肌肉，一身阳气不能周流，则身疼重；湿伤于心，则烦躁；湿伤于膀胱，则小便不利。黄汗若汗出后，发热仍不退，为湿邪化热。若发热日久，必耗伤营血，则见其身甲错；若长期发热不止，必致营卫不通，郁热更甚，热邪灼伤血肉脉络，则形成痈脓或恶疮。

黄汗、历节、虚劳鉴别：黄汗病汗出色黄，其两胫自冷，是因腰以下湿邪遏郁不得外出。历节黄汗出，其两胫发热，是湿热下注，流注关节，而黄汗仅见于关节之局部。若食后多汗，又见夜间盗汗者，属气阴两虚的虚劳病，此与黄汗之汗迥然有别。

【原文】

诸病黄家，但利其小便；假令脉浮，当以汗解之，宜桂枝加黄芪汤主之。（十五：16）

桂枝加黄芪汤治黄疸表卫气虚证。症见诸病黄家，脉浮，可伴发热恶风、自汗等症。

凡各种发黄疾病，多从湿得之，一般治法可采用利小便。黄疸病初起，假若脉浮，属营卫不和，卫气虚弱，湿郁肌表者，则治宜桂枝加黄芪汤解肌发汗，调和营卫，益气除湿。本方宜于黄疸初期表卫气虚，湿郁肌表而无内热者。

【用方思路】

桂枝加黄芪汤治黄汗、黄疸，两者均有发黄的症状，但并非湿热，而是水湿郁滞。

本方调和营卫、解肌祛邪，但偏重鼓舞卫气，祛散水湿。因此，湿痹、水气病，若营卫不和，卫气虚者，亦可用本方治疗。临证若表虚甚者，加白术、防风等；水湿甚者，加茯苓、防己等。

桂枝加黄芪汤临床用于治疗感冒、产后虚热自汗、色汗症、急性黄疸型肝炎、白细胞减少症等疾病。

【医案举例】

胡希恕医案：韩某，女，41 岁，哈尔滨人，以肝硬化来门诊求治。其爱人是西医，检查详尽，诊断为肝硬化。其人面色黧黑，胸胁窜痛，肝脾肿大，腰胯痛重，行动困难，必有人扶持，苔白腻，脉沉细。黄疸指数、胆红素皆无异常，皮肤、巩膜无黄染。曾经多年服中西药不效，特来京求治。初因未注意黄汗，数与疏肝和血药不效。后见其衣领黄染。细问乃知其患病以来即不断汗出恶风，内衣每日更换，每日黄染。遂以调和营卫、益气固表以止汗祛黄为法，与桂枝加黄芪汤治之：桂枝 10g，白芍 10g，炙甘草 6g，生姜 10g，大枣 4 枚，生黄芪 10g。嘱其温服之，并饮热稀粥，盖被取微汗。

上药服 3 剂，汗出身痛减，服 6 剂汗止，能自己行走，继以转治肝病乃逐渐恢复健康，返回原籍。2 年后特来告知仍如常人。[胡希恕. 黄汗刍议. 北京中医,1983(4):7.]

葛根汤

【原文】

太阳病，无汗而小便反少，气上冲胸，口噤不得语[1]，欲作[2]刚痉，葛根汤主之。（二：12）

葛根汤[3]方

葛根四两　麻黄三两（去节）　桂枝二两（去皮）　芍药二两　甘草二两（炙）
生姜三两　大枣十二枚

上七味，㕮咀，以水一斗，先煮麻黄、葛根，减二升，去沫，内诸药，煮取三升，去滓，温服一升，覆取微似汗，不须啜粥，余如桂枝汤法将息及禁忌。

注释：

[1] 口噤不得语：牙关紧闭，不能言语。

［2］欲作：将作而未作，有刚痉之兆。

［3］葛根汤：组成与《伤寒论》同，方后语有异。

【功效配伍】

葛根汤发汗解表，升津舒经。本方由桂枝汤减少桂枝、芍药用量，加葛根、麻黄组成。方中葛根味甘辛、性微凉，可升发脾胃清阳与津液，濡润筋脉，舒展经脉，缓解挛急，故为君药；麻黄、桂枝、生姜辛温发汗解表，开发腠理，祛除外邪；芍药与麻黄、桂枝相配，既能调和营卫，解除太阳经气之郁滞，又能收敛营阴，以防发散太过，同时芍药与炙甘草、大枣、葛根相配，可酸甘化阴，濡养经筋；大枣、炙甘草补益中焦，顾胃气而滋化源，且调和诸药。本方祛邪与扶正并举，既发汗解表，又无过汗伤津之虞，并能升发津液，濡润经筋。柯韵伯《伤寒来苏集》曰："葛根味甘气凉，能起阴气，生津液，滋筋脉而舒其牵引，故以为君；麻黄、生姜能开玄府腠理之闭塞，祛风而出汗，故为臣药。"

上七味药，先煮麻黄、葛根去上沫，后入其他药物同煮，去滓温服。卧床温覆衣被，以取微汗即可，不须吃热粥助药力。其余将息调养、禁忌法与桂枝汤相同。

【方证论治辨析】

葛根汤治欲作刚痉。症见太阳病，无汗而小便反少，气上冲胸，口噤不得语。

太阳病风寒束表，则无汗；一般无汗必小便多，此小便反少，为素体津液亏损，或为风寒束表，肺失通调，津不下行；气上冲胸，为寒邪束表，邪气不得从汗解，亦不得从小便解，邪无出路，势必逆而上冲胸咽；口噤不得语，或语言不利，为筋脉失养而挛急，是欲作刚痉的先兆。本证邪气有外达之机和欲作刚痉两种趋势。欲作刚痉是邪气方盛于表，有外达的趋向，但尚未完全形成筋脉燥急痉挛之候。治用葛根汤发汗解表，滋养津液，舒缓筋脉。

本证不用麻黄汤加葛根，是因麻黄汤为发汗峻剂，过汗既伤阴，又碍升发津液、濡润筋脉，故用桂枝汤加麻黄、葛根可防过汗伤阴。

【用方思路】

葛根汤方中麻黄、桂枝辛温发汗解肌，开发腠理，祛散风寒；葛根辛甘性平，升发津液，濡润筋脉，缓解挛急。此三味药辛甘相合，发汗不致过汗，是散不伤津，润不恋邪，具有祛邪养正之功。其配伍既不同于麻桂之辛温峻汗，又不同于桂芍的解肌调和。葛根汤是治项背强急的基本用方，尤其方中葛根是解除项背肌肉筋脉痉挛的基本用药。临证若伴肩臂痛者加姜黄、防风、当归；头痛者加川芎、羌活、藁本；眩晕者加天麻、菊花、钩藤；血瘀者加丹参、红花、鸡血藤、地龙、蜈蚣等。

葛根汤临床用于治疗感冒、急慢性胃肠炎、颈椎病、肩周围炎、颈部肌筋膜炎、面神经麻痹、三叉神经痛、血管紧张性头痛、各类神经性疼痛、破伤风等病。

【医案举例】

曹颖甫医案：予昔在西门内中医专校授课，无暇为人治病，故出诊之日常少。光华眼镜公司有袁姓少年，其岁八月，卧病四五日，昏不知人。其兄欲送之归，延予诊视以决之。余往诊，日将暮。病者卧榻在楼上，悄无声息。余就病榻询之，形无寒热，项背痛，不能自转侧。诊其脉，右三部弦紧而浮，左三部不见浮象，按之则紧，心虽知为太阳伤寒，而左脉不类。时其兄赴楼下取火，少顷至。予曰：乃弟沉溺于酒色者乎？其兄曰：否，惟春间在汕头一个月，闻颇荒唐，宿某妓家，挥金且甚巨。予曰：此其是矣。今按其左脉不浮，是阴分不足，不能外应太阳也。然其舌苔必抽心，视之，果然。予用：葛根二钱，桂枝一钱，麻黄八分，白芍二钱，炙草一钱，红枣五枚，生姜三片。

予微语其兄曰：服后，微汗出，则愈。若不汗，则非予所敢知也。临行，予又恐其阴液不足，不能达汗于表，令其药中加粳米一酒杯，遂返寓。明早，其兄来，求复诊。予往应之，六脉俱和。询之，病者曰：五日不曾熟睡，昨服药得微汗，不觉睡去。比醒时，体甚舒展，亦不知病于何时去也。随请开调理方。予曰：不须也，静养二三日足矣。闻其人七日后，即往汉口经商云。［曹颖甫.经方实验录.上海：上海科学技术出版社,1979：18.］

甘草麻黄汤

【原文】

里水[1]，越婢加术汤[2]主之；甘草麻黄汤亦主之。（十四：25）

甘草麻黄汤方

甘草二两　麻黄四两

上二味，以水五升，先煮麻黄，去上沫，内甘草，煮取三升，温服一升，重覆汗出，不汗，再服。慎风寒。

注释：

[1] 里水：即皮水。

[2] 越婢加术汤：见经方表里双解剂。

【功效配伍】

甘草麻黄汤解表发汗，和中宣肺。方中甘草调和中气，健脾运湿；麻黄发汗解表，宣肺利水。本方麻黄量倍于甘草，为辛甘发散之轻剂。

上二味药，先煮麻黄，去上沫，后加入甘草同煮，温服得汗，若无汗出者，可服第二次。汗后慎风寒。

【方证论治辨析】

甘草麻黄汤治皮水，兼表实证。症见腰以上面目浮肿、无汗、脉浮紧等。

里水，即皮水。此为皮水兼有风寒邪气。皮水为脾虚不运，肺失宣降，水气不能外出下行，故面目浮肿；风寒束表，腠理致密则无汗，脉浮紧。治用甘草麻黄汤解表发汗，和中宣肺。

【用方思路】

甘草麻黄汤虽有发汗作用，但功效较弱，临证若用麻黄汤而虑其峻者，可用本方轻取其汗。甘草麻黄汤除治皮水兼有轻度风寒表证，亦可用于治风寒感冒。

【医案举例】

（1）顾兆农医案：患儿王某，男，3岁，1983年10月27日由某儿童医院转来本院。患儿1周前发热，咽痛，经治热退，因汗出过多，其母用凉毛巾揩之，次日下午，患儿脸、睑出现浮肿，到某院确诊为急性肾炎。用西药4日效微，转本院中医诊治。症见：睑如卧蚕，全身浮肿，头面、下肢尤甚，其睾丸肿大如小杯，尿二日来几闭，不欲饮食，呼呼作喘，证属《金匮》所云"气强则为水"，"风气相击"，治以：麻黄15g，甘草15g。水煎，徐徐喂服。

某实习医生诧麻黄量大，余云无碍。盖用药之道，以服法为要。以麻黄之辛，患儿之幼，过用则大汗，但频频而少服，则无害。患儿家长每十几分钟喂一匙，半剂尽，尿道口淋滴尿液，半小时后，第一次排尿300mL，又隔45分钟，第二次排尿700mL。此时喘促减，余嘱尽剂，夜间服5～6次，次日清晨，其肿大消，身渍渍汗出，改培土利湿剂善后。气行则水去矣。案为风邪伤表，服退热剂汗大出，突遭凉遏，以"启上闸，开下流"法，气顺则水去矣。［顾兆农. 提壶揭盖法治疗风水、关格. 中医药研究杂志，1984（1）：22.］

（2）张建荣医案：李某，男，58岁，干部，2012年11月2日初诊。因睡觉打呼噜而佩戴呼吸机，结果导致打喷嚏、流清涕频发不止。患者在其他诊所服用抗过敏药无效，又转服中药治疗亦无效，时已20余天，延余诊治。检查：舌淡苔薄，脉沉细滑，别无他恙。治宜散寒宣肺。方用甘草麻黄汤加味：炙麻黄6g，甘草10g，荆芥10g，辛夷花10g，苍耳子10g，白蒺藜15g，夜交藤15g，桔梗10g。5剂，水煎服。

2012年11月10日复诊：服上药清涕明显减少。舌脉同前。续用上方加细辛3g，再服5剂，病痊愈。［张建荣. 经方观止. 北京：中国中医药出版社，2016：52.］

杏子汤

【原文】

水之为病，其脉沉小，属少阴；浮者为风；无水虚胀者，为气。水，发其汗即已。脉沉者宜麻黄附子汤[1]；浮者宜杏子汤。（十四：26）

杏子汤方： 未见，恐为麻黄杏仁甘草石膏汤。

注释：

[1] 麻黄附子汤：见经方利水剂。

杏子汤，药物组成未见，后世有两种认识：一认为是甘草麻黄汤加杏仁，用于风水表寒证；另一认为是麻黄杏仁甘草石膏汤，用于风水肺热证。

第二章 经方清热剂

经方清热剂，指具有清热、泻火、凉血、解毒作用的一类方药。方中药物大多由苦寒之品组成，取其味苦能泻、性寒能清之理，属"八法"中的"清法"，即《素问·至真要大论》所谓"热者寒之""温者清之"之法。清热剂主要用于治疗阳明之热，或脏腑之热。热、火、毒皆属热之范畴，但有程度范围之差别。热，有时指全身有热，有时指脏腑局部有热；火，所指范围较具体，如心火、肝火等；毒，多指火热局限于局部所形成的脓毒症，如肺痈咳吐脓血、狐惑目眦化脓等。另外，热有气分、血分之别，故方有清气分、清血分之异。

第一节 清实热剂

白虎加人参汤

【原文】

太阳中热者，暍[1]是也。汗出恶寒，身热而渴，白虎加人参汤主之。（二：26）

白虎加人参汤方

知母六两 石膏一斤（碎） 甘草[2]二两 粳米六合 人参三两

上五味，以水一斗，煮米熟汤成，去滓，温服一升，日三服。

注释：

[1] 暍：《说文》曰："伤暑也。"

[2] 甘草：《伤寒论》为炙甘草。

【功效配伍】

白虎加人参汤清热、益气、生津。本方即白虎汤加人参组成。白虎汤重用生石膏，辛甘大寒清实热，知母苦甘寒质润清热养阴，二药合用，清阳明经邪热，且清热而不伤津，养阴而不恋邪；甘草、粳米益气和中养胃，并能防石膏、知母寒凉伤胃；加人参益气补虚，生津止渴。诸药相合，共奏清热除烦、益气生津之效。本方石膏、知母、人参三味药，具体反映了祛邪热、益津气的用药原则与方法。

上五味药，水煮，待粳米熟透，药即煎成，去滓温服，一日服三次。

【方证论治辨析】

白虎加人参汤治中暍。症见太阳中热，身热而渴，汗出恶寒。

太阳中热者，指暑邪从太阳直窜阳明，耗气伤阴。暑邪初中太阳，即见热势炽盛，此已非太阳，实为阳明经热证，且暑热内扰，耗气伤津之象亦随之而见。暑热熏蒸，腠理开泄，则全身发热汗出，又因汗出伤津，加之暑邪内耗津液，则口渴。汗后腠理空疏，毛窍开张，卫外阳气不足，则恶寒，此恶寒绝非寒证，实为汗后伴发症。暑热内盛，伤津耗气，可伴有心烦、尿赤、口舌干燥、倦怠少气、脉虚等症。治宜清解暑热，兼益气阴，方用白虎加人参汤。

【原文】

渴欲饮水，口干舌燥者，白虎加人参汤主之。（十三：12）

白虎加人参汤治消渴热盛，津气两伤证。症见渴欲饮水，口干舌燥。

本证属消渴病之上消。《素问·气厥论》曰："心移热于肺，传为膈消。"故知上消为心肺俱热。由于热盛伤津而饮水不止，但所饮之水，皆被热邪所消，故虽多饮而不能止其渴。或因肺胃热盛，热邪不但能伤津，亦可耗气，津伤则多饮，气耗不能布化津液，津不上承，则口舌干燥。饮水虽能救津，若热不除，则气耗而水不化津，故虽渴欲饮水，但仍口舌干燥。治宜清热、益气、生津，方用白虎加人参汤。本方亦可治阳明经热盛，津气两伤的中消。

【用方思路】

白虎加人参汤与白虎汤比较，前者清热作用已较缓和，而益气生津作用有增，其差异就在于加人参一味。本方用于既有邪热偏盛，又有津气亏虚者；阳明经实热壅盛，津气未伤者，绝非本方所宜。临证若热甚者，重用石膏、知母；津亏甚者，方中人参易西洋参，再加麦冬、沙参、天花粉等；便秘者，酌加大黄、芒硝。

白虎加人参汤临床用于治疗中暑、感冒发热、老年口腔干燥症、糖尿病等。

【医案举例】

谢天心医案：张某，女，26岁。秋患中消证，消谷善饥，频频欲食，有时进食稍迟，即觉心中燥热难忍，面部时觉烧热。起初每日纳食15～16碗，以后日渐增多，每日非24～25碗不可，曾多医治疗月余不效，患者虽多食而体形消瘦，面有浮火，舌苔薄白，脉微带数。治以大剂白虎加人参汤，山药代粳米加减：怀山药30g，西党参12g，生石膏90g，肥知母9g，生甘草3g，海蛤壳12g，粉干葛9g。连服5剂，消证方减，原方再服10余剂而愈。并嘱其继服冬瓜饮多次以善其后。愈后5～6年未见复发。［王金魁. 老中医谢天心应用石膏的独到经验.上海中医药杂志,1984(4):28.］

白虎加桂枝汤

【原文】

温疟者，其脉如平[1]，身无寒但热[2]，骨节疼烦，时呕，白虎加桂枝汤主之。
（四：4）

白虎加桂枝汤方

知母六两　甘草二两（炙）　石膏一斤　粳米二合　桂枝（去皮）三两

上剉，每五钱，水一盏半，煎至八分，去滓，温服，汗出愈。

注释：

[1] 其脉如平：平，非平和无病之脉，此指弦脉，即疟疾之本脉。

[2] 无寒但热：指热多寒少，并非无寒。

【功效配伍】

白虎加桂枝汤清热生津，兼解表邪。本方即白虎汤加桂枝组成。方中用白虎汤清解内热，生津止呕；加桂枝解表散寒。本方在清热药中加一味辛温的桂枝亦具寒温并用意。

上五味药，水煮，去滓，温服，汗出则愈。

【方证论治辨析】

白虎加桂枝汤治温疟。症见身无寒但热，骨节疼烦，时时作呕，脉平。

温疟属疟疾之一，为内热炽盛，寒邪束表。身无寒但热，乃热多寒少，非无寒，此为内热偏盛；时时作呕，为热邪伤胃，胃失和降；骨节疼烦，为表受寒邪，寒滞经脉，经气不利；温疟兼有表寒，其脉平者，盖指脉弦数而紧。治宜清热生津，兼解表邪，方用白虎加桂枝汤。

【用方思路】

疟疾有瘅疟与温疟之别。瘅疟高热持续，寒象短暂，伴身体消瘦，是表里俱热，气阴两伤，病重而久，治疗可用白虎加人参汤清热养阴；温疟虽内热偏盛，但兼有表寒，骨节疼烦，是用白虎加桂枝汤的突出特征。唐容川《金匮要略浅注补正》认为是"有伏寒在于筋节"，如云："身无寒但热，为白虎汤之主证。加桂枝者，以有骨烦痛证，则有伏寒在于筋节，故用桂枝逐之也。"吴鞠通《温病条辨》则认为加桂枝可"领邪外出"，如云："治以白虎加桂枝汤者，以白虎保肺清金，峻泻阳明独胜之热，使不消铄肌肉；单以桂枝一味，领邪外出，作向导之官，得热因热用之妙。《经》云'奇治之不治，则偶治之；偶治之不治，则求其属以衰之'是也。"临证治疗里热而兼表寒重者，可加羌活、独活、秦艽等；兼湿邪者，加苍术、防己、薏苡仁等。

白虎加桂枝汤临床用于治疗疟疾、急性风湿性关节炎、风湿热、异位性皮炎等疾病。

【医案举例】

岳美中医案：友人裴某之第三女患疟，某医投以柴胡剂 2 剂，不愈。余诊其脉洪滑，询之月经正常，未怀孕。每日下午发作时，热多寒少，汗大出，恶风，烦渴喜饮。思此是"温疟"。脉洪滑，烦渴喜饮，是白虎汤证；汗出，恶风，是桂枝汤证，即疏白虎加桂枝汤。生石膏 48g，知母 18g，炙甘草 6g，粳米 18g，桂枝 9g。清水 4 盅，煮米熟，汤成，温服。1 剂病愈大半，2 剂疟不复作。足见迷信柴胡或其他治疟疾特效药而不知灵活以掌握之者，殊有失中医辨证施治之规律。[中国中医研究院. 岳美中医案集. 北京：人民卫生出版社,2005：133.]

黄芩加半夏生姜汤

【原文】

干呕而利者，黄芩加半夏生姜汤主之。（十七：11）
黄芩加半夏生姜汤[1]方
黄芩三两　甘草二两（炙）　芍药二两　半夏半升　生姜三两　大枣十二枚
上六味，以水一斗，煮取三升，去滓，温服一升，日再夜一服。
注释：
[1] 黄芩加半夏生姜汤：此方与《伤寒论》组成、治疗病证同。

【功效配伍】

黄芩加半夏生姜汤清热止利，和胃降逆。本方为《伤寒论》黄芩汤加半夏、生姜组成。方中黄芩苦寒，清泻少阳肝胆郁火，并清阳明胃肠之热，坚阴止利；芍药味酸性寒，泄热敛阴和营，于土中伐木，抑制肝胆木气之横逆，并缓急止痛。黄芩、芍药相伍，苦以坚之，酸以收之，苦酸相济，坚敛胃肠之气，是治热利的要药；炙甘草、大枣味甘平，益气和中，调和诸药，其与芍药相伍，可酸甘化阴，又能增缓急止痛之效；加半夏、生姜和胃降逆止呕。

上六味药，水煮，去滓，温服，一日服三次。

【方证论治辨析】

黄芩加半夏生姜汤治邪热内陷胃肠的呕利证。邪热内陷，上扰于胃则干呕，下迫于肠则下利。本证虽呕利并见，但以下利为主，故用黄芩汤清热止利，加半夏、生姜和胃降逆止呕。

【用方思路】

黄芩加半夏生姜汤从脏腑辨证属邪热内陷胃肠呕利证，从六经辨证则属太阳少阳合病邪热下利证，方中用黄芩汤清实热止利是其主旨，加半夏、生姜辛温发散，和胃降逆止呕以治其标，全方已具寒热并用意，临证当分清病情主症与兼症，不可本末倒置。

黄芩加半夏生姜汤临床多用于治疗急性胃肠炎、急性肠炎、细菌性痢疾、阿米巴痢疾、慢性结肠炎等疾病。

【医案举例】

邢锡波医案：吕某，男，52 岁，干部。因饮食过度发生吐利之证，初起时腹部剧痛，继发吐利，气势汹涌，吐利无度。家人认为霍乱急送医院治疗。经过详细检查确诊为急性胃肠炎，服西药效果不明显，仍不断作呕，大便隔 20~30 分钟泄泻 1 次，饮水即吐。邀余诊查，脉弦滑，舌苔黄腻。证属：胁热下利，胃失和降。治宜：和解表里，降呕止泻。处方：白芍 15g，黄芩 12g，枳壳 10g，泽泻 10g，藿香 10g，猪苓 10g，半夏 10g，佩兰 6g，厚朴 6g，生姜 6g，甘草 3g。服药 3 剂后，呕止，腹泻减轻，心烦宁，小便顺利。后以和胃理肠止泻之剂，调理而愈。[邢锡波.邢锡波医案集.北京：人民军医出版社,1991：77.]

栀子豉汤

【原文】

下利后更烦，按之心下濡[1]者，为虚烦[2]也，栀子豉汤主之。（十七：44）

栀子豉汤[3]方

栀子十四个　香豉四合（绵裹）

上二味，以水四升，先煮栀子，得二升半，内豉，煮取一升半，去滓，分二服，温进一服，得吐则止[4]。

注释：

[1] 心下濡：心下脘腹按之濡软。

[2] 虚烦：余热内扰之虚烦。虚，非正气虚，指无实热结聚。

[3] 栀子豉汤：药物组成、用量与《伤寒论》同，仅个别文字有差异。

[4] 得吐则止：有人认为服药后，火郁得开，胃气得伸，祛邪外出，则可见呕吐，吐后病解，停止服药；亦有人认为栀子、香豉无涌吐作用。

【功效配伍】

栀子豉汤清宣郁热，透邪外出。本方药仅两味，栀子苦寒，既能清泄心肺胸膈之郁热以除烦，又能清泄中下焦之热，导热下行；豆豉辛甘微苦寒，气味俱轻，既能宣透解郁，又能清胃热，降胃气，以助栀子之功用。此二味清中有宣，宣中有降，能使郁热得除，虚烦得解。成无己《注解伤寒论》曰："《内经》曰：'其高者因而越之。'与栀子豉汤以吐胸中之邪。酸苦涌泻为阴，苦以涌吐，寒以胜热，栀子豉汤相合，吐剂宜矣。"

上二味药，用水先煮栀子，再加入豆豉同煮，去滓，分两次温服。本方先煮栀子取其清降之味，后下豆豉取其轻宣之气。

【方证论治辨析】

栀子豉汤治下利后虚烦证。症见下利好转后，心烦甚，脘腹按之濡软。

下利好转后，胃肠有形实邪已去，而无形余热未除。热性下利，本有心烦，此下利止后，心烦加重，即余热未彻底清除，而上扰于胸膈，影响心神，故心烦较前更甚；或为下利止后，心烦成为当前主症；脘腹按之濡软，即无形邪热内扰，非有形实邪内结。治用栀子豉汤泄热除烦，清余热，以作为善后处理。

【用方思路】

栀子豉汤治大热已去而余热未清证。凡外感热病之后，余热内扰胸膈，出现心烦、失眠、心悸等症，可随证应用栀子豉汤；若伴虚烦不得眠者，可合用酸枣仁汤加减；若大热已去，余热与痰相结内扰心烦、失眠者，方用《备急千金要方》温胆汤（半夏、陈皮、茯苓、竹茹、甘草、生姜、大枣）加减。

栀子豉汤临床多用于治疗失眠、焦虑症、精神分裂症、癔症、胃炎、病毒性心肌炎等疾病。

【医案举例】

刘方柏医案：一黄姓 8 岁患儿，心烦意乱，满床翻滚，彻夜不眠，哭叫不止，如是已连续 1 周。其母是西医，已用大剂安眠镇静药毫无效果。脉细，舌黄，断为痰热扰心。乃据"虚烦不得眠，若剧者，必反复颠倒，心中懊侬"用栀子豉汤。但恐力逊，加用黄连温胆汤。药用：栀子 10g，淡豆豉 10g，黄连 10g，竹茹 10g，半夏 10g，茯苓 15g，陈皮 10g，枳实 10g，枇杷叶 12g。令立即煎服，当日晚 9 点前服尽。服完当晚即安然入睡，次日诸症若失。这种据证将经方、时方合用是方证对应用法，而从病机角度也可以经方与时方并用。[吕志杰. 仲景方药古今应用. 2 版．北京：中国医药科技出版社，2016：764.]

紫参汤

【原文】

下利肺痛[1]，紫参汤主之。（十七：46）

紫参汤方

紫参半斤　甘草三两

上二味，以水五升，先煮紫参，取二升，内甘草，煮取一升半，分温三服。疑非仲景方。

注释：

[1] 肺痛：认识不一，有肺痛与腹痛之说。

【功效配伍】

紫参汤清热逐湿，缓急止痛。方中紫参，通利二便，清热逐水湿，据《神农本草经》记载："紫参，味苦辛寒，主心腹积聚，寒热邪气，通九窍，利大小便，一名牡蒙。"甘草调中顾正，缓急止痛。

上二味药，先水煮紫参，后入甘草合煮，分三次温服。

【方证论治辨析】

紫参汤治下利肺痛。症见下利，胸腹痛。

本证原文叙症简略，据方测知，当有下利秽浊，肛门灼热，里急后重，腹痛硬满，甚至出现胸膈疼痛。治用紫参汤清热逐湿，攻坚祛积，缓急止痛。赵以德《金匮方论衍义》曰："下利，肠胃病也，乃云肺痛，何哉？此必为大肠与肺合故也。大抵肠中积聚，则肺气不行，与夫肺有所积，大肠亦不固，二者尝互其病。所以因大肠病而气塞于肺者痛，肺之自有积者亦痛。痛必通之，其用紫参以治之者何？《本草》谓主心腹积聚，疗肠胃中热，通九窍，利大小便，故用是逐其陈，开其道。佐以甘草和其中外。气通则愈，积去则利止。"

【用方思路】

陈修园《金匮要略浅注》曰："余忆二十岁时，村中桥亭，新到一方士，蓬头跣足，腊月冷食露卧。自言悬壶遍天下，每诊一人，只收铜钱八文，到十人外，一文不取。人疑不敢服其药，间有服之者，奇效。掀髯谈今古事，声出金石，观者绕于亭畔，时余在众人中，渠与余而拱立曰：'我别老友二十年矣，我乐而汝苦奈何。'随口赠韵语百余言，皆不可解。良久又曰：'士有书，农医无书，重在口传，汉人去故未远，得所传而笔之，归其名于古。'即于《神农本草经》中指出笔误十条，紫参其一也。南山有桔梗根，似人参而松，花开白而带紫，又名紫参等语。余归而考之，与书不合。次早往问之，而其人去无踪迹矣。始知走江湖人，好作不可解语以欺人，大概如此，渠妄言之，而予不能妄听之也。今因注是方，而忆及紫参即桔梗之说，颇亦近似，姑附之以广闻见。"

第二节　清热解毒剂

赤小豆当归散

【原文】

病者脉数，无热[1]，微烦，默默但欲卧，汗出，初得之三四日，目赤如鸠眼[2]；七八日，目四眦[3]一本此有黄字黑[4]。若能食者，脓已成也，赤豆当归散[5]主之。（三：13）

赤豆当归散方

赤小豆三升（浸，令芽出，曝干）　当归

上二味，杵为散，浆水服方寸匕[6]，日三服。

注释：

[1] 无热：指无发热恶寒的表证。

[2] 鸠眼：鸠，鸟名，俗称斑鸠，其目色赤。

[3] 目四眦：眦，指眼角。目四眦即目内外眦。

[4] 黑：血脉瘀阻之色。

[5] 赤豆当归散：即赤小豆当归散。小，脱文。

[6] 方寸匕：古代量药散的一种器具，一寸见方，外形如匕。

【功效配伍】

赤小豆当归散渗湿解毒，活血排脓。方中赤小豆渗湿清热，解毒排脓；当归养血活血，祛瘀生新；浆水甘凉而酸，清凉解毒。诸药合用，渗湿排脓，清热解毒，养血活血，尤宜于湿热瘀毒。

上二味，杵成散剂，用适量浆水冲服，日服三次。

【方证论治辨析】

赤小豆当归散治狐惑，目眦化脓证。症见脉数，无热，微烦，默默但欲卧，汗出，初得之三四日，目赤如鸠眼，七八日目四眦黑，能食。

21

脉数为血脉有热；无热指病不在表；微烦为血脉之热扰及心神；默默但欲卧，为湿热内蕴，热扰心神；汗出为热邪迫津外泄；初得之三四日，目赤如鸠眼，为血脉之热随肝经上注于目，蓄热不得外解，将要成脓之兆；七八日目四眦黑，为血分热毒蕴积不散，日久血瘀肉腐成脓。脓成后，热毒已聚集于目眦，而脾胃症状减轻，故能食。治宜渗湿解毒，活血排脓，方用赤小豆当归散。

【原文】

下血，先血后便，此近血也，赤小豆当归散[1]主之。（十六：16）

注释：

[1] 赤小豆当归散：即赤豆当归散。

赤小豆当归散治近血，湿热瘀阻证。症见先下血而后有粪便；或大便秘结，血色呈鲜红样；或脓血混杂而下。

凡先血后便，血来自直肠至肛门附近者称近血。本证为湿热蕴结瘀阻肛肠。若湿热灼伤脉络，则迫血妄行，或因患痔疮、便秘，大便时用力过甚，致脉络损伤而下血；若湿热熏蒸日久，致肛肠血肉脉络腐败化脓，便时则脓血杂下。治用赤小豆当归散清热利湿，活血止血。

【用方思路】

赤小豆当归散治疗肛肠疾病，证属湿热瘀阻，或实热瘀阻者，可作为首选方。该方具有清热解毒、渗湿排脓、养血活血、润肠通便的作用。肛肠疾病多湿热瘀阻，临证用本方可加马齿苋、槐米、地榆、赤芍、牡丹皮、金银花、连翘等。

赤小豆当归散临床用于治疗结肠炎、溃疡性结肠炎、痔疮、肛门脓肿、肛裂等疾病。

【医案举例】

（1）王足明医案：李某，女，32 岁。1969 年 8 月 22 日入院。自诉1960 年即患白塞综合征，经积极治疗，口腔溃疡已愈。诊见：外阴湿疹，瘙痒溢水。双眼干涩，全身散发小脓疮，双下肢红斑累累，抓破流脂。形体瘦弱，面白无华，纳差口苦，小便灼热短黄，大便干结难下。每次经血量多，经潮时诸症减轻，经净后病又如故。舌红，苔黄厚腻，脉细缓。妇科检查：外阴、右小阴唇、左大阴唇内侧均可见 3～5 个如蚕豆样大小之溃烂，淋漓流水。因适遇经潮，未内诊。此亦狐惑病，舌红，苔黄腻乃湿热之象。湿热蕴结，蒸腐气血，泛滥周身则为脓疮，流注阴部则生溃烂、湿疹瘙痒等；热毒迫血则经多，经行诸症减轻是湿热随经而泄；病久损伤气血，故脉细缓而形神俱不足也。此证虚中夹实，治当凉血解毒、清利湿热、调补气血。处方：赤小豆25g，当归10g，苦参12g，金银花12g，知母12g，薏苡仁25g，车前子10g（包煎），地榆炭18g，熟地黄炭18g，怀山药15g，党参12g，黄芩炭10g。每日1剂，水煎服。

上方服4剂后，月经尚未干净，阴部溃疡如故，但湿痒消失；下肢红斑隐退，脓疮亦有愈合之势。食纳稍增，仍溲黄便结。舌苔黄，根部稍腻。为防经后病情加重，守服原方4剂。药后月经已净，外阴湿痒未发，脓疮已愈，阴部溃疡亦将愈合。惟黄白带下增多，此乃湿热蕴毒已现外出之机，仍守原方去知母，加萆薢12g。连服10剂后，诸症消失。经妇科检查证实阴部溃疡已全部愈合。出院后仍予上方5剂，以巩固疗效，随访半年余，未见复发。［王足明.白塞综合征治验二则.广西中医,1982(4):5.］

（2）游开泓医案：王某，男，31岁，1981年2月14日求治。患痔疮多年，屡治不愈，近日饮食辛热，大便秘结，努挣便血，先血后便，下血如溅，血色鲜红，肛门肿痛，舌红苔黄，脉弦而数。经外科检查，诊为痔疮感染合并出血。给予消炎止痛药和止血药，不效。中医辨证为胃肠湿热，肠风下血，治以清热止血。当归12g，生地黄12g，赤小豆12g，苦参9g，黄芩9g，黑栀子9g，大黄9g，地榆15g，槐花炭15g，刺猬皮10g，甘草3g。服药2剂，便通血止，继服3剂，诸症悉除。［游开泓.运用《金匮》方探讨急性消化道出血的证治.福建中医杂志,1983(5):6.］

升麻鳖甲汤

【原文】

阳毒之为病，面赤斑斑如锦文[1]，咽喉痛，唾脓血。五日可治，七日不可治，升麻鳖甲汤主之。（三：14）

升麻鳖甲汤方

升麻二两　当归一两　蜀椒（炒去汗[2]）一两　甘草二两　雄黄半两（研）　鳖甲手指大一片（炙）

上六味，以水四升，煮取一升，顿服之，老小再服[3]，取汗。《肘后》《千金》：阳毒用升麻汤，无鳖甲，有桂；阴毒用甘草汤，无雄黄。

注释：

[1] 锦文：即织锦上的花纹。文，同纹。

[2] 去汗：即去油、去水。

[3] 老小再服：老人、小儿分两次服用。

【功效配伍】

升麻鳖甲汤清热，解毒，散瘀。方中升麻甘辛微寒，清热解毒，消斑疹，利咽喉，具有升散透解之功，《神农本草经》曰"主解百毒……辟温疾瘴邪毒蛊"；生甘草甘平泻火解毒和胃，与升麻配伍可增强清热解毒；当归甘辛温，养阴血，散瘀滞，活血脉；鳖甲咸寒，滋阴清热；蜀椒辛热，开腠理，行血脉，使邪热毒邪从表发散；雄黄辛苦温，解毒，杀虫，《神农本草经》曰"主寒热，鼠瘘恶疮，疽痔死肌……杀邪气百虫毒"。蜀椒、雄黄二味虽辛温，但用量较小，故全方仍偏于辛凉；此二味药虽有争议，但方中升麻、甘草、当归、鳖甲四味药已具备清热、解毒、散瘀的基本功效。

上六味药，水煮顿服。老幼体弱者，分二次服药。

【方证论治辨析】

升麻鳖甲汤治阳毒。症见面赤斑斑如锦纹，咽喉痛，吐脓血。

阳毒为感染疫毒，血分热盛。疫毒壅聚血分，则面赤斑斑如锦纹，即面部斑纹赤色鲜明，与正常面色界限清楚可辨，犹如织锦上纹彩；疫毒结于咽喉，则咽喉痛；热盛肉腐成脓，则吐脓血。治用升麻鳖甲汤清热，解毒，散瘀。

【用方思路】

阴阳毒即阴毒与阳毒的总称，系疫毒侵入血脉，出现以皮肤发斑和咽喉疼痛为特征的疾病。升麻鳖甲汤治疗体表斑疹，解毒散瘀之功效，在经方独具一格。临证凡血脉热邪盛并见皮肤有斑疹，或见鼻衄等症，可加生地黄、玄参、牡丹皮、赤芍、紫草等。

升麻鳖甲汤用于治疗红斑狼疮、猩红热、出血热、过敏性紫癜、血小板减少性紫癜、荨麻疹、慢性肝炎等疾病。

【医案举例】

（1）吴擢仙医案：一病人颜面发斑，前额、两颧特别明显。略显蝶形，其色鲜红。西医诊断为红斑狼疮。诊其舌红少苔，切其六脉滑数有力，问诊其患处奇痒难忍，有烧灼感，肢体疼痛，时有发寒热，乃断为《金匮要略》之"阳毒发斑"。治宜解毒发斑，用升麻鳖甲汤全方加金银花一味，5剂而病减，后去蜀椒、雄黄，加生地黄、玄参10余剂而愈。阴阳毒皆当解毒活血，阳毒轻浅，利于达散，故用雄黄、蜀椒辛散之力，以引诸药透邪外出。观方后有云服"取汗"，就可见本方透解的功效了。［邹学熹.怀念吴擢仙老师.成都中医学院学报,1982（增）:3.］

（2）程群才医案：归某，男，6岁，以发热，双下肢紫斑伴瘙痒月余为主诉，于1988年11月4日来诊。一个月前，患者无明显诱因出现发热，左下肢出现数块紫点，继之右下肢及阴囊部也出现相同之紫斑，伴瘙痒，右膝关节肿痛，患儿曾在某医院住院治疗20余天，因病情不见好转而转来求治。近几天患儿自觉口渴咽痛，察其舌质红，苔薄黄，脉数有力。化验室检查未发现明显异常。诊为过敏性紫癜。证属热毒内侵，血热妄行。用清热解毒凉血之法。处方：升麻20g，鳖甲10g，雄黄0.5g（冲），甘草10g，当归6g，川椒3g，紫草15g，牡丹皮8g，丹参15g。3剂服后，瘙痒减轻，全身未出现新的出血斑，发热已退，方证合拍，效不更方，继服4剂，紫癜尽消。1989年3月6日患者因上述症状再发而来求诊，仍按上方给服3剂，诸症消失。

按：雄黄剧毒，取其以毒攻毒之意解毒止痒；川椒可能为解雄黄毒而设；本人观察若不加川椒，患者服后有恶心、头晕等反应。经临床用雄黄日1g，连服月余，无任何副作用，可能是川椒解雄黄毒。［程群才.升麻鳖甲汤治疗斑疹的临床观察.河南中医,1990（2）:28.］

升麻鳖甲汤去雄黄蜀椒

【原文】

阴毒之为病，面目青，身痛如被杖[1]，咽喉痛。五日可治，七日不可治，升麻鳖甲汤去雄黄蜀椒主之。（三:15）

注释：

[1] 被杖：即被杖击打。杖，名词用如动词。

【功效配伍】

升麻鳖甲汤去雄黄蜀椒清热，解毒，散瘀。本方保留了升麻、甘草、当归、鳖甲清热、解毒、散瘀的基本功用。因阴毒血脉瘀阻，病变部位较阳毒深，恐雄黄、蜀椒辛温燥烈，耗竭气阴，故去之。

上四味药，水煮顿服。老幼体弱者，分二次服药。

【方证论治辨析】

升麻鳖甲汤去雄黄蜀椒治阴毒。症见面目青，身痛如被杖击打，咽喉痛。

阴毒为疫毒侵入血脉，致血脉瘀阻。面目青，身痛如被杖击打，为瘀血凝滞，经脉阻塞，血流不畅，故颜面与白睛及身痛之处呈青紫色；咽喉疼痛为疫毒结于咽喉。阳毒以血分热盛显著；阴毒以血脉瘀滞较甚。阴毒治用升麻鳖甲汤去雄黄、蜀椒，以清热，解毒，散瘀。所谓"五日可治，七日不可治"，是指早期治疗效果好，若拖延日久，病必有变。

【用方思路】

阳毒与阴毒是仲景辨治热性肌肤颜面发斑疾病的范例。若热邪盛，肌肤斑疹鲜明者称之为阳毒；若热邪不著，肌肤斑疹晦暗或较深者，称之为阴毒。阳毒用雄黄、蜀椒，阴毒去之的机理，尤在泾《金匮要略心典》认为："阳毒用之者，以阳从阳，欲其速散也；阴毒去之者，恐阴邪不可劫，而阴气反受损也。"临床应用同升麻鳖甲汤。

【医案举例】

张建荣医案：徐某，女，48 岁，2011 年 3 月 9 日初诊。颜面发热 7 年有余，加重 1 周。患者自喻为"火焰山脸"。拟证为阴虚内热，处以六味地黄汤加味治之，连续服药 12 剂，颜面发热有所减轻，但疗效不理想。转服六味地黄丸、龙胆泻肝丸、谷维素亦乏效。

2011 年 5 月 17 日来诊：因生气后颜面发热加重，热先从耳轮开始，逐渐遍及颜面，并伴面部轻度浮肿，头晕，视物不清，四肢关节痛，白昼进餐时颜面汗出尤甚，夜间盗汗。望其面色红赤，舌淡苔白，切其脉沉细而略数。辨证为阴虚内热，肝火上炎，治宜养阴清热，疏肝降火，方用升麻鳖甲汤去雄黄蜀椒加减：升麻 12g，鳖甲 20g（先煎），龟板胶 15g（烊化），生地黄 15g，当归 10g，赤芍 15g，女贞子 10g，郁金 10g，柴胡 10g，黄芩 10g，龙胆草 10g，怀牛膝 12g，秦艽 10g，生甘草 5g。6 剂，水煎服。

2011 年 6 月 24 日复诊：服药有效，续服上方 6 剂。7 月 4 日复诊。颜面发热较前好转，头晕未减轻，其他症状已消除，舌脉同前。治宜继用上方去郁金、秦艽，加菊花 10g、青蒿 10g，6 剂。

2011 年 7 月 11 日复诊：颜面发热已十去七八，头不晕，舌淡苔薄，脉沉细弱。宜继用上方出入：升麻 10g，鳖甲 20g（先煎），生地黄 20g，当归 10g，炒白芍 15g，丹参 10g，柴胡 10g，黄芩 10g，怀牛膝 15g，炙甘草 5g，青蒿 10g，6 剂。

2011 年 7 月 21 日复诊：停药已 3 天，颜面不热。为防止复发，续用上方 6 剂，以巩固疗效。

2013 年 3 月 15 日来诊：颜面发热已 1 年多未犯。近日颜面又出现轻度发热，舌淡苔薄，脉沉细滑。余无异。续用 2011 年 7 月 11 日方，7 剂病愈，不复再来。［张建荣.经方观止.北京：中国中医药出版社，2016：95.］

桔梗汤

【原文】

咳而胸满，振寒[1]脉数，咽干不渴，时出浊唾腥臭[2]，久久吐脓如米粥者，为肺痈，桔梗汤主之。（七：12）

桔梗汤[3]**方**：亦治血痹。

桔梗一两　甘草二两

上二味，以水三升，煮取一升，分温再服。则吐脓血也。

注释：

［1］振寒：即寒战。

［2］浊唾腥臭：痰浊黏稠而有腥臭气味。

［3］桔梗汤：《伤寒论》用于治少阴咽痛。二者药物组成及用量同。

【功效配伍】

桔梗汤清热解毒利咽，祛痰排脓消痈。方中桔梗苦辛性平，入肺经，其辛散苦泄之性能开宣肺气，祛痰排脓，利胸膈而畅咽喉；生甘草清热解毒，助正祛邪。二药相配解毒消痈，长于祛痰排脓。

上二味药，水煮，分二次温服。药后吐脓血者，为服药之效验。

【方证论治辨析】

桔梗汤治肺痈，痰热壅肺证。症见咳嗽胸满，咽干不渴，振寒脉数，时出浊唾腥臭，久久咳吐脓痰如米粥状。

肺痈为风热侵袭于肺，痰热壅塞，热毒蕴结，伤及血脉，致血肉腐败，酿成痈脓。痰热壅肺，肺气不利，故咳嗽胸满；邪在血脉，热蒸营血，津液尚可上润，故咽干不渴；卫气与邪抗争于里，皮毛失之温煦，故振寒；热邪鼓荡，充斥血脉，故脉数；热毒蕴结，血肉腐败，故时出浊唾腥臭，咳吐米粥状脓痰。肺痈成脓后，其证已由实转虚。治用桔梗汤排脓解毒消痈。

【用方思路】

桔梗汤是治疗咽喉及肺部疾病的基础用方，功能开宣肺气，清热解毒，化痰散结排脓。临证若咽痛，声音嘶哑，属肺热者，加金银花、连翘、麦冬等药；若肺痈，痰浊瘀血壅滞，可合用《千金》苇茎汤，并重用桔梗，以提高疗效。

桔梗汤临床用于治疗急慢性咽炎、支气管炎、肺脓疡、支气管扩张症、食管炎等疾病。

【医案举例】

林竹均医案：闽侯雪峰林某，患咳嗽，胸中隐隐作痛，经过中西医调治，均不见效。后延余往诊，见其咳痰盈盆，滑如米粥，腥臭难闻，按其右寸脉象滑数，舌苔微绛，查其所服中药，大约清痰降火，大同小异而已。余再三考虑，药尚对症，何以并不见效？必系用量太轻。余照《金匮》甘桔汤加味施以重剂。处方：甘草 120g，桔梗 60g，法半夏 18g，白及粉 15g，蜜紫菀 9g。

是日下午服药 1 剂，至夜半已觉胸中痛减，嗽稀痰少。次日早晨复诊，患者自谓病已减轻大半，余复按其两寸脉微数，舌中部微现白苔。患者曰：我服药多次，未见药量如是之多，见效亦未得如是之效，请问其故？余谓前医轻描淡写，药品驳杂，故难以见效。予以甘桔汤分量减半，白及粉 9g，法半夏、紫菀仍旧，连服二三剂而愈。[林竹均.肺痈治验.福建中医药,1958(9):28.]

附方：《千金》苇茎汤[1]

治咳，有微热，烦满，胸中甲错[2]，是为肺痈。（七：附方）

苇茎二升　薏苡仁半升　桃仁五十枚　瓜瓣半升

上四味，以水一斗，先煮苇茎，得五升，去滓，内诸药，煮取二升，服一升，再服，当吐如脓。

注释：

[1]《千金》苇茎汤：《外台秘要》引《古今录验》疗肺痈苇茎汤，作"锉苇一升"，方后注："仲景《伤寒论》云：苇叶切二升，《千金》《范汪》同。"

[2]胸中甲错：胸部皮肤粗糙甲错如鳞甲。

【功效配伍】

《千金》苇茎汤清肺化痰，活血排脓。方中苇茎清肺泄热；薏苡仁、冬瓜仁利痰排脓，消除内痈；桃仁活血祛瘀。此方对肺痈将成，服之可促使血行痰消，成脓者，可使脓排瘀散。

上四味药，用水先煮苇茎，去掉药渣，放入其他药煎煮取汁，一日服二次。服药当咳吐出如脓样物。

【方证论治辨析】

《千金》苇茎汤治肺痈痰热瘀血蕴结证。症见咳嗽，有微热，烦满，胸中甲错。

肺痈痰热蕴肺，肺气不利，故咳嗽，胸满；热过于营，热伤血脉，热扰心神，故微热，心烦；血脉瘀阻，心血不能外荣，故胸中甲错。本证可见胸中隐隐作痛、咳吐腥臭黄痰脓血、舌红苔黄腻、脉滑数等症。

《千金》苇茎汤以清肺活血排脓见长，对肺痈酿脓期、溃脓期均可用。

排脓散

【原文】

排脓散方（十八）

枳实十六枚　芍药六分　桔梗二分

上三味，杵为散，取鸡子黄一枚，以药散与鸡黄相等，揉和令相得，饮和服之，日一服。

【功效配伍】

排脓散清热解毒，活血排脓。方中枳实行气破滞；芍药活血散瘀；桔梗苦辛平，取其辛升而散，苦降而泄以达排脓；鸡子黄养阴清热补虚。此方偏重行气活血排脓。

上三味药，研为细末，加鸡子黄一枚与散剂药量相等揉匀，日服一次。

【方证论治辨析】

排脓散治疮痈。疮痈又名痈肿，其脉证与发病机理参下文。

【原文】

诸浮数脉，应当发热，而反洒淅恶寒，若有痛处，当发其痈。（十八：1）

痈肿初起时，热毒壅塞于血脉肌肉之中，营卫运行阻滞，卫气与毒邪交争于里，不能运行于肌表，皮毛失之温煦，故病初则洒淅恶寒，脉浮数。当热毒壅阻不通，由弥漫而集聚于局部，营血凝滞，即见痛点固定，或红肿热痛；若热毒遏郁日久，血肉脉络则腐化成脓。《灵枢·痈疽》曰："营卫稽留于经脉之中，则血泣而不行，不行则卫气从之而不通，壅遏而不得行，故热。大热不止，热胜则肉腐，肉腐则为脓。"治疗可用排脓散或排脓汤清热解毒，活血排脓。

【原文】

师曰：诸痈肿，欲知有脓无脓，以手掩肿上，热者为有脓，不热者为无脓。（十八：2）

辨别痈肿是否化脓，以手轻掩痈肿处，若按之软，且有波动及热感，按后复起者，为有脓；按之硬而不起，无热感者，为无脓。

【用方思路】

排脓散临证应用参见排脓汤。

排脓汤

【原文】

排脓汤方（十八）

甘草二两　桔梗三两　生姜一两　大枣十枚

上四味，以水三升，煮取一升，温服五合，日再服。

【功效配伍】

排脓汤清热解毒，排脓消痈。方中生甘草清热解毒；桔梗排脓消痈；生姜、大枣调和营卫，营卫通畅则可促使脓液消散排出。此方偏重清热解毒排脓。

上四味药，水煮去滓，温服，一日二次。

【方证论治辨析】

排脓汤治疮痈。参见排脓散方证论治辨析。

【用方思路】

桔梗汤、排脓汤、排脓散三方均有桔梗，可见桔梗为排脓之要药。临证用此类方治痈疡，若湿毒甚者，加薏苡仁、败酱草、冬瓜子等；热毒甚者，可与五味消毒饮（金银花、野菊花、蒲公英、紫花地丁、紫背天葵）合用；血瘀甚者，加桃仁、牡丹皮、赤芍等。

薏苡附子败酱散

【原文】

肠痈之为病，其身甲错[1]，腹皮急[2]，按之濡[3]，如肿状[4]，腹无积聚[5]，身无

热，脉数，此为肠内有痈脓，薏苡附子败酱散主之。（十八：3）

薏苡附子败酱散方

薏苡仁十分　附子二分　败酱五分

上三味，杵为末，取方寸匕，以水二升，煎减半，顿服，小便当下。

注释：

［1］甲错：形容皮肤粗糙而无润泽。

［2］腹皮急：指腹肌紧张。

［3］按之濡：按之濡软。

［4］肿状：如有肿物状。

［5］积聚：指积证与聚证。

【功效配伍】

薏苡附子败酱散排脓消痈，振奋阳气。方中重用薏苡仁，取其甘淡微寒，清热消痈，排脓开壅利胃肠，并能顾护正气；败酱辛苦微寒，清热解毒，消痈排脓，祛瘀止痛，《神农本草经》曰："主暴热火疮赤气，疗瘑疽痔，马鞍热气。"少佐附子辛热，振奋阳气，辛热散结。朱光被《金匮要略正义》曰："然痈者壅也，壅滞之气，非得辛热不开，佐以附子辛散结邪，俾清热解毒之品得以奏绩也。"薏苡仁、败酱排脓消痈，是治疗痈病之要药。

上三味药，水煎煮，去滓，顿服。"小便当下"，盖指大便当下，即服后污脓瘀血从大便排出。

【方证论治辨析】

薏苡附子败酱散治肠痈，热毒化脓证。症见其身甲错，腹皮急，按之濡，如肿状，腹无积聚，身无热，脉数。

肠痈化脓者，为热毒内聚，血脉瘀阻不通，血肉腐败成脓。营血郁滞于里，肌表皮毛失之濡润，故肌肤甲错粗糙；肠痈化脓后，则少腹局部腹皮拘急隆起，按之濡软，如肿状。本证因热毒已集中少腹而化脓，故周身无热；肠痈化脓后，阳气已虚，正不胜邪，故脉数而无力。腹无积聚，即腹腔无积证、聚证，方可确诊为肠痈，属排外鉴别语。治宜排脓消痈，振奋阳气，方用薏苡附子败酱散。

【用方思路】

本方证指出"腹无积聚"，大黄牡丹汤方证指出"小便自利"，均为鉴别诊断法，即确诊为肠痈时必须排除腹腔内胃肠的积证、聚证，或肾与膀胱的积证、聚证、结石等病，以及妇人子宫、附件的癥瘕宿疾。尤其肠痈与积聚是完全不同的疾病，其病因病机、治疗原则也大不相同，临床应详细检查，避免误诊误治。

薏苡附子败酱散是治肠痈化脓的良方，具有扶助阳气，消除余毒，促使脓液排泄、吸收之功用，尤其对脓肿型阑尾炎、包块型阑尾炎、慢性阑尾炎有明显疗效。临证若气虚者，加黄芪、党参、白术；湿毒盛者，可合用赤小豆当归散；若瘀热未净者，可合用大黄牡丹汤。

薏苡附子败酱散临床可用于治疗慢性阑尾炎、肝脓肿、肺脓肿、盆腔脓肿、卵巢囊肿、输卵管积液等疾病。

【医案举例】

（1）张凤郊医案：方某，女，58 岁。初诊（1959 年 6 月 23 日）：据诉三年多来曾因胆结石先后两次手术。近一年多来经常发热在 39℃ 左右，形寒，两胁下疼痛，骶骨亦感酸楚，不能久坐，大便秘结，三四日一行，纳呆。去年手术时诊断为"慢性多发性肝脓肿"。刻诊：体温 38.7℃，畏寒，面色苍白，形气怯弱，四肢不温，脉沉细数，舌淡质胖苔白腻，白细胞 10400/mm³。证属湿毒内蕴，病久致阳气虚弱，虚中夹实，调治非易。拟益气温阳，消瘀排脓。予薏苡附子败酱散合大黄牡丹汤加味。处方：生黄芪 30g（后下），炮附块 9g（先煎），生薏苡仁 15g，败酱草 15g，桃仁 9g，牡丹皮 9g，生大黄 5g（后下），生甘草节 3g。犀黄醒消丸 1.5g（吞）。

服上方六剂后，患者体温恢复正常。两胁下痛亦消失，精神转佳。前后调治 4 个多月，病情基本痊愈。其间曾辅以其他清热解毒，排脓，益气养血之品，以助其功。［上海市中医文献馆. 仲景方在急难重病中的运用. 上海：上海中医学院出版社，1989：81.］

（2）张建荣医案：徐某，女，23 岁，教师。2003 年 8 月 18 日初诊。患阑尾炎 20天，现右下腹有一肿块。20 天前患者去黄山旅游，途中突感腹痛，黄山当地医院诊断为急性阑尾炎，因其对青霉素过敏，曾用阿米卡星、替硝唑静脉滴注，病未愈。检查：精神一般，腹平软，右下腹平脐上可触及一肿块，质较硬。舌淡苔薄白，脉沉细弱。当时去咸阳市某医院检查：B 超提示右侧腹，右肾下极前下方混合型包块（大小约 72mm ×

56mm×41mm)。中医诊断:肠痈。处方:①中药:败酱草 30g,薏苡仁 30g,红藤 30g,生甘草 8g,制附片 5g,川楝子 10g,桃仁 10g,牡丹皮 12g,连翘 15g,金银花 30g。6 剂,水煎服。②头孢赛肟钠 3.0g、替硝唑 200mL,静脉滴注,连续用药 7 天。

2003 年 8 月 25 日复诊:症状明显改善,精神好,包块变小。B 超复查显示:右下腹混合型炎性包块,大小约 40mm×39mm×35mm。处方:停用静脉滴注药物,继用以上中药 12 剂,病愈。后在西京医院 CT 检查提示:肿块已消失,病愈。[张建荣.金匮证治精要.2 版.北京:人民卫生出版社,2010:385.]

大黄牡丹汤

【原文】

肠痈者,少腹肿痞[1],按之即痛如淋[2],小便自调,时时发热,自汗出,复恶寒。其脉迟紧者,脓未成,可下之,当有血。脉洪数者,脓已成,不可下也。大黄牡丹汤主之。(十八:4)

大黄牡丹汤方

大黄四两　牡丹一两　桃仁五十个　瓜子半升　芒硝三合

上五味,以水六升,煮取一升,去滓,内芒硝,再煎沸,顿服之,有脓当下;如无脓,当下血。

注释:

[1] 肿痞:肠痈已成,形肿于外,痞满于内。

[2] 按之即痛如淋:肿痞之处,按压疼痛,并牵引至前阴,呈淋痛样感。

【功效配伍】

大黄牡丹汤荡热逐瘀攻下。方中大黄、芒硝荡涤实热,逐瘀润结,开通壅滞,以畅下行之路;牡丹皮、桃仁凉血、活血、逐瘀血,此二味与大黄相伍,可增强活血逐瘀解毒之力;瓜子(即冬瓜仁)化浊利湿,排脓消痈。诸药合用,具有荡热解毒利湿、活血逐瘀消痈、通腑泻实攻下之功,能使肠道热毒瘀血从大便而下。根据方后"顿服之,有脓当下;如无脓,当下血"的治疗作用,故对肠痈化脓者,亦可酌情应用本方。本方将通里攻下之大黄、芒硝,与活血逐瘀的牡丹皮、桃仁组合应用,故荡热逐瘀之功甚著。

上五味药，水煮去滓，再入芒硝煎沸，一次服下。

【方证论治辨析】

大黄牡丹汤治肠痈，实热瘀滞证。症见少腹肿痞，按之即痛如淋，小便自调，时时发热，恶寒，自汗出，脉迟紧。

肠痈为热毒内聚，正邪交争，营血瘀结肠中，经脉气血不通。《灵枢·上膈》曰："喜怒不适，食饮不节，寒温不时，则寒汁流于肠中……积聚以留，留则痈成。"肠痈发生，可因情志不遂，饮食失调，或感受寒温之邪，而化热化火聚合成热毒。热毒初入肠中，局部气血瘀滞，故少腹肿痞，按之疼痛加剧，并向前阴放射，呈淋痛样。因非膀胱病变，故小便自调。热毒与正气交争，营郁卫阻，故时时发热，恶寒，汗出。脉迟紧有力，为热伏血瘀，气血运行迟滞，也是未成脓的象征。治用大黄牡丹汤荡热逐瘀攻下。若脓已形成，则脉见洪数，当慎用攻下之法。

【用方思路】

肠痈不单纯指盲肠痈肿，应包括腹腔、盆腔痈肿等病。大黄牡丹汤有良好的荡热逐瘀攻下之功，是治疗肠痈的要方，凡胃肠、泌尿、生殖系统的痈肿，证属实热瘀滞，尚未化脓者，应首选该方化裁治疗。临证若热毒重加金银花、连翘、蒲公英；若血瘀重加赤芍、丹参、桃仁、红藤；气滞重加木香、枳实、川楝子；燥结加芒硝。

大黄牡丹汤临床用于治疗急性阑尾炎、阑尾周围脓肿、盆腔脓肿、急性盆腔炎、肝脓肿、肺脓肿、急性胆囊炎、胰腺炎、急腹症、粘连性肠梗阻、慢性前列腺炎等疾病。

【医案举例】

（1）张谷才医案：江某，女，46岁。患急性阑尾炎几天，右下腹可扪及一包块，约5cm×5cm，边缘清楚，发热口渴，体温38℃，腹痛拒按，大便秘结，舌红苔黄，脉来滑数。瘀热内蕴不解，气滞血凝，形成肠痈。治当清热解毒，活血化瘀。大黄牡丹汤加味：生大黄10g，牡丹皮10g，桃仁10g，冬瓜仁10g，玄明粉10g（冲），红花30g，乳香6g，没药6g，蒲公英15g，败酱草15g。

服药2剂，大便3次，发热已退，腹满减轻，瘀热消退。原方去玄明粉、红花，加薏苡仁15g、赤芍10g。服药4剂，发热已除，腹痛已解，包块已消，病已瘥。治以养血活血方，调理出院。［张谷才.从《金匮》方来谈瘀血证治.辽宁中医杂志,1980(7):3.］

（2）冉雪峰医案：成某，腹部右下侧痛，在某医学院附属医院诊察，断为阑尾炎，须行手术，并云已化脓，此时行手术已嫌晚，尚带有几分危险。成惧，请余往诊。见其少腹右侧肿硬、拒按、疼痛殊甚，右腿屈不能伸，乍寒乍热，手足溅然汗出，已五六日不寐，不能食，神形俱困，脉滑数劲急，此系肠痈。拟《千金》苇茎汤、《金匮》大黄牡丹汤合裁加减。方用：鲜苇茎250g（煮水去滓煎药），薏苡仁15g，瓜瓣18g，桃仁、土贝母、牡丹皮各9g，大黄3g，蒲公英、土茯苓各12g，没药4.5g。

服2剂后，痛略减缓。复诊，去土茯苓加郁李仁12g，得大便2次，秽浊中微杂血液，痛锐减，身热退，足腿能自伸屈，勉进稀粥、牛乳。再诊，前方去大黄、郁李仁，仍加入土茯苓12g，又3剂，痛止，腰伸能起坐。后以养血调气，和中安中，半补半疏，缓调收功。初诊时，痛剧脉旺，知其化脓不甚，苟果化脓甚，则脉必反弱，痛必反缓，故注重活血消瘀，软坚散结，幸而获愈。［冉雪峰. 冉雪峰医案. 北京：人民卫生出版社，2006：48.］

黄连粉

【原文】

浸淫疮[1]，黄连粉[2]主之。方未见。（十八：8）

注释：

［1］浸淫疮：即浸淫漫延流注之疮疡。

［2］黄连粉：桂林古本《伤寒杂病论·卷第十一·辨瘀血吐衄下血疮痈病脉证并治》曰："黄连粉方：黄连十分，甘草十分。上二味，捣为末，饮服方寸匙，并粉其疮上。"

【功效配伍】

黄连粉清热解毒燥湿。方药组成未见，仅见方名黄连一味药。黄连性味苦寒，清热泻火，解毒燥湿，尤宜治湿热火毒之浸淫疮。本方将黄连研成粉末，外敷或内服均可。

【方证论治辨析】

黄连粉治浸淫疮。此病多为湿热火毒浸淫所致。《素问·至真要大论》曰："诸痛痒疮，皆属于心。"心主火，心热火毒盛则易生疮疡。方用黄连粉清热泻火，解毒燥湿。

【原文】

浸淫疮，从口流向四肢者，可治；从四肢流来入口者，不可治。（十八：7）

浸淫疮，是皮肤病之一种。皮肤出现小粟疮，起病时范围较小，先痒后痛，搔抓或溃破后有黄汁分泌物流出，浸淫皮肤，逐渐蔓延，甚至遍及全身。浸淫疮预后，若从口开始，逐渐向躯干四肢蔓延，为疮毒由内外出的现象，故易治疗；若先从四肢开始，逐渐向躯干口腔蔓延，为疮毒由外入里的表现，故难治。

【用方思路】

黄连粉既可内服，又可外用，治疗体表化脓性炎症、化脓性疮口、黄水疮、湿疹等疾病。

【医案举例】

张建荣医案：阎某，女，55岁，2007年7月30日初诊。两耳根周围患黄水疮已近30年，时好时坏，鼻孔亦常有疮肿。舌体胖大苔薄黄，脉沉细。证属湿热浸淫。仿黄连粉方清热解毒除湿法，处方：黄连10g，栀子10g，地丁草15g，连翘12g，金银花15g，地肤子10g，土茯苓15g，龙胆草10g，生甘草8g。连续用药10剂，病痊愈。1年后回访无复发。[张建荣.金匮证治精要.2版.北京:人民卫生出版社,2010:388.]

第三章 经方表里双解剂

　　经方表里双解剂，指既能解肌表外邪又能治在里之病邪的方剂，亦即表里同治方。其应用范围是既有肌表证候，又有脏腑或筋骨证候，即所谓的表里同病。表里双解方药的组成，解表多用辛温之品以发散风寒邪气，或用辛凉之品以发散风热邪气；治里药应用较为灵活多样，或温里，或清里，或补虚，或养阴，或化痰，或利水，或活血等，可据病之变化而随证用药。因此，表里双解剂实际是汗法与其他诸法的结合应用。

栝楼桂枝汤

【原文】

太阳病，其证备[1]，身体强[2]，几几然[3]，脉反沉迟，此为痉，栝楼桂枝汤主之。（二：11）

栝楼桂枝汤方

栝楼根二两　桂枝三两　芍药三两　甘草二两　生姜三两　大枣十二枚

上六味，以水九升，煮取三升，分温三服，取微汗。汗不出，食顷，啜热粥发之。

注释：

[1] 其证备：指发热恶风，汗出的太阳表证具备。

[2] 身体强：身体强痛不舒。

[3] 几几然：形容项背强急不舒，仰俯不自如之状。

【功效配伍】

栝楼桂枝汤滋养筋脉，解肌祛邪。本方即桂枝汤加栝楼根组成。方中栝楼根即天花粉，味苦甘寒，清热生津润燥，滋养筋脉；桂枝辛甘温，解肌祛风，芍药味苦酸微寒，养阴和营，二者一阴一阳，解表和里，畅通营卫；甘草、大枣、生姜既可补益脾胃，生发津血，又可协助桂枝、芍药调和营卫，且甘草与芍药又能酸甘化阴以养筋脉。此方妙在栝楼根与桂枝配伍，反映了养阴与祛邪同步进行，乃邪正兼顾方。

上六味，水煮，去滓，分三次温服，取微汗，若汗不出，服药后稍等片刻，啜热粥以助药力发汗。

【方证论治辨析】

栝楼桂枝汤治柔痉。症见身体强，几几然，发热恶风，汗出，脉反沉迟。

本证外有太阳中风，内有津液损伤，营卫运行不利，筋脉失养。此虽有太阳中风证，但脉不浮缓，却反沉迟，是为痉病之脉，此脉稍兼弦紧象。发热恶风，汗出为太阳中风表虚；脉反沉迟，为津液损伤于里，脉道不利；身体强，几几然，为筋脉失之濡养而拘急不舒。治宜滋养筋脉，解肌祛邪，方用栝楼桂枝汤。

【用方思路】

栝楼桂枝汤既能养阴柔润筋脉，又能调和营卫，祛邪外出，疏通经脉。临证凡有项背、肢体筋脉挛急抽搐者，可加葛根、薏苡仁、地龙、全蝎、蜈蚣等；津液亏损甚者，重用栝楼根、芍药。

栝楼桂枝汤临床用于治疗小儿抽搐症、颈椎病、锥体外束综合征、破伤风等。

【医案举例】

赖良蒲医案：丁某，男，半岁，萍乡人。症状：1931 年初夏，身热，汗出，口渴，目斜，项强，角弓反张，手足搐搦，指尖发冷，指纹浮紫，舌苔薄黄。诊断：柔痉。伤湿兼风，袭入太阳卫分，表虚液竭，筋脉失荣。疗法：拟用调和阴阳，滋养营阴法，以栝楼桂枝汤主之。栝楼根 6g，桂枝 3g，白芍 3g，甘草 2.4g，生姜 2 片，红枣 2 枚。水煎服，3 剂，各症减轻。改投：当归 3g，生地黄 6g，白芍 6g，栝楼根 6g，川贝母 3g，秦艽 3g，忍冬藤 6g。水煎服。4 剂而愈。

自按：风湿化热，血液被灼，筋脉失荣，成为柔痉。桂枝汤外证得之可以解肌和营卫，内证得之可以补虚调阴阳，佐以栝楼根之生津，所以取效迅速。[赖良蒲. 蒲园医案. 南昌：江西人民出版社，1965：259.]

厚朴七物汤

【原文】

病腹满，发热十日[1]，脉浮而数，饮食如故，厚朴七物汤主之。（十：9）

厚朴七物汤方

厚朴半斤　甘草三两　大黄三两　大枣十枚　枳实五枚　桂枝二两　生姜五两

上七味，以水一斗，煮取四升，温服八合，日三服。呕者加半夏五合，下利去大黄，寒多者加生姜至半斤。

注释：

[1] 病腹满，发热十日：此为倒装句，即发热十日，病腹满。

【功效配伍】

厚朴七物汤解表通里。本方即桂枝汤去芍药加厚朴三物汤调整药量组成。方中桂枝汤去芍药解未净之表邪；厚朴、枳实行气除满；大黄通腑泄热祛实。若伴胃气上逆而呕者，加半夏以和胃降逆；若见下利者，去大黄，防下利过甚；若表寒多者，加重生姜用量以散风寒。

上七味药，水煮温服，一日服三次。

【方证论治辨析】

厚朴七物汤治腹满，兼太阳表证。症见太阳病，发热十日，脉浮而数，继见腹满，但饮食如故。

太阳病日久不解，入于阳明，化热成实，形成表里俱病，且里证重于表证。发热十日，脉浮而数，脉浮为太阳表邪未尽解，脉数为邪已入里化热。腹满，为肠中已有实邪，气机阻滞。饮食如故，为胃气尚未受伤，邪热结滞在肠道。治用厚朴七物汤内通阳明胃肠之实热，外解太阳之表邪。

【用方思路】

厚朴七物汤治太阳中风未痊愈，仍见轻度恶风，身痛，脉浮数，又继发腹胀满，大便不通，或大便不调畅，口苦，口臭等症。临证用药根据表里证之孰轻孰重，可灵活变化桂枝与大黄的用量；腹满再根据气滞与积滞之轻重，变化厚朴与大黄的用量。

厚朴七物汤临床用于治疗胃肠型感冒、急性肠炎、不全性肠梗阻等疾病。

【医案举例】

谭日强医案：潘某，男，43 岁。先因劳动汗出受凉，又以晚餐过饱饮食，致发热恶寒，头疼身痛，脘闷恶心，单位卫生科给以藿香正气丸 3 包，不应，又给保和丸 3 包，亦无效。仍发热头痛，汗出恶风，腹满而痛，大便 3 日未解，舌苔黄腻，脉浮而滑，此表邪未尽，里实已成，治以表里双解为法。用厚朴七物汤加减：厚朴 10g，枳实 6g，大黄 10g，桂枝 10g，甘草 3g，生姜 3 片，大枣 3 枚，白芍 10g。嘱服 2 剂，得畅下后即止后服，糜粥自养，上症悉除。[谭日强. 金匮要略浅述. 北京：人民卫生出版社，1981：159.]

乌头桂枝汤

【原文】

寒疝[1]腹中痛，逆冷，手足不仁，若身疼痛，灸刺诸药不能治，抵当乌头桂枝汤主之。（十：19）

乌头桂枝汤方

乌头[2]

上一味，以蜜二斤，煎减半，去滓，以桂枝汤五合解之[3]，得一升后，初服二合，不知[4]，即服三合；又不知，复加至五合。其知者，如醉状[5]，得吐者，为中病[6]。

桂枝汤方

桂枝三两（去皮）　芍药三两　甘草二两（炙）　生姜三两　大枣十二枚

上五味，剉，以水七升，微火煮取三升，去滓。

注释：

[1] 寒疝：病名。这是一种阴寒性腹中疼痛病证。《说文》谓："疝，腹痛也。"

[2] 乌头：《备急千金要方》曰："秋干乌头实中者五枚，除去角。"《医心方》亦作五枚。可从。

[3] 解之：即用桂枝汤汁五合溶解稀释乌头蜜煎液。

[4] 不知：服药未见效。

[5] 醉状：颜面有轻微赤热象，是用药（乌头）效验的征象。

[6] 中病：药证对应，已达治疗作用。

【功效配伍】

乌头桂枝汤温里散寒，兼以解表。本方是乌头煎与桂枝汤合方。方中乌头温里散寒止痛；桂枝汤调和营卫，解肌散邪。

本方煎服法：乌头与蜜同煎，去滓，可降低乌头毒性，并能提高止痛疗效；桂枝汤五味药，用微火水煮，去滓。再将两汤汁混合，温服。因乌头有毒，可先少量试服，若不见效，再分次逐渐加量。服药后，若见如醉状或呕吐，是药已中病的"瞑眩"反应，如发现中毒者，应立即停药并及时处理。

【方证论治辨析】

乌头桂枝汤治寒疝，表里俱寒证。症见腹中痛，四肢逆冷，手足不仁，身疼痛。

本证为寒邪内结，兼患风寒，属内外俱寒，表里皆病。阴寒内结，寒凝血滞，故腹中痛；寒盛阳虚，阳气不能达于四末，故四肢逆冷，手足麻痹不仁；又因风寒外束肌表，营卫不和，经脉肌腠经气阻遏，故身疼痛。因本证为表里俱寒，非单纯温里、解表、针灸所能奏效，故需表里同治。治宜温里散寒，兼以解表，方用乌头桂枝汤。

【用方思路】

原文中抵当乌头桂枝汤方名，尚不能排除此方是抵当汤、乌头煎、桂枝汤三方合一的复方，如是者乃为治疗寒疝寒瘀互结之方。

乌头桂枝汤临床用于治疗尿路结石、嵌顿疝、腹股沟斜疝、肠梗阻、类风湿关节炎、痛风、无脉症等疾病。

【医案举例】

（1）周连三医案：杨某，男，32岁。因寒冬涉水兼以房事不节，诱发睾丸剧痛，多方诊治无效而就诊。症见：面青色黑，神采困惫，舌白多津，喜暖畏寒，睾丸肿硬剧烈疼痛，牵引少腹，发作则小便带白，左睾丸偏大，肿痛下垂，少腹常冷，阴囊汗多，四肢逆冷，脉象沉弦。此乃阴寒凝聚，治宜温经散寒。处方：炮附子（先煎）、白芍、桂枝、炙甘草、生姜各30g，黄芪60g，大枣12枚。12剂，日1剂。兼服：当归120g，生姜250g，羊肉1000g。上方服后，阳回痛止，参加工作。［周连三.寒疝、鼓胀、大汗亡阳案.中医杂志，1978（12）：17.］

（2）贾美华医案：1980年孟春，遇一男性患者，32岁。奋战水利工程，突然少腹坠痛难忍，小便涓滴不爽，大便努挣不出，且形寒，手足逆冷，周身疼痛。舌边见紫气，苔白滑，脉沉涩。

从寒疝考虑，予乌头、桂枝、白芍、甘草、生姜、大枣组方进治。药后痛势不减，腹部拒按，腹肌紧张，蜷卧呼号。经X线胸腹透视，诊断为肠梗阻。此为劳累过度，寒瘀互结，勉议抵当汤、乌头煎、桂枝汤合而进治：炙水蛭、制虻虫、甘草各3g，桃仁、大黄（后下）、制附子、桂枝、赤芍、白芍各10g，生姜3片，大枣5枚，蜂蜜（冲）20mL。2剂。嘱每剂煎2煎，6小时1服。翌日二便畅泻，腹痛顿减，原方减量，3剂后瘥。

抵当乌头桂枝汤组成应为抵当汤、乌头煎、桂枝汤三方合一的复方，由水蛭、虻虫、桃仁、大黄、乌头、桂枝、芍药、甘草、生姜、大枣、蜂蜜组成。具有温散寒积、活血化瘀、理气定痛的作用，主治寒瘀互结少腹及前阴疼痛诸症，如肠梗阻、嵌顿疝、睾丸炎等。[贾美华.抵当乌头桂枝汤发微.辽宁中医杂志,1989(9):12.]

大青龙汤

【原文】

病溢饮者，当发其汗，大青龙汤主之，小青龙汤[1]亦主之。（十二：23）

大青龙汤[2]方

麻黄六两（去节）　桂枝二两（去皮）　甘草二两（炙）　杏仁四十个（去皮尖）生姜三两（切）　大枣十二枚　石膏如鸡子大（碎）

上七味，以水九升，先煮麻黄，减二升，去上沫，内诸药，煮取三升，去滓，温服一升，取微似汗，汗多者，温粉粉之。

注释：

[1] 小青龙汤：方见下。

[2] 大青龙汤：《伤寒论》为"大枣十枚（擘）"；方后语有："一服汗者，停后服。若复服，汗多亡阳，遂虚，恶风，烦躁，不得眠也。"

【功效配伍】

大青龙汤发散风寒，清解郁热。本方由麻黄汤倍用麻黄，减杏仁量，加石膏、生姜、大枣组成。方中重用麻黄六两配桂枝、生姜辛温峻汗，以开腠理而散风寒及郁热；杏仁宣肺利气；石膏辛寒清内热而除烦躁，与麻黄为伍，可透发郁热，并能发越水饮；炙甘草、大枣调理中焦，以资汗源，并兼制石膏寒凉伤中。七味相合，共奏解表清里之功。本方麻黄、桂枝、生姜合用，发汗峻猛之力，独冠群方，但因内热已生，故须配以石膏，寒温互用，升降合度，使外寒得散，内热得清，犹如"龙升雨降"，故喻以大青龙命方。如喻嘉言《尚论篇》曰："解肌兼发汗，而取义于青龙者，龙升而云兴，云兴而雨降，郁热顿除，烦躁乃解，匪龙之为灵，何以得此乎？"本方配伍之精髓，凸现于麻黄与石膏两味药，即将辛温发散与清热降逆药合用，以治表寒内热。

上七味药，先煮麻黄去上沫，纳入诸药煎煮，温服，取微汗，停后服。如果服药后汗出不止者，则用温粉外敷，以敛汗固表。

本方服药仍以微汗邪解为佳，不可令大汗出；且得汗即止，不可过剂，否则将汗多亡阳，遂见体虚、恶风、烦躁、不得眠等症。

【方证论治辨析】

大青龙汤治溢饮。症见身体疼痛而沉重，或四肢关节疼痛，无汗。

溢饮病在体表肌腠，关乎脾、肺两脏。《金匮要略·痰饮咳嗽病脉证并治》曰："饮水流行，归于四肢，当汗出而不汗出，身体疼重，谓之溢饮。"《素问·脉要精微论》曰："溢饮者，渴暴多饮，而易入肌皮肠胃之外也。"溢饮是饮停于中，脾不及运化，饮邪逐渐由中向肌表四肢浸润泛溢，欲从汗解，或因腠理致密，汗不得出，水饮不能宣散，则留滞于肌表四肢；或因风寒束表，毛窍闭塞，阳气痹阻，水饮郁滞不得外解，故身体疼痛而沉重，或见四肢关节疼痛。本证为水饮寒邪郁滞于表，阳气郁遏于里而化热，故亦可伴见不汗出而烦躁等症。大青龙汤发汗解表，发越水饮郁热，表里俱治，与溢饮表有水饮寒邪，内有水饮郁热之证甚为相合。

【用方思路】

大青龙汤为发汗峻剂，临证应确诊为风寒表实重证，且兼有内热，症见不汗出而烦躁，方可应用，并应严格掌握剂量，注意观察用药后的病情变化，若见体表有微汗出，即停止服药。大青龙汤《伤寒论》治伤寒表实兼有内热，《金匮要略》治溢饮，两者表寒里热的病机基本相同，但前者突出风寒束表，后者突出饮邪遏郁肌腠。

大青龙汤临床用于治疗感冒、急慢性支气管炎、哮喘、暑热无汗、汗腺闭塞症、风湿性关节炎等疾病。

【医案举例】

刘渡舟医案：某女，32岁。两手臂肿胀，沉重疼痛，难于抬举。经过询问得知，冬天用冷水洗衣物后，自觉寒气刺骨，从此便发现手臂肿痛，沉重酸楚无力，诊脉时颇觉费力。但其人形体盛壮，脉来浮弦，舌质红绛，苔白。此乃水寒之邪郁遏阳气，以致津液不得流畅，形成气滞水凝的溢饮证。虽然经过多次治疗，但始终没有用发汗之法，所以缠绵而不愈。处方：麻黄 10g，桂枝 6g，生石膏 6g，杏仁 10g，生姜 10g，大枣 10 枚，炙甘草 6g。服药 1 剂，得汗出而解。［刘渡舟. 经方临证指南. 天津：天津科学技术出版社，1993：25.］

小青龙汤

【原文】

病溢饮者，当发其汗，大青龙汤[1]主之，小青龙汤亦主之。（十二：23）

小青龙汤[2]方

麻黄三两（去节）　芍药三两　五味子半升　干姜三两　甘草三两（炙）　细辛三两　桂枝三两（去皮）　半夏半升（洗）

上八味，以水一斗，先煮麻黄，减二升，去上沫，内诸药，煮取三升，去滓，温服一升。

注释：

[1] 大青龙汤：方见上。

[2] 小青龙汤：《伤寒论》方后有加减用药法。

【功效配伍】

小青龙汤发汗解表，温化里饮。该方由麻黄汤去杏仁加芍药、五味子、细辛、干姜、半夏组成。方中麻黄辛温发汗解表，宣肺平喘，兼以利水饮；桂枝辛甘温，既助麻黄解表散寒，又能通阳化饮降逆；细辛、干姜、半夏散寒宣肺，温化水饮，和胃降逆；五味子敛肺止咳，防麻黄发散太过，耗伤肺气；芍药配桂枝以调和营卫，其酸寒益阴之性，又可防诸辛温发散药耗伤营血；炙甘草益气和中，调和诸药。本方之相配，偏于辛温发散，但用麻黄、桂枝发散时则佐以酸敛的五味子；用细辛、干姜、半夏温化寒饮时则佐以酸寒之芍药，故能达发而不过，温而不燥，散敛结合，燥润有度，以治外有风寒，内有水饮。此方为解表涤饮剂，但重在涤饮，故仲景喻以小青龙命方。张志聪《金匮要略注》曰："大青龙者，乃在天之龙，能兴云施雨，焕汗，其号大者也。小青龙者，东方起蛰之龙，从下而上，能泄冬令之寒水者也。夫阳之气，以天之风名之。人之汗，以天之雨名之，大青龙风行雨涣，小青龙振蛰云兴，虽有大小之分，皆能涣散其水液。"

上八味药，先水煮麻黄，去上沫，再入其他药同煮，去滓，温服。

【方证论治辨析】

小青龙汤治溢饮。症见身体疼痛而沉重，或四肢关节疼痛，无汗。

溢饮为水饮由中向外泛溢，欲从汗解，因腠理致密，卫阳郁闭，不得由汗外解，反郁滞停留于肌腠四肢，出现身体疼痛而沉重，或四肢关节疼痛，无汗。此溢饮发病机理与大青龙汤治溢饮方证机理相同，但无饮邪化热，当与分辨。治宜发汗解表，开发腠理，温散水饮，方用小青龙汤。

【原文】

咳逆倚息不得卧，小青龙汤主之。（十二：35）

膈上病痰[1]，满喘咳吐，发则[2]寒热，背痛腰疼，目泣自出[3]，其人振振身瞤剧[4]，必有伏饮[5]。（十二：11）

注释：

[1] 膈上病痰：胸膈素有痰饮潜伏。

[2] 发则：指外感引发时。

[3] 目泣自出：眼泪不自主流出。

[4] 振振身瞤剧：全身震颤，肌肉跳动剧烈。

[5] 伏饮：指痰饮潜伏胸膈。

小青龙汤治支饮或伏饮咳逆证。症见支饮咳逆倚息不得卧；或伏饮，症见胸满气喘，咳嗽吐痰，发则寒热，背痛腰疼，目泣自出，其人振振身瞤剧。

支饮咳逆倚息不得卧，与伏饮发病机理相同。膈上病痰，即水饮潜伏胸膈，根深蒂固，难于根除，形成痰饮宿疾，谓之伏饮。素患伏饮者，一旦外感风寒，则新感引动伏饮，一齐发作，内外合邪，夹攻于肺，肺气上逆，因而咳逆倚息，不得平卧，甚至目泣自出；风寒伤及太阳经脉，经气不利，故发则恶寒发热，背痛腰疼；又因风寒外束，阳气被遏，经脉失之煦养，故其人振振身瞤剧。治宜表里双解，方用小青龙汤解表散寒，温肺化饮。

【用方思路】

小青龙汤外能发散风寒，内能温化水饮，平喘止咳是其突出功能。临证若风寒表证较重，重用麻黄、桂枝；水饮盛者，重用细辛、干姜、半夏，或加茯苓、白术；咳喘甚者，配厚朴、杏仁。仲景用麻黄治咳喘，一般都配以五味子，防止发散太过。

小青龙汤临床用于治疗急慢性支气管炎、支气管哮喘、过敏性哮喘、喘息性支气管炎、慢性阻塞性肺病、肺心病、胸膜炎、病窦综合征、卡他性中耳炎、过敏性鼻炎、荨麻疹等疾病。

【医案举例】

刘渡舟医案：柴某，男，53岁，1994年12月3日就诊。患咳喘十余年，冬重夏轻，经过许多大医院均诊为"慢性气管炎"或"慢支并发肺气肿"，选用中西药治疗而效果不显。就诊时，患者气喘憋闷，耸肩提肚，咳吐稀白之痰，每到夜晚则加重，不能平卧，晨起则吐痰盈杯盈碗，背部恶寒。视其面色黧黑，舌苔水滑，切其脉弦，寸有滑象。断为寒饮内伏，上射于肺之证，为疏小青龙汤内温肺胃以散水寒。麻黄9g，桂枝10g，干姜9g，五味子9g，细辛6g，半夏14g，白芍9g，炙甘草10g。服7剂咳喘大减，吐痰减少，夜能卧寐，胸中觉畅，后以《金匮》桂苓五味甘草汤加杏仁、半夏、干姜正邪并顾之法治疗而愈。［陈明,刘燕华,李芳．刘渡舟临证验案精选.北京:学苑出版社，1996:18.］

小青龙加石膏汤

【原文】

肺胀[1]，咳而上气，烦躁而喘，脉浮者，心下有水，小青龙加石膏汤主之。（七：14）

小青龙加石膏汤方：《千金》证治同，外更加胁下痛引缺盆。

麻黄　芍药　桂枝　细辛　甘草　干姜各三两　五味子　半夏各半升　石膏二两

上九味，以水一斗，先煮麻黄，去上沫，内诸药，煮取三升。强人服一升，羸者减之，日三服，小儿服四合。

注释：

[1] 肺胀：证候名，属咳嗽上气病之一种。肺胀是内外合邪，夹攻于肺，致肺气胀满。

【功效配伍】

小青龙加石膏汤解表化饮，兼清郁热。方中麻黄、桂枝辛温散寒，宣肺平喘；芍药与桂枝调和营卫；干姜、细辛、半夏化饮降逆；五味子收敛肺气，并制约麻黄发散太过；石膏取少量清郁热，除烦躁，并与麻黄相伍以发越水饮郁热；甘草调和诸药。

上九味药，先煮麻黄去上沫，后入诸药煎煮，取汁温服。服药可根据身体强弱老幼增减服量，一日服三次。

【方证论治辨析】

小青龙加石膏汤治肺胀，表寒里饮化热证。症见咳而上气，烦躁而喘，脉浮。

肺胀为心下有水，复感风寒，引动水饮内作化热，形成表里合邪。心下有水，指胸膈素有痰饮宿疾；咳而上气，指咳嗽气喘，为水饮内作，表气不宣，肺气上逆；烦躁，为痰饮郁久化热；脉浮，为风寒袭表，正气抗邪于外。本证可伴胸满，发热恶寒，无汗，舌淡苔薄白或薄黄，脉浮紧而略带数象。治用小青龙加石膏汤解表化饮，清除郁热。此方证与小青龙汤证比较，烦躁为新增之症，石膏为新加之药。

【用方思路】

小青龙加石膏汤与小青龙汤，其适应证大同小异，均为表寒里饮证，但前者有水饮化热，故加少量石膏以清里热。小青龙加石膏汤临证也可加黄芩、连翘、鱼腥草以清热化痰。临床应用参见小青龙汤。

【医案举例】

（1）张锡纯医案：病者郝姓幼子，年五岁，住天津小南关柴市旁。病名：风温喘促。原因：季春下旬，感冒风温，医治失宜，七八日间，喘逆大作。证候：面红身热，喘息极促，痰声辘辘，目似不瞬，危至极点。诊断：脉象浮滑，重按无力，启口视其舌苔，色白而润，问其二便，言大便两日未行，小便微黄，然甚通利，且视其身体胖壮，阴分犹足，知犹可治。疗法：欲治此症，当用《伤寒论》小青龙汤，然须重加凉药以辅之。处方：麻黄一钱，桂枝尖一钱，五味子一钱，清半夏二钱，川贝母二钱（去心），光杏仁二钱，生白芍三钱，干姜六分，细辛六分，生石膏一两（研细）。煎汤一大茶盅，分两次温服。

说明：此方即小青龙汤加贝母、生石膏。《金匮要略》治肺胀作喘，原有小青龙加石膏汤，然所加石膏之分量甚少。今所以重用生石膏至一两者，为其面红身热，脉象有力，若不重用石膏，则麻黄、桂枝、干姜、细辛之热，即不能用矣。又《伤寒论》小青龙汤加减之例，喘者去麻黄加杏仁，今加杏仁而不去麻黄者，因重用生石膏，麻黄即可不去也。效果：将药服尽一剂，喘愈强半，痰犹壅盛，肌肤犹灼热，大便犹未通下，遂用生石膏、栝楼仁各二两，代赭石一两，煎汤两茶盅，徐徐温服之，痰少便通而愈。[何廉臣.重印全国名医验案类编(张锡纯).上海:上海科学技术出版社,1959:15.]

（2）陈治恒医案：李某，女，38岁。患"喘息性气管炎"已10余年，近两年发作频繁，曾服中药及有关成药无显效。现面唇略呈青紫，喘息甚剧，胸中烦闷不适，舌苔白滑，舌质红，脉浮滑有力。窃思患者素有痰饮之人，常为外邪引发，其治是在消炎止咳平喘，而忽视宣肺解表。今观此候，显属内饮兼外感，饮邪夹热之证。遂拟小青龙加石膏汤1剂，嘱服后一观进退。处方：桂枝10g，麻黄10g，白芍12g，甘草3g，干姜10g，五味子5g，细辛5g，半夏10g，石膏30g。

3日后，患者谓服1剂后，无不良反应，遂连服2剂，喘咳大减，痰较前易咳出，胸中不烦闷。诊其舌苔渐退，脉滑而有力。于前方去麻黄、石膏，加鱼腥草、紫菀、杏仁。服2剂后，诸恙悉平。[陈治恒.运用伤寒金匮方治疗典型病例.成都中医学院学报，1982(3):36.]

射干麻黄汤

【原文】

咳而上气，喉中水鸡声，射干麻黄汤主之。（七：6）

射干麻黄汤方

射干十三枚（一云三两）　麻黄四两　生姜四两　细辛　紫菀　款冬花各三两　五味子半升　大枣七枚　半夏大者八枚（洗）（一法半两）

上九味，以水一斗二升，先煮麻黄两沸，去上沫，内诸药，煮取三升，分温三服。

【功效配伍】

射干麻黄汤宣肺散寒，化饮降逆。方中射干苦寒开痰结，利咽喉气道以治标；麻黄辛温散寒宣肺，止咳平喘；生姜、细辛辛温散寒化饮；紫菀甘苦微温、款冬花辛苦微温，温肺润肺，化痰止咳；半夏降气化痰散结；五味子收敛肺气，并防麻黄发散太过；大枣安中，调和诸药。诸药合用，标本俱治，共奏宣肺散结，温肺化饮，降逆平喘之功。此方为宣中有降，散中有收，祛中有补，但侧重温阳化饮散寒气。喻嘉言《医门法律》曰："发表、下气、润燥、开痰，四法萃于一方，用以分解其邪。"

上九味药，先水煮麻黄两沸，去上沫，再加入其他药同煮，去滓，温服，一日三次。

【方证论治辨析】

射干麻黄汤治咳嗽上气，寒饮郁肺证。症见咳而上气，喉中水鸡声。

本证为寒饮郁肺，气道受阻。咳而上气即咳嗽气喘，上气乃肺气上逆而喘；喉中水鸡声，即喉中有较强的痰鸣声连续不绝。咳嗽，气喘，为痰饮郁肺，肺失宣降，肺气上逆；喉中水鸡声为痰饮阻塞气道，气受痰阻，呼吸之气通过狭窄之处，则痰与气相击有声。本证可有胸膈满闷，恶寒不渴，咳痰清稀量多，舌苔白滑，脉象浮紧等症。治用射干麻黄汤宣肺散寒，祛痰化饮，降逆平喘，标本俱治。

【用方思路】

《医学心悟》曰："喘以气息言，哮以声响言。"本证"咳而上气，喉中水鸡声"，此喘息与声响甚为突出，即哮喘病。射干麻黄汤的宣肺、开结、化饮、降逆的组方原则，给治疗哮喘病发作奠定了基本用药原则，尤其在缓解症状方面有理想疗效。本方较小青龙汤平和，治疗寒饮郁肺，有无外感风寒皆可应用。临证若咳痰不利，重用射干、加桔梗祛痰开结；若喘鸣甚者，加厚朴、杏仁理气平喘，亦可加地龙、僵蚕、蜈蚣解痉止喘；鼻窍是肺气出入的门户，治喘咳应保持鼻窍通利，故可适当加辛夷花、苍耳子。

射干麻黄汤临床用于治疗喘息性支气管炎、老年慢性支气管炎、小儿支气管炎、支气管扩张症等疾病。

【医案举例】

（1）邓铁涛医案：常某，女，56岁，2000年11月19日初诊。患哮喘30余年，加重1年。每年立冬后即复作。某医院诊为慢性支气管炎，经治疗效不显。刻下症：白天发作轻，晚上加重，哮喘，喉中哮鸣音，吐白痰，甚则汗出，影响睡眠。腰酸痛，畏寒，手足发凉，胃脘受凉则不适，舌稍紫尖边赤、苔薄稍黄，脉沉细弱。证为本虚标实。虚喘治肾，实喘治肺。宜温肺化饮法。射干、桂枝、白芍、干姜、法半夏、款冬花、桃仁、苦杏仁各10g，炙甘草5g，补骨脂12g，细辛3g，炙麻黄、五味子各6g。5剂，每天1剂，水煎服。另嘱患者每晚嚼服核桃3枚，生姜3片，红参1片，久服有益肾敛肺化痰之功。

2000年11月30日二诊：药后咳嗽痰鸣大减，白天基本不发作，每晚21时至凌晨3时有咳喘，咽痒即咳嗽，甚则喘，喉中哮鸣音，仍畏寒，手足发凉，晨起口干，舌稍紫，苔薄白，脉沉弱。守温肺化饮之法继用。上方去桃仁、款冬花、补骨脂、法半夏，加紫苏子、白芥子各10g，姜半夏12g，炮附子5g。守方加减服10余剂，咳喘缓解，仍觉怕冷，嘱服金匮肾气丸调理。［杨利.邓铁涛教授运用经方治验4则.新中医,2004,36(6):11-12.］

（2）张建荣医案：陈某，女，67岁，2021年9月29日初诊。因咳嗽住咸阳市某医院半月余，咳嗽未好转。出院诊断：①变应性咳嗽；②咳嗽变异性哮喘；③高血压2级（高危组）；④冠心病，心功能2级；⑤肺部小结节；⑥变应性咽喉炎；⑦反流性咽喉炎；⑧会厌囊肿。出院1周，延余诊治。现咳嗽胸闷气短，恶心，咳吐白泡沫样黏痰，饮食一般。舌淡苔薄白，脉沉细。中医辨证属痰饮郁肺。处以射干麻黄汤加味：射干8g，炙麻黄5g，细辛5g，五味子10g，姜半夏10g，陈皮10g，茯苓10g，款冬花15g，炙紫菀15g，炙百部15g，苦杏仁8g，厚朴10g，桔梗12g，荆芥12g，前胡10g，苏子10g，焦六曲15g，生姜12g，大枣3枚。7剂，每天1剂，水煎服。

2021年10月9日二诊：服药疗效明显，咳嗽减轻，泡沫痰减少。舌红苔薄白，脉沉缓。效不更法，继用上方7剂。后数月见患者，言服完10余剂药后，咳嗽诸症痊愈，至今未犯。

（3）张建荣医案：甘某，女，40岁，2022年7月28日初诊。咳嗽咳痰半月余，痰色白，偶见胸闷气短，咽部不适。有慢性支气管炎、咽炎病史。舌淡苔薄白，脉沉细。辨为寒饮郁肺，处方射干麻黄汤加味：射干10g，炙麻黄5g，细辛5g，五味子10g，姜半夏10g，干姜10g，陈皮10g，款冬花15g，炙紫菀15g，炙甘草10g，苦杏仁10g，厚朴12g，桔梗15g，木蝴蝶8g，大枣3枚，服10剂。

2022 年 8 月 20 日电话告知，服药诸症好转，停药后偶有咳嗽，要求继续服药，嘱照上方再服 10 剂。9 月 6 日告知，咳嗽已好，不咳痰，平时腰痛，感冒受凉易引发咳嗽，给处以肾气丸加菟丝子、姜半夏、炒白术、炙甘草，10 剂，以补肾防咳。

厚朴麻黄汤

【原文】

咳而脉浮者，厚朴麻黄汤主之。（七：8）

厚朴麻黄汤方

厚朴五两　麻黄四两　石膏如鸡子大　杏仁半升　半夏半升　干姜二两　细辛二两
小麦一升　五味子半升

上九味，以水一斗二升，先煮小麦熟，去滓，内诸药，煮取三升，温服一升，日三服。

【功效配伍】

厚朴麻黄汤宣肺理气，止咳平喘，清化痰饮。方中厚朴苦辛温，宽胸理气，消痰平喘；麻黄、杏仁宣肺利饮，止咳平喘；细辛、干姜、半夏化饮降逆；石膏清郁热除烦躁；五味子敛肺止咳，佐制麻黄等辛温发散药发之太过；小麦养护脾胃。本方先煮小麦去滓，后入诸药同煮，有祛邪顾正之意。本方重用厚朴、麻黄，并用细辛、干姜、半夏，其石膏如鸡子大之用量同大青龙汤，故本方有较强的利气宣肺，温化痰饮，清除郁热的功效。但其配伍是宣利之中伍以酸收，温化中伍以清化，实为公允平和之方。

上九味药，先水煮小麦熟透，去滓，再加入其他药同煮，取汁温服，一日服三次。

【方证论治辨析】

厚朴麻黄汤治咳嗽上气，寒饮郁热证。症见咳嗽气喘，脉浮。

本证为寒饮郁积胸肺，肺气不宣，饮邪郁久化热。咳嗽气喘，脉浮为邪盛于肺而近于体表；脉浮主表，又指病邪在上、在肺，是邪迫于肺，致肺气不利而咳嗽气喘。据方测知：可伴见胸部胀满，烦躁，咽喉不利，痰声辘辘，倚息不能平卧，舌苔滑而略黄等症。治宜宣肺理气，止咳平喘，化痰降逆，清热除烦，方用厚朴麻黄汤。

【用方思路】

厚朴麻黄汤与小青龙加石膏汤治疗证候基本相同，两方均有麻黄、细辛、干姜、半夏、五味子、石膏六味药，均治表寒里饮化热。厚朴麻黄汤独有厚朴、杏仁、小麦，故其证必胸满、气喘突出，石膏用量较大，必里热重；小青龙加石膏汤独有桂枝、芍药、甘草，故其证必表邪重，石膏仅用二两，为里热较轻。其实，仲景大青龙汤、小青龙加石膏汤、厚朴麻黄汤、越婢汤的组方用药，均有麻黄与石膏两味基本用药，临证可根据表寒与里热之多寡，调整两者之用量。

厚朴麻黄汤临床用于治疗急慢性支气管炎、支气管哮喘、上呼吸道感染等疾病。

【医案举例】

吴禹鼎医案：某患者，男，年已40岁，业工。外感风寒，恶寒发热，头痛项强，复因外邪引动宿疾，咳喘气急，吐痰黄稠，烦躁渴饮，倚息不能平睡，脉浮而滑，舌苔黄质红。此为饮邪夹热外迫，病势趋向于表，故以咳而脉浮及身热为主候。方用厚朴麻黄汤，药为：厚朴18g，麻黄12g，生石膏30g，生半夏10g，杏仁12g，干姜10g，细辛7g，五味子7g，小麦50g。煎汤代水。服3剂，咳喘大减，已能安睡，复与3剂，诸症俱除。[吴禹鼎.经方临证录.西安:陕西科学技术出版社,1994:33.]

越婢加半夏汤

【原文】

咳而上气，此为肺胀，其人喘，目如脱状[1]，脉浮大者，越婢加半夏汤主之。（七：13）

越婢加半夏汤方

麻黄六两　石膏半斤　生姜三两　大枣十五枚　甘草二两　半夏半升

上六味，以水六升，先煮麻黄，去上沫，内诸药，煮取三升，分温三服。

注释：

[1] 目如脱状：形容两目胀突，犹如脱出之状。

【功效配伍】

越婢加半夏汤宣肺清热，降逆平喘。方中麻黄与石膏辛凉相配，发越水气，兼清解表里之热；生姜、半夏化饮降逆，开肺涤痰；甘草、大枣安中，调和诸药。本方石膏半斤之量大于麻黄六两，方性偏于辛凉，功在宣肺清热，发越水气。

上六味药，先煮麻黄去上沫，再加入诸药煎煮，取汁温服，一日三次。

【方证论治辨析】

越婢加半夏汤治肺胀，饮热郁肺证。症见咳而上气，其人喘，目如脱状，脉浮大。

此肺胀是外感风热，水饮内作，内外合邪，致肺气胀满。咳而上气，其人喘，为饮热郁肺，肺气上逆；目如脱状，为肺气壅滞不利，上攻目窍；脉浮大，浮主表、主上，大主邪热，此为风热夹饮邪上迫于肺。本证可伴发热汗出，口渴，舌红苔薄黄而滑。治用越婢加半夏汤宣肺清热，降逆平喘。

【原文】

上气喘而躁者，属肺胀，欲作风水，发汗则愈。（七：4）

肺胀即肺气壅逆胀满，同属咳嗽上气病类。此病多由素有水饮停蓄于肺，又新感外邪而触发，形成表里合邪，夹攻于肺，致肺失宣肃，肺气遏郁而上逆，故以胸满气喘、烦躁为主症。肺为水之上源，主通调水道，下输膀胱，若风寒或风热袭肺，必然风激水壅，致水气不能宣散肃降而泛溢肌表，严重者则有发展成为风水的趋势。治用发汗法，可以使水气从汗排出。

【用方思路】

越婢加半夏汤治肺胀，属表里俱热，饮热郁肺。临证据病情表现，可适当调整麻黄、石膏、半夏三味药用量比例，总原则是石膏量必须大于麻黄，才能达到辛寒清热；半夏既能化饮，又能降肺气、降饮逆，绝不能恐其温燥而弃之不用。

越婢加半夏汤临床用于治疗急慢性支气管炎、支气管哮喘、百日咳、肺气肿、肺心病等疾病。

【医案举例】

(1) 李中梓医案：社友孙芳其令爱，久嗽而喘，凡顺气化痰、清金降火之剂，几于遍尝，绝不取效。一日喘甚烦躁，余视其目则胀出，鼻则鼓扇，脉则浮而且大，肺胀无疑矣。遂以越婢加半夏汤投之，一剂而减，再剂而愈。余曰：今虽愈，未可恃也，当以参术补元助养金气，使清肃下行，竟因循月许，终不调补，再发而不可救药矣。[李中梓.医宗必读.2版.上海：上海科学技术出版社，1987：306.]

(2) 熊英权医案：熊某，女，28岁。素有哮喘病史，遇寒即发，不药自愈。1959年夏，旧恙复作，初起曾注射麻黄素无效，乃改乞中医治疗。诊得脉象浮数，头痛，发热恶寒，微汗出，口干不渴，舌苔黄燥，喉鸣如锯，声达户外，胸中气逆，难以名状，倚坐床头不得卧者五昼夜。余曰："此外感风寒，内蕴暑热，肺为华盖，首当其冲，内外合邪，引动宿疾，遂一发莫制耳。法当清里解表，涤痰降浊。"为疏越婢加半夏汤：净麻黄4.5g，生石膏9g，粉甘草3g，生姜3g，红枣4枚，半夏6g，海浮石9g。服1剂，寒热退，喘平，能着枕；再剂恢复正常。[熊英权.治验随录.江西中医，1964(4)：193.]

越婢汤

【原文】

风水恶风，一身悉肿，脉浮不渴[1]，续自汗出，无大热[2]，越婢汤主之。（十四：23）

越婢汤方

麻黄六两　石膏半斤　生姜三两　大枣十五枚　甘草二两

上五味，以水六升，先煮麻黄，去上沫，内诸药，煮取三升，分温三服。恶风者加附子一枚（炮）。风水加术四两。《古今录验》。

注释：

[1] 脉浮不渴：《金匮要略心典》作"脉浮而渴"，当从之。

[2] 无大热：指肌表无大热。

【功效配伍】

越婢汤发越水气，兼清郁热。方中麻黄与生姜宣散肌表水气；麻黄配石膏，且石膏量重于麻黄，取其辛凉透表，外散水气，清解肺胃郁热；甘草、大枣补中益气。若汗出卫阳伤而恶风者，加少量炮附子温经止汗；若水气过盛者，加白术以利水。吴崑《医方考》曰："名曰越婢者，越，以发越为义。婢，卑也。是方能发越至卑之气，故以越婢名之。"

上五味药，先煮麻黄去上沫，后入诸药同煮，去滓，分三次温服。

【方证论治辨析】

越婢汤治风水，夹肺胃热证。症见恶风，一身悉肿，续自汗出，无大热，口渴。

本证为风邪袭表，表气不宣，水气滞留肌表，肺胃之气郁久化热。此风水来势急剧，风激水溢，故恶风，一身悉肿；因风性疏散，加之风邪化热，热邪鼓荡，故续自汗出，脉浮；肌表邪热随汗外解，故表无大热，但肺胃内郁之热仍在；热邪消灼阴津，故口渴。治用越婢汤发越水气，兼清肺胃郁热。

【用方思路】

越婢汤属向外发越邪热与水气的代表方，治风水夹热证，其病变重心在肌表，水肿以腰上头面四肢为主，除发热、汗出、口渴外，可见舌红苔润略黄，脉浮略数。

越婢汤临床用于治疗急性肾小球肾炎、过敏性紫癜肾、类风湿关节炎、急性荨麻疹合并血管性水肿等疾病。

【医案举例】

吴鞠通医案：范某，18岁。风水肿胀。生石膏四两，麻黄（去节）六钱，生姜三钱，桂枝三钱，杏仁泥五钱，炙甘草三钱，大枣（去核）二枚。煮成三杯，分三次服。一剂而汗解，头面肿消；次日与实脾利水，五日痊愈。戒其避风，伊不听，后八日，腹肿如故，仍与前法而愈。后受戒规，故不再发。[吴瑭.吴鞠通医案.北京:人民卫生出版社,1960:124.]

越婢加术汤

【原文】

里水[1]者，一身面目黄肿[2]，其脉沉，小便不利，故令病水。假如小便自利，此亡津液，故令渴也。越婢加术汤[3]主之。（十四：5）

里水[4]，越婢加术汤主之；甘草麻黄汤[5]亦主之。（十四：25）

越婢加术汤方：见上越婢汤。于内加白术四两，又见脚气中。

注释：

[1] 里水：《脉经》注："一云皮水。"

[2] 黄肿：《脉经》作"洪肿"。

[3] 越婢加术汤：属倒装句，应顺接在"故令病水"句后。

[4] 里水：即皮水。

[5] 甘草麻黄汤：见经方解表剂。

【功效配伍】

越婢加术汤发汗利水，兼清郁热。方用越婢汤发越水气，清宣郁热；加白术健运脾气，并渗利皮间水气。诸药合用发汗佐以利小便，使水从表从里分解。

上六味药，先煮麻黄去上沫，后加入其他药同煮，去滓，分三次温服。

【方证论治辨析】

越婢加术汤治皮水，脾肺郁热证。症见一身面目洪肿，小便不利，脉沉。

本证为脾肺俱病，水气内郁化热。由于脾失健运，不能运化水湿，肺气不宣，不能通调水道，下输膀胱，故一身面目洪肿，小便不利。皮水虽可见脉浮，但水气盛压迫脉道，脉必沉。本证表气不宣，里气不通，水气既不能汗解，又不能从小便排泄，势必内郁日久而化热。治疗用越婢加术汤发汗利水，兼清郁热。假若口渴而小便自利者，为津液已伤，则当禁用发汗之剂。

附方：《千金方》越婢加术汤

治肉极，热则身体津脱，腠理开，汗大泄，历风气[1]，下焦脚弱[2]。（五：附方）

注释：

[1] 历风气：指历节病。

[2] 下焦脚弱：指脚气病。

附方《千金方》越婢加术汤与《金匮要略》越婢加术汤组成、煮药方法完全相同，但本条对汗出一症的机理阐述甚为妥切，如云："治肉极，热则身体津脱，腠理开，汗大泄。"汗出是风水或皮水用越婢汤的必有症。因风邪入营化热，或为水气郁热，热迫营阴，加之风性开泄，腠理不固，故汗出。越婢加术汤治肉极，又可治历风气、下焦脚弱。

【用方思路】

越婢加术汤治皮水，是将发汗与利水结合运用的方药，即发汗佐以利小便。临证若水肿甚者，加茯苓、泽泻、猪苓等；若里热较重者，加蒲黄、滑石等。

越婢加术汤临床用于治疗急性肾小球肾炎、慢性肾炎急性发作、风湿性关节炎、类风湿关节炎等疾病。

【医案举例】

（1）刘天鉴医案：陈某，女性，16 岁，学生。月经来潮时受湿，经后周身浮肿。人民医院门诊诊断为急性肾小球肾炎，治疗无效，就诊于余。患者头面及四肢肿大如水泡，周身皮肤光泽，按之凹陷，询其小便短涩，大便不畅，舌苔薄白质润，一身沉重，精神萎靡，嗜睡，气促，纳差，其脉浮数。"经先断后发肿者为血分"，今察其证无少腹痛，入夜无热及谵语，溲便均不利，是血分无证也。《金匮要略》云："皮水其脉亦浮，外证胕肿，按之没指，不恶风，其腹如鼓，不渴，当发其汗。"遂遵其法，投以越婢加术汤。处方：麻黄、石膏、白术、甘草、生姜、大枣。3 剂。服完 2 剂，身微汗，小便略畅；服完 3 剂，漐漐汗出，小便通畅，浮肿全消，思食。复诊：脉缓，面苍白，精神略差，处以六君子汤加当归、黄芪，调理脾胃，和其营血，康复如常。[湖南省中医药研究所.湖南省老中医医案选·刘天鉴医案.长沙：湖南科学技术出版社,1980:37.]

（2）米伯让医案：王某，男，42 岁。因全身浮肿 20 天，于 1957 年 10 月 12 日住院。入院后检查：血压 160/96mmHg；尿常规，蛋白（＋＋＋＋），红细胞（＋），白细胞

0～5个，颗粒管型（+），透明管型0～1个；X线检查，心脏向两侧扩大；眼底检查，肾型视网膜炎；腹水征阳性。西医诊断：①急性肾炎；②肾炎性心脏病。请米伯让治疗。症见全身浮肿，以面部为甚，恶风发热，心慌气短，胸闷咳嗽，腹胀恶心，腰痛尿少，舌苔白腻，脉浮滑。诊为水肿并发心悸证。治宜宣肺清热，健脾除湿，消肿利水。方选越婢加术汤。药用：麻黄24g，石膏48g，生姜、白术各17.5g，炙甘草10.5g，大枣5枚。3剂，水煎服。

每日1剂，服药3剂，症状大减，尿量剧增，日排量4500mL，舌淡，苔白腻，脉沉滑。继服原方3剂，体重减少1.5kg，诸症消失，时有纳差，舌淡苔薄白，脉细。证属脾胃虚弱，治宜健脾益胃，方选六君子汤。每日1剂，连服6剂，血压、尿检一切正常，临床痊愈而出院。[米烈汉.中国百年百名中医临床家丛书·米伯让.北京:中国中医药出版社,2001:167.]

文蛤汤

【原文】

吐后，渴欲得水而贪饮者，文蛤汤主之。兼主微风，脉紧，头痛。（十七：19）

文蛤汤方

文蛤五两　麻黄三两　甘草三两　生姜三两　石膏五两　杏仁五十枚　大枣十二枚

上七味，以水六升，煮取二升，温服一升，汗出即愈。

【功效配伍】

文蛤汤清热止渴，发散风寒。本方即大青龙汤去桂枝加文蛤，并减少麻黄、石膏用量组成。方中重用咸寒之文蛤与辛寒之石膏，清热生津止渴。柯韵伯《伤寒来苏集》曰："文蛤生于海中而不畏水，其能制水可知。咸能补心，寒能胜热，其壳能利皮肤之水，其肉能止胸中烦热，故以为君。"麻黄、杏仁解表宣肺祛风寒，且麻黄与石膏相合，又能发散肺胃郁热。甘草、生姜、大枣调营卫，和胃气。诸药合用清热宣散肺胃郁热，兼解肌表风寒。

上七味药，水煮温服，汗出病愈，停止服药。

【方证论治辨析】

文蛤汤治呕吐，吐后贪饮证。症见吐后，口渴饮水不止。兼见微恶风，头痛，脉紧。

本证为呕吐后津亏，燥热内生，兼外感风寒。吐后而口渴饮水不止，又不见复吐，说明本证为肺胃津亏，内有燥热，故所饮之水，皆为热邪所消灼。微恶风，头痛，脉紧为风寒束表，经气不利。此证风寒外束，肺胃之热不得外散，若不能即时解除，则使肺胃之热更甚。治宜清热止渴，发散风寒，方用文蛤汤。

【用方思路】

文蛤汤与大青龙汤、厚朴麻黄汤、越婢汤属同类方，但文蛤汤中文蛤有清热止渴作用，有别于他方。本方临床用于治疗糖尿病、荨麻疹等疾病。

【医案举例】

谢胜臣医案：袁某，男，37岁，教师。遍身皮肤瘙痒发风疹块，以头面上肢为甚，反复发作1个多月不愈，曾用西药抗过敏、镇静及注射葡萄糖酸钙、中药疏风凉血等药均不奏效。其疹形凸起皮肤，时隐时发，成块大小不等，瘙痒不堪，入夜为甚，尤以遇风和入冷水之后发作突出，被暖痒可减退，皮肤稍觉热感。终日为之所苦，夜不得眠，纳食不香，烦躁不已，舌质偏红，苔白，脉浮。诊为瘾疹，乃风寒之邪外客肌表，久郁而化热。拟文蛤汤治之。方用：麻黄、杏仁各10g，炙甘草、生姜、红枣各6g，生石膏、五倍子各20g。共水煎，冷服之。1剂后，当晚即停止发新疹，3剂皮疹即完全隐退。原方加减继服2剂巩固疗效而痊愈。随访2年未发。[谢胜臣.经方验案.新中医,1984（4）:25.]

第四章　经方治风剂

经方治风剂，指能祛风湿、息内风的方药。风邪可自外而来，也可内生。外来之风多与寒、与湿相合，侵犯机体肌肉关节，如湿病、历节病等；内生之风，是由脏腑功能失调所致，如肝阳化风、血虚生风，多见于中风、癫痫等病。外风宜祛，内风宜息。外风宜解肌发汗，开发腠理，微汗除湿；内风宜平衡阴阳，潜阳入阴，养血息风。

第一节　祛风湿剂

麻黄加术汤

【原文】

湿家[1]身烦疼，可与麻黄加术汤发其汗为宜，慎不可以火攻[2]之。（二：20）

麻黄加术汤方

麻黄三两（去节）　桂枝二两（去皮）　甘草一两（炙）　杏仁七十个（去皮尖）白术四两

上五味，以水九升，先煮麻黄，减二升，去上沫，内诸药，煮取二升半，去滓，温服八合，覆取微似汗。

注释：

[1] 湿家：指久患湿病之人。

[2] 火攻：指用熏蒸、热熨、艾灸、火针等峻猛取汗的方法。

【功效配伍】

麻黄加术汤发汗除湿。本方是麻黄汤加白术组成。方用麻黄汤发汗解表，以散寒湿；配白术甘苦温，以利肌腠湿邪，并能防麻黄发汗太过，以取微汗除湿。喻嘉言《医门法律》曰："麻黄得术，则虽发汗不至多汗，术得麻黄，并可行表里之湿。"仲景用术尚无苍白之分，术分苍白始于《本草经集注》。苍术辛苦温，功能燥湿健脾，祛风湿。若欲取走表祛风除湿，苍术胜过白术，亦可白术、苍术共用；欲健脾除湿白术优于苍术。

上五味药，先水煮麻黄，去上沫，后入其他药同煮，去滓，温服，可覆盖衣被助取微汗。

【方证论治辨析】

麻黄加术汤治湿病，寒湿表实证。症见湿家身疼痛，烦扰不宁。

本证为久患湿病而又复感寒邪。寒湿凝滞肌表，腠理毛窍闭塞，经气郁遏，营卫运行不畅，故身疼痛，烦扰不宁。又因寒邪束表，毛窍闭塞，当见发热恶寒，无汗等症。此身痛与《伤寒论》麻黄汤证身痛有别，湿家突出身重滞疼痛，具有湿病之特征。治宜发汗除湿，故与麻黄加术汤微发其汗。湿家慎不可用火攻之，假若火攻发汗，则会大汗淋漓，使风去湿存，而病不得尽解；或火攻之热与体内之湿邪相加，形成湿热郁蒸，可引起发黄或衄血等病变。《伤寒论》第116条："火气虽微，内攻有力，焦骨伤筋，血难复也。"此告诫可佐证"慎不可以火攻之"的禁忌原理。

【用方思路】

麻黄加术汤发汗除湿，既能开发腠理，使风寒湿从肌表发散，同时又能使部分湿邪从小便排泄，实为发汗佐以利小便之剂。临证若寒邪偏重，可配附子、细辛；若湿邪偏重，可配苍术、薏苡仁、防己。

麻黄加术汤临床用于治疗风湿、风湿性关节炎、类风湿关节炎、荨麻疹、小儿急性肾炎等疾病。

【医案举例】

刘春堂医案：陆某，女，64岁，初诊（1982年9月9日）：时发热（38℃），伴右髋、膝关节疼痛，微有肿胀，活动欠利，局部冷感，苔白腻，脉缓。风寒湿三气杂至合而为痹，拟解表祛寒，化湿通络。处方：生麻黄9g，川桂枝9g，光杏仁9g，生甘草4.5g，炒白术12g，川牛膝12g，羌活、独活各6g，桑枝9g。3剂。

二诊（1982年9月12日）：发热渐退（37.4℃），右髋关节疼痛肿胀有所改善，活动较利，再拟前法。处方：生麻黄6g，川桂枝6g，光杏仁9g，生甘草4.5g，炒白术12g，羌活、独活各6g，防己9g，姜半夏9g，桑枝9g。3剂。

三诊（1982年9月15日）：进新加麻黄加术汤祛风化湿，身热已退，右髋、膝部肿胀疼痛大为减退，活动已利，苔白，脉缓。风湿之邪，痹阻经络，再拟前法，以彻余邪。处方：生麻黄6g，川桂枝6g，光杏仁9g，炙甘草4.5g，炒白术12g，川牛膝12g，桑枝9g，羌活、独活各6g。[上海市中医文献馆.仲景方在急难重病中的运用.上海：上海中医学院出版社,1989:30.]

麻黄杏仁薏苡甘草汤

【原文】

病者一身尽疼，发热，日晡所[1]剧者，名风湿。此病伤于汗出当风，或久伤取冷所致也。可与麻黄杏仁薏苡甘草汤。（二：21）

麻黄杏仁薏苡甘草汤方

麻黄半两（去节，汤泡）　甘草一两（炙）　薏苡仁半两　杏仁十个（去皮尖，炒）

上剉麻豆大，每服四钱匕，水盏半，煮八分，去滓，温服。有微汗，避风。

注释：

[1] 日晡所：指下午3~5点。晡，即申时，指下午3~5点；所，不定词，即左右。

【功效配伍】

麻黄杏仁薏苡甘草汤解表祛风除湿，轻清宣利燥热。方中用少量麻黄，配甘草微汗除肌表风湿，且甘草用量倍于麻黄，意在制约麻黄以达微汗除湿；杏仁宣肺利气；薏苡仁治风湿痛证，筋脉拘挛，不可屈伸，其性味甘淡微寒，能利能清能补，且与杏仁相配，既可宣泄肌表水湿，又能轻清渗利燥热。《神农本草经》曰："薏苡仁气味甘，微寒，无毒。主筋急拘挛，不可屈伸，久风湿痹，下气。"诸药合用，微微汗出以发散风湿，轻宣淡化以利燥热。

上四味药，水煮，去滓，温服，有微汗者，应避风寒。

【方证论治辨析】

麻黄杏仁薏苡甘草汤治湿病，风湿表实证。症见病者一身尽疼，发热，日晡所加剧。

风湿之发生，乃因汗出腠理疏松，风邪乘隙而入，致离经之汗滞留肌腠而生湿，使风与湿相合；或久居湿地，或贪凉受冷，风湿之邪从外而入。此证为风与湿合，郁遏阳气，出现轻度化热化燥。一身尽疼，为风湿相搏，滞留肌表，阳气痹阻不通；发热，日晡所加剧，为风湿化热，加之日晡时阳明之气旺盛，正邪抗争激烈，故发热加剧。陈元犀《金匮方歌括》曰："晡，申时也，阳明旺于申酉戌，土恶湿，今为风湿所干，当其旺时，邪正相搏，则反剧也。"治宜微汗除湿，兼以宣化清热，可与麻黄杏仁薏苡甘草汤。

【用方思路】

麻黄杏仁薏苡甘草汤治风湿痹证，有一定发散清热作用，临证凡风湿化热，或风湿夹热，皆可随证化裁治疗，若湿热较甚，重用薏苡仁，加防己、木瓜等。另外，对体表肌腠的湿热病证，或体表疹、痘、疣及疮肿等，亦可用此方随症加味治疗。

麻黄杏仁薏苡甘草汤临床用于治疗急慢性风湿性关节炎、急性风湿热、结节性红斑、下颌关节炎、急性肾小球肾炎、荨麻疹、多发性疣、扁平疣等疾病。

【医案举例】

（1）陈瑞春医案：戴某，男性，成年，农民。患者在春播期间，突然半夜间两脚疼痛，醒来后两脚不能步履，次日即来邀余出诊。询其病史，发病2天以前，两下肢即有疼痛，踝关节处红肿。因下田劳动后疼痛更甚，以至不能行走，并伴有诸身疼痛，发热恶寒无汗，小便短黄，口不甚渴，舌红苔黄滑润，脉象浮数而软，拟用麻黄杏仁薏苡甘草汤合三妙散加味：麻黄6g，杏仁10g，薏苡仁15g，苍术、黄柏、牛膝各10g，海桐皮15g，甘草10g。服2剂即能行走，继服3剂，肿痛痊愈，恢复劳动。

按：痹证是由于风寒湿三气为病，故投麻黄杏仁薏苡甘草汤宣肺利湿，合三妙散燥湿清热，病因与脉症相符，方药与病机吻合，临床收效较为满意。[陈瑞春.陈瑞春论伤寒（增订本）.长沙:湖南科学技术出版社,2003:179.]

（2）张建荣医案：司某，女，25岁，2008年11月13日初诊。全身散在丘疹1个多月。丘疹高出皮肤，2～3天丘疹变紫，出水泡，奇痒。舌淡苔薄，脉浮滑。处方麻黄杏仁薏苡甘草汤加味：炙麻黄8g，杏仁10g，薏苡仁30g，生甘草10g，升麻10g，玄参10g，地肤子10g，白鲜皮10g，夜交藤20g。6剂，水煎服。

2008年11月20日二诊：丘疹好转，继用前方加土茯苓15g、杏仁减至5g，再服6剂，病痊愈。[张建荣.经方观止.北京:中国中医药出版社,2016:167.]

（3）张建荣医案：王某，女，49岁，2013年3月10日初诊。双手掌侧散在成片状疱疹样皮肤病1年余。疱疹呈蜂窝状，破溃后流浊水，皮肤皲裂脱皮、再生，手指甲亦受影响而变形。自用大蒜捣烂涂抹可缓解症状，但病始终不愈。西医诊为湿疹、脓疱疮、真菌感染，未能最后确诊。检查：双手大拇指与食指掌侧皮肤脱皮泛红，并见点状白色疱疹，双手大拇指与食指甲床呈灰黄色。舌淡略胖，脉沉滑。辨为湿热遏郁皮腠。

内服剂取麻黄杏仁薏苡甘草汤加味：炙麻黄 5g，杏仁 6g，薏苡仁 50g，生甘草 10g，大青叶 10g，板蓝根 15g，木贼 10g，桑白皮 10g，土茯苓 15g，白鲜皮 15g，生黄芪 12g。10 剂，水煎服。

外用剂：苦参 30g，白鲜皮 30g，花椒 10g，蛇床子 30g，地肤子 30g，黄柏 20g，艾叶 10g，白矾 20g。5 剂，每 2 日用 1 剂，水煎去滓，浸手外洗。

2013 年 3 月 24 日二诊：用上药有效，停外用药，续用内服药 10 剂。

2013 年 4 月 4 日三诊：病情基本好转，惟右手拇指甲床色略黯黄，舌淡苔薄，脉细弱。患者要求继续服药巩固疗效，故守方续服 20 剂，病痊愈。［张建荣.经方观止.北京：中国中医药出版社，2016：167.］

防己黄芪汤

【原文】

风湿，脉浮，身重，汗出恶风者，防己黄芪汤主之。（二：22）

防己黄芪汤方

防己一两 甘草半两（炒） 白术七钱半 黄芪一两一分（去芦）

上剉麻豆大，每抄五钱匕，生姜四片，大枣一枚，水盏半，煎八分，去滓，温服，良久再服。喘者加麻黄半两，胃中不和者加芍药三分，气上冲者加桂枝三分，下有陈寒者加细辛三分。服后当如虫行皮中，从腰下如冰，后坐被上，又以一被绕腰以下，温令微汗，差。

【功效配伍】

防己黄芪汤益气除湿。方中黄芪补卫气，实腠理以御风；防己辛苦寒，通行十二经脉，祛肌腠风湿，并能开窍利水；白术补土以运化湿邪；甘草、生姜、大枣调和营卫，兼顾表虚。诸药合用益卫气，除水湿，为扶正祛邪之方。

以上药物，水煎煮，去滓，温服。服药后出现如虫行皮中状，腰以下冰冷，是卫阳复振，风湿欲解之状，可坐被褥上，再用一被缠腰以下部位取暖，以助阳行湿，促使风湿微微汗解，疾病痊愈。

【方证论治辨析】

防己黄芪汤治湿病，风湿表虚证。症见身重，汗出恶风，脉浮缓。

本证为风湿久病，耗伤卫气而致表虚。身重为湿邪滞留肌腠；汗出恶风为表虚卫气不固，因汗出则卫气益损，腠理更为空疏，故恶风较甚；脉浮为风客皮毛，病在体表。治宜益气除湿，固表止汗，方用防己黄芪汤。若气喘者，加麻黄以宣肺平喘；兼胃中不和者，加芍药以调和脾胃；若气上冲者，加桂枝以平冲降逆；若腰以下冰冷者，加细辛以祛散寒湿。

【原文】

风水，脉浮身重，汗出恶风者，防己黄芪汤主之。腹痛者加芍药。（十四：22）

防己黄芪汤治风水表虚证。症见脉浮，身重，汗出恶风。

风水身重，当见腰以上面目浮肿，或四肢凹陷性水肿；脉浮为风；汗出恶风是风水表虚的特征。若腹痛者，为水气停留，致里气不和，血脉瘀滞。方用防己黄芪汤益气利水，加芍药通调血脉，缓急止痛。

【用方思路】

治疗湿病，麻黄加术汤重在微汗除湿，麻黄杏仁薏苡甘草汤重在轻清宣利燥热，而防己黄芪汤重在益气固表祛邪，尤其方中黄芪既能温分肉，实腠理，补卫固表，又能托邪从表外出，同时使湿邪从小便解除。防己黄芪汤临证多用于湿痹卫气虚弱者，或水气病卫气虚弱者，后世《究原方》的玉屏风散（防风、黄芪、白术、大枣）即脱胎于此方。

防己黄芪汤临床用于感冒、风湿性关节炎、类风湿关节炎、急慢性肾炎、特发性水肿、结节性血管炎、狐臭等疾病。

【医案举例】

（1）张谷才医案：何某，女，36 岁。江苏如皋人，患慢性风湿性关节炎 10 多年，经常发作，久治不愈。近来关节酸重疼痛，恶风，稍动则汗出，头眩心悸，食少便溏，面色萎黄，舌淡苔白，脉濡缓。证属风湿在表，脾虚失运。治拟防己黄芪汤加味，以外除风湿，内健脾胃。药用：防己 10g，黄芪 15g，甘草 4g，白术 10g，桂枝 10g，威灵仙

20g，生姜 3 片，大枣 2 枚。服药 10 剂，关节酸痛、多汗、恶风等症均减，大便转实，饮食增进。原方加减，续服 10 余剂，诸症渐次消失。［王兴华.张谷才从脾胃论治验案.湖北中医杂志,1986(4):10.］

（2）刘渡舟医案：王某，女，41 岁，营业员。1993 年 1 月 29 日初诊。常年久立，双下肢浮肿，尤以左腿为重，按之凹陷不起，两腿酸重无力，小便频数量少。查：尿常规（－）。伴有自汗，短气，疲乏，带下量多，面色㿠白虚浮，神色萎靡，舌胖大、苔白润，脉浮无力。诊为气虚夹湿，水湿客于肌腠。当益气固表，利水消肿，治用防己黄芪汤加茯苓：黄芪 30g，防己 15g，白术 20g，茯苓 30g，炙甘草 10g，生姜 3 片，大枣 4 枚。

服药 14 剂，下肢浮肿明显消退，气力有增。拟上方加党参 10g，又进 7 剂，浮肿全消，亦不乏力，舌脉如常，病愈。［陈明,刘燕华,李芳. 刘渡舟临证验案精选.北京:学苑出版社,1996:112.］

（3）刘方柏医案：伤寒是温病的源头，温病是对伤寒的补充和发展。两者治疗各有侧重，临床消除囿限，熔寒温于一炉，可极大地提高疗效。

刘某，女，48 岁。双下肢浮肿及全身皮下胀硬 10 余年。手指疼痛，伸屈受限，近 2 年来更增双足底发热胀硬。先后辗转于多家大型知名医院就治，诊为特发性水肿，而数次住院治疗却毫无效果。脉迟细，舌苔黄。考虑本患有二证：一为风邪夹水湿之仲景防己黄芪汤证；二为湿热蕴阻经络之吴鞠通的中焦宣痹汤证。故二方合施，药用：黄芪 30g，白术 15g，防己 12g，滑石 30g，杏仁 15g，薏苡仁 30g，连翘 12g，蚕沙 30g，栀子 10g，赤小豆 30g，半夏 12g，生姜 10g。水煎日 1 剂，仅服 2 剂，肿胀即减，水肿减退，感全身轻松。原方坚持服用 10 余剂，水肿尽退，脚心热烫及全身皮下胀硬消失。10 余年痼疾仅服药 10 余剂即痊愈。［吕志杰. 仲景方药古今应用. 2 版.北京:中国医药科技出版社,2016:763.］

桂枝附子汤

白术附子汤

【原文】

伤寒八九日，风湿相搏，身体疼烦，不能自转侧，不呕不渴，脉浮虚而涩者，桂枝

附子汤主之；若大便坚，小便自利者，去桂加白术汤主之。（二：23）

桂枝附子汤方

桂枝四两（去皮）　生姜三两（切）　附子三枚（炮，去皮，破八片）　甘草二两（炙）　大枣十二枚（擘）

上五味，以水六升，煮取二升，去滓，分温三服。

白术附子汤[1]方

白术二两　附子一枚半（炮，去皮）　甘草一两（炙）　生姜一两半（切）　大枣六枚

上五味，以水三升，煮取一升，去滓，分温三服。一服觉身痹[2]，半日许再服，三服都尽，其人如冒状[3]，勿怪，即是术、附并走皮中，逐水气，未得除故耳。

注释：

[1] 白术附子汤：与《伤寒论》去桂加白术汤药物组成相同，但用量及方后语有明显差别。

[2] 身痹：身体麻木不仁。

[3] 冒状：指服药后自觉头目昏晕、眩冒。

【功效配伍】

桂枝附子汤温经助阳，祛风除湿。本方即桂枝汤去芍药加附子组成。方中重用桂枝祛风散寒，温经通阳；配炮附子温经助阳，散寒祛湿止痛；炙甘草、生姜、大枣调和营卫。五味相合，辛甘发散，共奏温经散寒助阳、祛风除湿止痛之效。

上五味药，水煮，去滓，分三次温服。

白术附子汤温经助阳，散寒除湿。本方即桂枝附子汤去桂枝，并将附子、炙甘草、生姜、大枣之量减半，加白术二两组成。方中白术用量较大，取其甘苦温之性味，健脾益气除湿；配附子温经助阳，祛除寒湿；配生姜、大枣、炙甘草助白术、附子扶正祛邪。全方共奏温经助阳、散寒除湿之效。此方去桂枝者，是风邪已去，肌腠湿邪偏盛之故。

上五味药，水煮，去滓，分三次温服。初服后若身有麻木感，进第三服又见眩冒者，此乃附子、白术走皮中肌腠，逐水气的治疗作用，不必惊怪，即所谓"药非瞑眩，厥疾弗瘳"。但要注意防止附子中毒，若附子用量过大，或用不得法，可致中毒反应。服药后身痹、冒状是附子轻度毒性反应，若出现口唇、舌及肢体麻木、流涎、恶心呕吐、头昏目眩，甚则呼吸困难，神志不清等，是附子中毒的严重反应，应及时对症处理。

【方证论治辨析】

桂枝附子汤治湿病，属风湿表阳虚，风邪偏盛证。症见伤寒八九日，风湿相搏，身体疼烦，不能自转侧，不呕不渴，脉浮虚而涩。

此为风、寒、湿三气杂至的痹证。伤寒八九日，指受寒日久；风湿相搏，指风与湿相互搏结。风湿邪气发病亦从太阳而起，初期亦可见发热恶寒等表证，但其八九日不解，又别于外感风寒在表。其身体疼烦，不能自转侧，是风寒湿痹阻经脉肌腠，营卫气血不通畅，致疼痛剧烈，烦躁不宁，身体不能自由转侧，活动受限；不呕不渴，是风湿尚未犯里，津液尚能布化；脉浮虚而涩，浮虚为风湿表阳虚，涩为寒湿阻滞，气血痹阻。治用桂枝附子汤温经助阳，祛风除湿。

白术附子汤治湿病，属风湿表阳虚，湿邪偏盛证。本证为服桂枝附子汤后，若见大便坚、小便自利的佐证，为风去湿存，其证候基本同前，但外在肌腠湿邪犹著；大便坚，小便自利，为里无湿邪。从方后"术、附并走皮中，逐水气"看，亦说明病变部位在外，属外湿。方用白术附子汤温经助阳，散寒除湿。

【用方思路】

桂枝附子汤与白术附子汤均治风湿痹证兼阳虚者，前者适用于风邪偏盛者，后者适用于湿邪偏盛者。临证可择方而用，若风湿偏于腰以上者，加羌活、姜黄、威灵仙等；风湿偏于腰以下者，加独活、防己、木瓜；腰痛者加桑寄生、杜仲、续断；湿重者加苍术、薏苡仁；寒重痛甚者加川乌、细辛；气血两虚者，加人参、黄芪、当归、芍药等。

桂枝附子汤、白术附子汤临床用于治疗风湿性关节炎、类风湿关节炎、坐骨神经痛、雷诺综合征、窦性心动过缓、低血压等疾病。

【医案举例】

何拯华医案：患者余某，37岁，业商，住绍兴城之咸欢河沿。病名：风湿。原因：素体阳虚，肥胖多湿，春夏之交，淫雨缠绵，适感冷风而发病。证候：头痛恶风，寒热身重，肌肉烦疼，肢冷溺涩，脉弦而迟，舌苔白腻兼黑。诊断：此风湿相搏之候。其湿胜于风者，盖阳虚则湿胜矣。疗法：汗利兼行以和解之，用桂枝附子汤辛甘发散为君，五苓散辛淡渗泻为佐，仿仲景徐徐微汗例，以徐则风湿俱去，骤则风去湿不去耳。处方：川桂枝一钱，茯苓六钱，苍术一钱，清炙甘草四分，淡附片八分，福泽泻钱半，炒秦艽钱半，鲜生姜一钱，红枣二枚。效果：一剂微微汗出而痛除，再剂肢温不恶风，寒热亦除，继用平胃散加木香、砂仁，温调中气而痊。[何廉臣.重印全国名医验案类编（何拯华）.上海：上海科学技术出版社，1959：27.]

甘草附子汤

【原文】

风湿相搏，骨节疼烦，掣痛不得屈伸[1]，近之则痛剧[2]，汗出短气，小便不利，恶风不欲去衣，或身微肿者，甘草附子汤主之。（二：23）

甘草附子汤[3]方

甘草二两（炙）　白术二两　附子二枚（炮，去皮）　桂枝四两（去皮）

上四味，以水六升，煮取三升，去滓。温服一升，日三服。初服得微汗则解，能食。汗出复烦者，服五合。恐一升多者，服六七合为妙。

注释：

[1] 掣痛不得屈伸：肢体关节抽掣牵引疼痛，屈伸不利，活动受限。掣（chè，音彻），牵拉意。

[2] 近之则痛剧：用手触动病处则疼痛加剧。

[3] 甘草附子汤：此与《伤寒论》甘草附子汤所治病证、方药相同。

【功效配伍】

甘草附子汤益气健脾，温经助阳，祛风除湿。本方是桂枝附子汤去生姜、大枣加白术组成。方中炙甘草益气补中，缓急止痛；炮附子辛热，温表里之阳，散寒除湿，止痹痛；桂枝辛甘温，走表入里，温经通阳化气，祛风散寒；白术甘苦温，健脾益气，除表里之湿。四味药配伍，扶正祛邪，表里俱治。以甘草为方名者，意在凸现甘缓药的缓治与扶正祛邪作用，使药力缓行于筋肉骨节表里之间，以散寒除湿。陈修园《伤寒论浅注》曰："此方甘草只用二两而名方，冠各药之上，大有深意。余尝与门人言，仲师不独审病有法，处方有法，即方名中药品之先后，亦寓以法，所以读书当于无字处著神也。受业门人答曰：此方中桂枝视他药而倍用之，取其入心也。盖此证原因心阳不振，以致外邪不撒，是以甘草为运筹之元帅，以桂枝为应敌之先锋也。彼时不禁有起予之叹，故附录之。"

上四味药水煮，分三次温服。初服即得微汗，饮食如常者，可继续服药；若服药后汗出心烦者，应减量服药。

【方证论治辨析】

甘草附子汤治湿病，属风湿表里阳气俱虚证。症见风湿相搏，骨节疼烦掣痛，肢体屈伸不利，疼痛拒按，汗出，短气，小便不利，恶风不欲去衣，或身微肿。

风湿表里阳气俱虚之证，或因素体阳气亏虚，风寒湿邪外袭，或为久有风寒湿痹致阳气虚损。风寒湿邪相互搏结，滞留肌肉关节，经脉气血痹阻不通，故骨节疼烦掣痛，肢体屈伸不利，疼痛拒按。风邪侵袭，卫阳亏虚不固则汗出；寒湿入里，里阳亏虚，脾虚不运则短气，小便不利，或身微肿。此病情久而深重，既有风寒湿滞留肌肉关节典型症状，又有表里阳气俱虚的特征。故治以甘草附子汤益气健脾，温经助阳，祛风除湿。

【用方思路】

桂枝附子汤、白术附子汤、甘草附子汤治疗风寒湿痹证，方中关键药即桂枝、附子、白术，共用药即附子、甘草。临证若风甚者，重用桂枝；阳虚寒湿甚者，重用附子；湿甚者，重用白术，或并用苍术；骨节疼烦掣痛，加乳香、没药、地龙、蜈蚣、乌梢蛇等；久病气血虚损者，加人参、黄芪、当归、芍药、川芎等。

甘草附子汤临床用于治疗风湿性关节炎、类风湿关节炎、肩周炎、强直性脊椎炎、坐骨神经痛、痛风、血栓闭塞性脉管炎等疾病。

【医案举例】

谢映庐医案：高某，得风湿病，遍身骨节疼痛，手不可触，近之则痛甚，微汗自出，小便不利。时当初夏，自汉返舟求治，见其身面手足俱有微肿，且天气颇热，尚重裘不脱，脉象颇大，而气不相续。其戚友满座，问是何症。余曰：此风湿为病。渠曰：凡祛风利湿之药，服之多矣，不惟无益，而反增重。答曰：夫风本外邪，当从表治，但尊体表虚，何敢发汗？又湿本内邪，须从里治，而尊体里虚，岂敢利水乎！当遵仲景法，处甘草附子汤，一剂如神，服至三剂，诸症悉愈。可见古人之法，用之得当，灵应若此，学者可不求诸古哉。[谢映庐.谢映庐医案·伤寒门.上海：上海科学技术出版社，2010：10.]

桂枝芍药知母汤

【原文】

诸肢节疼痛,身体魁羸[1],脚肿如脱,头眩短气,温温[2]欲吐,桂枝芍药知母汤主之。(五:8)

桂枝芍药知母汤方

桂枝四两　芍药三两　甘草二两　麻黄二两　生姜五两　白术五两　知母四两　防风四两　附子二枚(炮)

上九味,以水七升,煮取二升,温服七合,日三服。

注释:

[1] 魁羸:关节肿大,身体消瘦。魁,大也;羸,《说文》曰:"瘦也。"沈明宗将"魁羸"作"尪羸",即指身体消瘦,下肢变形,屈伸不利。尪(wāng,音汪),《说文》谓:"尪,跛也,曲胫人也。"

[2] 温温:作蕴蕴解,谓心中郁闷不舒。

【功效配伍】

桂枝芍药知母汤祛风除湿,温经散寒,滋阴清热。方中麻黄开发腠理,透邪风,散寒湿;桂枝祛风散寒,通阳气,行血脉;防风辛甘微温,祛风胜湿,止骨节疼痛,缓筋脉挛急;炮附子温经散寒,除湿解痛;白术健运脾土,运化肌腠水湿;芍药养血和血,缓急止痛;知母养阴清热,并能防辛温药燥化太过;生姜、甘草和胃降逆止呕。另外,芍药与白术又可制约麻黄、桂枝发汗太过,使其方成微汗除湿之剂。本方将汗、温、清、利、补之法融为一体,相辅相成,可达祛风除湿不伤阴,温经散寒不助热,滋阴养血不恋邪之效。

上九味药,水煮,去滓,温服,一日三次。

【方证论治辨析】

桂枝芍药知母汤治风湿历节。症见诸肢节疼痛,身体魁羸,关节肿大,脚肿如脱,头眩短气,蕴蕴欲吐。

此历节病，为风湿侵袭肌肉关节渐次化热伤阴。风湿流注筋脉关节，气血运行不利，故诸肢节疼痛；病久不解，阴液亏耗，正气日衰，邪气日盛，故身体消瘦，关节肿大；湿无出路，流注下肢，故脚肿如脱；风邪上犯，则头目眩晕；湿阻中焦，气机不畅，则短气；胃气上逆，则心中郁闷不舒而欲吐。本证关节局部可伴见轻度发热发红，脉细略数。此为正虚邪实，寒热错杂之历节，方用桂枝芍药知母汤，使风寒湿俱去，阴复热退，疼痛缓解。

【用方思路】

历节病《外台秘要》称白虎病、《诸病源候论》称历节风、朱震亨称之为痛风，亦有称之为鹤膝风、尪痹。历节病，症见诸肢体关节疼痛、肿大、变形，此与类风湿关节炎症状较为吻合。桂枝芍药知母汤应用临证风湿重者，加独活、威灵仙、木瓜、乌梢蛇、蜈蚣等；寒湿重者，重用附子，加细辛、苍术等；若风湿化热者，重用知母、芍药，加秦艽、薏苡仁、防己等；若风湿夹瘀者，加川芎、红花、鸡血藤等；颈肩疼痛者，加葛根、姜黄；腰腿疼痛者，加杜仲、续断、桑寄生、牛膝；脚肿如脱，湿热下注者，合用三妙散（黄柏、苍术、川牛膝）；气血虚损者，加黄芪、人参、当归，并重用芍药、白术。

桂枝芍药知母汤临床用于治疗类风湿关节炎、风湿性关节炎、结节性红斑、颈椎病、坐骨神经痛等疾病。

【医案举例】

（1）易华堂医案：患者周某，年甫二旬，住永川茶店场。病名：鹤膝风。原因：远行汗出，跌入水中，风湿遂袭筋骨而不觉。证候：始则两足酸麻，继而足膝肿大，屈伸不能，兼之两手战掉，时而遗精，体亦羸瘦。疗治3年罔效，几成废人。诊断：左手脉沉弱，右手脉浮濡，脉症合参，此鹤膝风也。由其汗出入水，汗为水所阻，聚而成湿，湿成则善流关节。关节者，骨之所凑，筋之所束，又招外风入伤筋骨，风湿相搏，故脚膝肿大而成为鹤膝风。前医见病者手战遗精，误认为虚，徒用温补，势频于危。岂知手战者，系风湿入于肝，肝主筋而筋不为我用。遗精者，系风湿入于肾，肾藏精而精不为我摄。溯其致病之由，要皆风湿之厉也。设非祛风祛湿，其病终无已时。

疗法：择用桂枝芍药知母汤，桂枝、芍药、甘草调和营卫；麻黄、防风祛风通阳；

白术补土祛湿；知母利溺散肿；附子通阳开痹；重用生姜以通脉络。间服芍药甘草汤，补阴以柔筋，外用麻黄、松节、白芥子包患处，开毛窍以祛风湿。

处方：桂枝四钱，生白芍三钱，白知母四钱，白术四钱，附子四钱（先煮），麻黄二钱，防风四钱，炙甘草二钱，生姜五钱。

次方：生白芍六钱，清炙甘草三钱。

三方：麻黄一两，松节一两，白芥子一两，研匀，用酒和调，布包患处。

效果：服前方半日许，间服次方1剂，其脚稍伸。仍照前法，再服半个月，其脚能立。又服1个月，渐渐能行，后守服半个月，手不战，精不遗，而足行走如常，今已20余年矣。[何廉臣.重印全国名医验案类编(易华堂).上海：上海科学技术出版社,1959:66.]

（2）张建荣医案：梁某，女，59岁，农民。2012年3月30日初诊。双上肢疼痛3年余，伴关节局部发热，口干，不汗出。手指屈伸障碍，下肢偶有疼痛。检查：舌淡苔薄，脉弦细略数。双上肢关节变形，右肘关节向内弯曲，不能伸直，手指关节肿大而肌肉消瘦。某医院化验示：类风湿因子（免疫比浊法）131.00IU/mL（参考0～14IU/mL）。中医诊断历节病，证属风湿历节，渐趋化热。治宜祛风除湿，活血清热。方用桂枝芍药知母汤化裁：桂枝10g，炙麻黄6g，知母10g，白芍15g，赤芍15g，附子5g，炙甘草10g，防风10g，防己10g，鸡血藤20g，牛膝15g，秦艽10g，薏苡仁20g，大枣4枚，生姜3片。10剂，水煎服。

2012年4月17日二诊：服药后诸症减轻。效不更法，宜守方治疗，将附子减至3g，连续服用20剂，诸症好转。[张建荣.经方观止.北京：中国中医药出版社,2016:181.]

乌头汤

【原文】

病历节不可屈伸，疼痛，乌头汤主之。（五：10）

乌头汤方：治脚气疼痛，不可屈伸。

麻黄　芍药　黄芪各三两　甘草三两（炙）　川乌五枚（㕮咀，以蜜二升，煎取一升，即出乌头）

上五味，㕮咀四味，以水三升，煮取一升，去滓，内蜜煎中，更煎之，服七合。不知，尽服之。

【功效配伍】

乌头汤温经祛寒，除湿解痛。方中川乌辛苦温有毒，祛逐寒湿，温经止痛，通阳行痹；麻黄开发腠理，透散寒湿；黄芪温分肉，益气固卫行湿，既可助麻黄、乌头温经散寒，又可防麻黄过汗伤卫阳；芍药、炙甘草缓急止痛；白蜜解乌头毒性。本方能使寒湿得微汗而解，又不损伤正气。

上五味药，先用白蜜煎煮乌头取汁，另用水煮其余四味药，去滓，再将两药汁兑一起合煎。先少量试服，若药不中病，再适当加量。

【方证论治辨析】

乌头汤治寒湿历节。症见关节不可屈伸，疼痛。

此历节病为寒湿凝滞关节，经脉气血运行痹阻。因寒邪伤阳主收引，湿邪黏滞易阻遏经气，寒凝湿阻，故关节不可屈伸，疼痛剧烈。本证疼痛部位固定，痛处不热，全身亦无热象。治用乌头汤温经祛寒，除湿解痛。

【用方思路】

乌头汤用乌头止痛，桂枝芍药知母汤用炮附子止痛，乌头治疗四肢肌腠寒湿及止痛之效优于附子。乌头汤中乌头用量较大，因其寒湿象及疼痛症均较突出。桂枝芍药知母汤虽用炮附子温经散寒止痛，但方中又用知母与芍药养阴清热，为病情已有风湿化热伤阴之机。桂枝芍药知母汤用麻黄、桂枝、附子、防风等重在祛风散寒除湿，白术、芍药、甘草等兼顾益气养阴以扶正；乌头汤用竣猛的川乌、麻黄以祛逐寒湿邪气，黄芪、芍药、炙甘草、白蜜兼补营卫以扶正。此二方治历节病反映以祛邪为主，兼顾扶正的原则。另外，此二方制方巧妙，亦为多法同用的典范，前者将汗、温、清、利、补之法融为一体，后者将汗、温、补揉于一方，皆能达发汗而不致过汗，并能防止卫阳损伤，温经散寒除湿，又不致燥化太过，兼能和营养血。

乌头汤临床用于治疗类风湿关节炎、风湿性关节炎、三叉神经痛、肩周炎、颈椎病、坐骨神经痛等疾病。

【医案举例】

（1）谢英彪医案：樊某，女，58岁，1977年11月初诊。患类风湿关节炎已七八年，反复发作，1周前检查血沉44mm，抗"O"833单位，类风湿因子阳性。指、腕、膝、趾等关节剧痛，指关节肿大畸形，活动受限，痛处怕冷，舌质淡，苔薄白，脉细弦滑。为高年气血虚弱，风寒侵袭，痹阻气血，病延日久，痰瘀互结，酿成虚实夹杂之证。用制川乌、制草乌、麻黄各3g，赤芍、白芍、党参、当归各10g，黄芪12g，桂枝5g，炙蜈蚣、炙全蝎各1条，白蜜20g（冲）。8剂后，指、膝关节疼痛渐减。复诊以制川乌、制草乌各20g，细辛10g，黄芪、当归、乌梢蛇各15g。共轧成粗末，泡于1kg白酒中，日饮2次，每次15g，1个月后痛减，活动较前灵活。再照上方配药，续服2个月，血沉、抗"O"检查正常，除指关节尚有轻度肿大外，活动自如。

注：该文报道除用乌头汤加减治疗类风湿关节炎外，还附有治坐骨神经痛、偏头痛、三叉神经痛的医案，均收效满意。［谢英彪.乌头汤的临床应用.浙江中医杂志,1982（10）:471.］

（2）王云凯医案：许某，女，43岁。患风湿性关节炎2年，近又因颈椎骨质增生，不能上班工作。现症颈项强直，两肩及肘关节疼痛剧烈，尤以左肩为重，不能解系衣扣、梳头，并觉冷风习习。舌质淡，苔白中厚，脉紧弦有力。辨证治疗初用蠲痹汤或用独活寄生汤化裁治疗，虽有小效，但药后诸症依然，痛苦非常。后思《金匮》有"病历节，不可屈伸疼痛，乌头汤主之"之训，遂拟乌头汤方：制川乌10g，麻黄10g，白芍15g，黄芪15g，炙甘草15g。因病在上加桑枝15g，姜黄10g，秦艽15g。川乌先煎10分钟，后下余药，水煎2次，早晚分服。服2剂，上肢稍能活动，疼痛亦轻，因觉"舌头麻硬"而来询问，切脉如常，此属"瞑眩"之象，又3剂，疼痛若失，颈项强直亦有好转。后以散寒除湿，活血通脉之剂，调理旬余而安。［吕志杰.仲景方药古今应用.2版.北京:中国医药科技出版社,2016;748.］

第二节　息内风剂

侯氏黑散

【原文】

侯氏黑散：治大风[1]四肢烦重，心中恶寒不足者。《外台》治风癫[2]。（五）

菊花四十分　白术十分　细辛三分　茯苓三分　牡蛎三分　桔梗八分　防风十分
人参三分　矾石三分　黄芩五分　当归三分　干姜三分　芎劳三分　桂枝三分

上十四味，杵为散，酒服方寸匕，日一服，初服二十日，温酒调服，禁一切鱼肉大
蒜，常宜冷食，六十日止，即药积在腹中不下也。热食即下矣，冷食自能助药力。

注释：

[1] 大风：古代病名，属中风类。

[2] 风癫：古代病名，类似癫痫病。

【功效配伍】

侯氏黑散祛风清热，化痰降逆，益气活血。方中当归、川芎养血活血；人参、干
姜、白术、茯苓、矾石、桔梗健脾益气，化痰浊，降饮逆；防风、细辛、桂枝祛风
散寒；菊花、黄芩清热化湿；牡蛎敛阴潜阳。诸药合用，祛风散寒，清热降逆，化
痰除湿，益气活血。黄竹斋《金匮要略方论集注》曰："后人风火痰寒类中诸治法，
皆不能出其范也。"此方中矾石，有认为是皂矾，如曹颖甫《金匮发微》曰："皂
矾色黑，能染黑布，主通燥粪而清内脏蕴热……方之所以名黑散者，实以皂矾色黑
名之。"

上十四味药，杵研为细末，每次取方寸匕，日服一次，以六十日为期。前二十日用
温酒调服，以助正祛邪，禁一切鱼肉、大蒜、腥膻、油腻之品，以免影响邪气祛除。二
十日之后，药已中病，病已衰减，治宜缓图，可不用温酒调服，常宜冷食，再服四十
日，合计六十日停止服药。放冷服药，即药积在腹中不下，可缓缓发挥作用；趁热服药
虽药力发挥快，但易下走，故曰"冷食自能助药力"。

【方证论治辨析】

侯氏黑散治中风，痰瘀化热夹风证。症见四肢烦重，心中恶寒不足者。

大风，指风邪乘虚入中经络，发病快，病情重，故称之大风。风邪与体内痰湿相
合，痹阻经脉，有化热之势，故四肢烦而重滞；阳虚卫外不固，风寒袭扰，阳气不运，
故心中恶寒不足。治用侯氏黑散祛风清热，化痰浊降逆气，益气活血通络。

【用方思路】

侯氏黑散是中医学治中风第一方，其立方反映了秦汉时期中风"正虚邪中"的基本

观点，如药用人参、白术、当归、川芎等补益气血；药用桂枝、防风、细辛祛风散邪。另外，本方已涵盖了从痰瘀论治中风的精神，如用当归、川芎、桂枝活血通脉；用干姜、白术、茯苓、矾石、桔梗、黄芩、菊花清热化痰湿，从而奠定了从痰瘀论治中风的理论与用药基础。

侯氏黑散临床用于治疗高血压、脑栓塞、脑血栓形成等疾病。

【医案举例】

（1）陈修园医案：风从外入，夹寒作势。症见四肢烦重，兼心中恶寒不足，有渐凌少阴之象。幸燥热未甚，神识尚清，若专以表里为治，非不能令风邪外出，惟虑重门洞辟，驱之出者，安保不侵而复入？势将莫药，为之奈何，因悟《黄帝内经》有塞其空窍之说。空窍填塞，则旧风尽出，新风不招，补虚息风，斯为万全，用侯氏黑散方。［陈修园.南雅堂医案·真中风.北京：人民军医出版社，2009：10.］

（2）何任医案：赵某，男，54岁，1978年6月24日初诊。患者平时嗜酒，患高血压已久，近半年来感手足乏重，两腿尤甚。自觉心窝部发冷。曾服中西药未能见效。诊脉弱虚数，舌苔白。血压160/120mmHg。乃予侯氏黑散。杭菊花120g，炒白芍30g，防风30g，桔梗15g，黄芪15g，北细辛3g，干姜9g，党参9g，茯苓9g，当归9g，川芎5g，牡蛎15g，矾石3g，桂枝9g。各药研细末和匀，每日2次，每次服3g，以温淡黄酒或温开水吞服，先服半个月。1个月以后来复诊，谓：心窝头冷已很少见，手脚亦有力，能步行来城，血压正常，要求再配一料续服。

按语：仲景方如能用得适当，其效用十分满意。侯氏黑散以菊花为君，其量倍重于他药，必按原方比例用之，方能捷效。仲景方不传之秘，极多在剂量比例上欤！［李剑颖.国医大师验案良方·心脑卷.北京：学苑出版社，2010：276-280.］

（3）黄泰生医案：陈某，男，63岁，退休工人，1984年6月27日诊。患脑梗死，左侧肢体偏瘫已2年。由家属扶持勉强行走。血压160/90mmHg。神清、语言欠流利，左侧鼻唇沟变浅，左侧上下肢肌张力减弱，呈弛缓型瘫痪。自诉头昏，全身沉重，畏寒。舌淡红、体歪，苔薄白，脉沉细。投以黄芪桂枝五物汤加减。15剂后自觉头昏稍减，肢体活动稍有进步，病侧上肢略能上举，可拄棍行走，步态不稳，四肢仍觉重着如灌铅，并恶风寒。舌淡红，苔薄白，脉沉细。血压150/90mmHg。思《金匮要略》侯氏黑散可治"大风四肢烦重，心中恶寒不足者"。处方：牡蛎、丹参各15g，菊花、云茯苓各12g，桔梗、防风、地龙各10g，当归、天麻各8g，黄芪20g，桂枝5g，细辛3g。连服

5 剂，患者感觉左侧肢体如释重负，轻松多了，左手能抬手过肩，端碗漱口吃饭，晨起可弃棍行走半小时。又续服 10 剂后，上肢能抬举过头，终日可不用拐杖走路，语言清晰，上下肢功能活动接近正常，血压稳定在 130/80mmHg 左右。嘱续服 20 剂，以固疗效，随访偏瘫肢体活动良好。[黄泰生.经方治验二则.新中医,1986(10):21-22.]

风引汤

【原文】

风引[1]**汤：除热瘫痫**[2]。（五）

大黄　干姜　龙骨各四两　桂枝三两　甘草　牡蛎各二两　寒水石　滑石　赤石脂　白石脂　紫石英　石膏各六两

上十二味，杵，粗筛，以韦囊盛之，取三指撮，井花水三升，煮三沸，温服一升。治大人风引，少小惊痫瘛疭[3]，日数十发，医所不疗，除热方。巢氏云：脚气宜风引。

注释：

[1] 风引：即风痫掣引之候。

[2] 瘫痫：瘫，指瘫痪；痫，即癫痫，指一时性神志失常，猝然仆倒，手足抽搐，口吐白沫。

[3] 惊痫瘛疭：惊痫，指惊风或癫痫。瘛疭：指手足伸缩交替，抽动不已。瘛，指筋脉拘急；疭，指筋脉弛缓。

【功效配伍】

风引汤重镇潜阳，泄热息风。方中牡蛎、龙骨、赤石脂、白石脂、紫石英重镇以潜肝阳之亢；石膏、寒水石、滑石咸寒清金伐木，以泻风化之火；大黄苦寒清热泻下通腑，釜底抽薪，使热盛风动得以平息；反佐以干姜、桂枝之辛温，以制诸石之咸寒沉降；甘草和中并调和诸药。诸药配伍清肝热、息肝风、降逆气，并导内热从下而泻。本方是用矿石类药组方的典范。徐大椿《兰台轨范》曰："此乃脏腑之热，非草木之品所能散，故以金石重药清其里。"

上十二味药，研末过筛，装入布囊，服时取适量药末，用井花水煮三沸，温服。

【方证论治辨析】

风引汤治瘛疭、瘫痪、癫痫，属肝阳化风证。

以上病证皆为肝阳亢盛，热极生风，风邪内动所致。瘛疭、瘫痪、癫痫皆由风动引发，故曰"风引"。肝风内动，筋脉抽搐，则瘛疭；肝风内动，风阻筋脉，气血痹阻，则瘫痪，半身不遂；肝风内动，风痰阻脑，则癫痫。治用风引汤清热息风，协调阴阳，则风引诸疾可愈。

【用方思路】

风引汤从肝阳化风立论，提出了重镇潜阳、泄热息风之治法。本方凸现了矿石及贝壳类药在中风病的应用，以及治疗上亢之阳，而反用大黄泻下通腑，反映了扬汤止沸莫如釜底抽薪的治疗方法。本方临证应用可少佐以甘草、山楂、麦芽以防重镇碍胃。

风引汤临床用于治疗高血压、脑梗死、癫痫、结核性脑膜炎、脑膜炎后遗症等疾病。

【医案举例】

（1）李寿山医案：余某，男，16岁，学生。自8岁始有癫痫大发作史，随年龄增长而加重，常3~5日大发作1次，甚则昼夜发病1~2次。体质较弱，发病前有头痛幻视，继则昏倒不省人事，惊叫如羊叫声，抽搐吐沫，目睛上视，牙关噤急，常咬破唇舌，每发2~3分钟，渐醒如常人，仅感倦怠无力。平时靠西药苯妥英钠维持，但仍时有发作。诊脉弦大，舌红、苔白薄。证属阳痫，肝风痰火较盛。治以清热息风，豁痰定痫，方用风引汤化裁。药用：桂枝10g，大黄7.5g，干姜6g，生龙骨25g，生牡蛎25g，生石膏30g，寒水石20g，紫石英20g，滑石粉15g，灵磁石30g，丹参25g，钩藤30g，全蝎5g（研末冲服），蜈蚣2条（研末冲服）。水煎服，每日1剂。

进药15剂仅发病1次，症状轻微，再服15剂未发病。停汤剂续服验方止痫丹，早晚各服3g，服药2个月未发病，同时逐渐减量而停服苯妥英钠。先后服验方止痫丹约1年未发病，停药观察。随访20余年，一切正常。（附验方止痫丹：郁金15g，胆南星15g，清半夏15g，血竭15g，乌蛇15g，全蝎15g，蜈蚣15g，朱砂5g，明矾7.5g，皂角7.5g，冰片3g，麝香0.2g，牛黄0.2g。共研细末，成人每服3g，早晚各1次，儿童酌减）。[史宇广，单书健.当代名医临证精华·癫狂痫专辑.北京:中医古籍出版社,1992:125.]

（2）颜德馨医案：陈某，男，59岁。初诊：水亏木旺，头晕复发，曾经昏仆，不省人事，苏醒后头额两侧胀痛，右侧肢体痿废，大便干燥，小溲黄赤，面部潮红，舌苔薄黄，脉弦细而数。血压：180/120mmHg。头为诸阳之会，惟风可到，外风引动内风，急以风引汤加减平肝息风：石膏30g（先煎），寒水石30g（先煎），滑石15g（包煎），生牡蛎30g（先煎），石决明15g（先煎），龙骨30g（先煎），大黄4.5g，生甘草4.5g，川牛膝9g，川杜仲9g。7剂。

二诊：药后血压下降，肢体活动灵活。原方加桂枝4.5g。7剂。药已中鹄，诸症次第减退，健康在望。［颜乾珍.颜德馨教授用经方治疗急难重症举案.国医论坛，1992（3）：22.］

防己地黄汤

【原文】

防己地黄汤：治病如狂状，妄行，独语不休，无寒热，其脉浮。（五）

防己一钱　桂枝三钱　防风三钱　甘草二钱

上四味，以酒一杯，浸之一宿，绞取汁，生地黄二斤，吹咀，蒸之如斗米饭久，以铜器盛其汁，更绞地黄汁，和，分再服。

【功效配伍】

防己地黄汤养血清热，疏风散邪。方中重用生地黄汁养血凉血，清心除热；用少量防己、防风、桂枝疏风散邪；甘草和中益气。诸药合用，养血清热以治本，疏风散邪以治标，标本俱治，使阴复热退，邪风消散。

上四味药，用酒浸一宿，绞取汁，再加生地黄蒸煮，大约做一顿饭时间，取其汁，盛铜器内，另取鲜生地黄捣烂绞汁兑服，日服二次。

【方证论治辨析】

防己地黄汤治癫狂，血虚受风证。症见如狂状，妄行，独语不休，无寒热，其脉浮。

癫狂为素体阴虚血热，感受风邪，或为血虚生风，风血相搏，火热上扰心神，故病如狂状，妄行，独语不休。无寒热，即无太阳表证；其脉浮，为血虚生风，风火内炽。治用防己地黄汤养血清热，疏风散邪，俟阴复热退，神明清明，则狂妄等症自愈。

【用方思路】

防己地黄汤方证，足以反映血虚之甚、邪热之甚、风动之甚、狂妄之甚，但病之本关键在血虚有热，狂为标象，故治用大剂量生地黄汁养血清热以治本，并用少量桂枝等药向外发散风热，实乃内清外散之法。此与百合地黄汤的养阴清热法比较，添加的外散法是其特色。

防己地黄汤临床用于治疗精神性神经官能症、精神分裂症、更年期综合征、风湿性心肌炎、风湿性关节炎、急性肾炎等疾病。

【医案举例】

（1）朱良春医案：顾某，女，43 岁。风心已起三载，形体羸瘦，面浮足肿，近年周身关节疼痛，低热缠绵，胸闷不适，心悸不宁，口干口苦，舌质偏红、苔薄黄，脉细微数。心营素虚，脉涩不利，风湿逗留，郁结作痛。予养营通脉、祛风和络为治。处方：生地黄、忍冬藤各 60g，虎杖、桑枝、薏苡仁各 30g，桂枝、防风各 5g，木防己 12g，知母 10g，甘草 6g。连进 5 剂，身痛稍缓，低热渐退，仍从原意进退，共服 20 余剂，身痛遂除，病情趋于稳定。［朱良春.风心病证治初探.湖南中医学院学报,1985(1):18–20.］

（2）丁德正医案：宋某，女，25 岁，1979 年 3 月 5 日入院。患者发病于 1971 年 5 月，少眠，多动，语无伦次，狂躁异常。诊为精神分裂症青春型，经多方治疗，时轻时重，迄未痊愈。近年来，狂象虽减，但痴痴癫癫，秽浊不知，随地便溺。问之多不答，答亦多非所问。胡行乱走，间或妄笑，独语不休。且喜时搔头部，剃光之头皮被抓得血迹斑斑。诊查：患者身肢拘强，面容消瘦惨白，双颊微红，脉洪大无力，舌质红，干而少津。纵观脉证，显属狂久火盛伤阴，阴血不足，风邪入侵，扰及神明。处以防己地黄汤。服 10 剂，独语妄笑略减，夜能稍眠，胡乱游走，呼之能止。又服 20 剂，疾瘳约半。再服 20 剂，神情、言行皆恢复正常，已参加工作。［丁德正.用防己地黄汤治疗精神病的验案与体会.河南中医,1984(5):31.］

第五章　经方泻下剂

　　经方泻下剂，指具有通便、泄热、逐水、攻积等作用的方药，主要针对脏腑有形积结之实证，如燥屎、宿食、水饮、瘀血等，属"八法"中的"下法"。《素问·阴阳应象大论》曰："其下者，引而竭之；中满者，泻之于内……其实者，散而泻之。"仲景谓之"损有余"。泻下剂又可分寒下、温下、润下、逐水、逐瘀（见经方理血剂）剂。泻下剂多采用峻猛的攻下逐邪药物，易伤胃气、津液，非久用之剂，故仲景常告之曰："得下止服。"

第一节 寒下剂

大承气汤

【原文】

痉为病一本痉字上有刚字，胸满，口噤[1]，卧不着席[2]，脚挛急[3]，必龂齿[4]，可与大承气汤。（二：13）

大承气汤[5]方

大黄四两（酒洗） 厚朴半斤（炙，去皮） 枳实五枚（炙） 芒硝三合

上四味，以水一斗，先煮二物，取五升，去滓，内大黄，煮取二升，去滓，内芒硝，更上火微一二沸，分温再服，得下止服。

注释：

[1] 口噤：口唇紧闭，语言不利。

[2] 卧不着席：身体强硬，不能平卧，即角弓反张。

[3] 脚挛急：指小腿部筋肉拘挛，伸展不利。脚，《说文》曰"胫也"，指小腿。

[4] 龂齿：上下牙齿切磋有声。

[5] 大承气汤：与《伤寒论》方组成、用量、煎服法基本相同。

【功效配伍】

大承气汤峻下燥结，荡涤实热。方中大黄苦寒，斩关夺门，具有推陈降浊之功，以泄热祛实，荡涤胃肠；芒硝咸寒，软坚结，润肠燥，通利大便；枳实苦辛微寒，破气消痞；厚朴苦辛温，行气除满。四物相合，相辅相成，为攻下热结之峻剂。方中厚朴用量是大黄的两倍，突出行气泻满，消除壅滞；大黄与芒硝后下则力量倍增，泻下迅速。本方量大力猛，作用快速，能承顺胃气舒转下行，故名大承气汤。

上四味药，先水煮厚朴、枳实，去滓，加入酒洗大黄，再煮去滓，后入芒硝，用微火煎一两沸，分二次温服，大便通利后，停止服药。

【方证论治辨析】

　　大承气汤治痉病，阳明热盛证。症见胸满，口噤，齘齿，卧不着席，脚挛急。

　　痉病发生传变类同伤寒。或为太阳病不解，失治、误治传入阳明；或为邪热直入阳明化燥化热，伤津动风，筋脉失之润养而抽搐拘挛。阳明里热上壅则胸满；阳明经脉环口唇而入齿，阳明热甚伤津灼筋，致唇口肌肉挛急则口噤；津伤风动，经脉劲急，上下牙齿切磋有声则齘齿；筋脉抽搐拘挛则卧不着席，角弓反张，此为筋脉抽搐之甚也；下肢筋脉拘急抽搐，则脚挛急。治疗可与大承气汤急下通腑泄热，直捣病源，以存阴保津。

【原文】

　　腹满不减，减不足言，当须下之，宜大承气汤。（十：13）

　　大承气汤治腹满持续不减证。所谓"减不足言"，指用大承气汤治腹满，首先应排除里虚寒证。腹满一症，有虚实寒热之别。虚寒性腹满，多由脾虚不运而寒凝气滞，里阳时通时闭，故其腹满时有减轻；实热性腹满，多由燥屎或宿食等有形之邪阻结，气滞不通而成，故其腹满多呈持续状，治当攻下里实，方宜大承气汤通腑荡涤实热，实邪去则腹满自减。

【原文】

　　问曰：人病有宿食，何以别之？师曰：寸口脉浮而大，按之反涩，尺中亦微而涩，故知有宿食，大承气汤主之。（十：21）

　　大承气汤治宿食。宿食为饮食不节，食积不化，经宿不消，停滞于胃，并与胃肠的郁热相结而燥化。若宿食内结日久，胃肠气滞不通，浊气壅塞于上，则寸口脉见浮大，按之反涩；食滞胃肠，下焦之气不得通泄，则尺中之脉重按亦可见涩滞之象。宿食病在中焦，应以关脉变化为主，此未言及，只提寸尺脉变化，为宿食日久且重，已由中焦影响到上下二焦，并非关脉无变化。治用大承气汤通腑攻下宿食。

【原文】

　　脉数而滑者，实也，此有宿食，下之愈，宜大承气汤。（十：22）

　　大承气汤治宿食。宿食病脉数而滑者，为宿食新停。本证实气相搏，胃肠气机塞滞不甚，则脉来滑利，谷气郁滞胃肠而化热，则脉数。治宜大承气汤攻下宿食，宿食去，则病愈。

【原文】

下利不欲食者，有宿食也，当下之，宜大承气汤。（十：23）

大承气汤治宿食下利。本证下利为宿食影响胃肠吸收运化功能，使水谷精微不能吸收分利，皆从肠道而下，其下利之物多为纯水无粪块，或稀粪黄水，臭秽异常，并见脘腹疼痛硬满，按之痛甚，口气热臭，夹有食物馊腐气味；不欲食者，为虽下利而宿食结滞未去，即所谓的"伤食恶食"。治宜攻下宿食，方用大承气汤。

【原文】

下利三部脉皆平，按之心下坚者，急下之，宜大承气汤。（十七：37）

大承气汤治热结下利。下利，为燥屎所致，其机理同宿食下利；本证寸关尺三部脉象平和如常，不虚不浮，为正气不虚，气血运行如常；按之心下坚，指脘腹按之坚硬疼痛，为肠腑有燥屎结滞之特征。故宜用大承气汤急下燥屎。

【原文】

下利脉迟而滑者，实也，利未欲止，急下之，宜大承气汤。（十七：38）

大承气汤治食积下利。下利脉迟而滑，迟为实邪内结，气滞不行，滑为宿食积滞，胃肠不和。宿食积滞不去，则下利不止，治宜大承气汤急下宿食。

【原文】

下利脉反滑者，当有所去，下乃愈，宜大承气汤。（十七：39）

大承气汤治食积下利。下利脉反滑，滑指脉滑数有力，脉反滑，反映虽有下利而正气不虚，同时又有宿食积滞未尽去。治宜大承气汤急下以祛未尽之邪。

【原文】

下利已差，至其年月日时复发者，以病不尽[1]故也，当下之，宜大承气汤。（十七：40）

注释：

［1］病不尽：病邪未彻底根除。

大承气汤治热结下利愈而复发证。下利好转后，每到一定年月日时复发者，为下利之初，治不彻底，或误用收涩之法，以致余邪滞留，病根未除，隐患潜伏。若再次发作，仍可用大承气汤攻下未尽之邪，以绝病根。

以上用大承气汤治热结下利，属通因通用之法，此下利多为热邪与燥屎搏结，或热邪与宿食相结，致胃肠吸收传导功能障碍。其下利特征是滞下不爽，所下之物多为臭秽浊水，脘腹胀满，按之坚硬，甚者可触到有形结块，且脘腹硬满之症，不以下利而减轻。

【原文】

病解[1]能食，七八日更发热者，此为胃实[2]，大承气汤主之。（二十一：3）

注释：

［1］病解：指产后郁冒病已解除。

［2］胃实：指胃肠实热结滞。

大承气汤治产后发热。产后郁冒服小柴胡汤病解后，七八日后更复发热，为余邪未净与宿食或燥屎相结，转为胃家实，症见潮热，大便秘结等，方用大承气汤攻下逐实，通腑泄热。

【原文】

产后七八日，无太阳证．少腹坚痛，此恶露[1]不尽，不大便；烦躁发热，切脉微实，再倍发热，日晡时烦躁者，不食，食则谵语，至夜即愈，宜大承气汤主之。热在里，结在膀胱[2]也。（二十一：7）

注释：

［1］恶露：分娩时应流出的瘀血浊液。

［2］膀胱：此指胞宫。

大承气汤治产后恶露不尽兼大便难。症见产后七八日，无太阳证，少腹坚硬疼痛，并见不大便，烦躁，发热，日晡时加重，不能食，食则谵语，至夜即愈，脉微实。

本证为产后瘀血浊液内阻胞宫，实热燥屎结滞阳明胃肠。产后七八日，无太阳证，即排除了外感。少腹坚硬疼痛，为产后瘀血浊液尚未排尽，内阻胞宫。阳明之气旺于日晡，此时发热、烦躁加重，为阳明胃肠邪热盛，正气奋起抗邪，邪正相争激烈之故。实热结滞，腑气不通，故不大便；肠道阻塞，饮食物不得下行，故不能食；若强进饮食，则会更助胃中邪热，又因胃络通心，胃中邪热盛，上扰神明则谵语；发热、谵语入夜好转，是入夜阴气来复，阳明气衰，邪热减轻之故。治用大承气汤既能通腑泄热通便，亦能使胞宫瘀血浊液下行，可收一攻两得之效。假若服药后瘀血浊液之恶露未去，可再用下瘀血汤破血逐瘀攻下。

【用方思路】

大承气汤治阳明腑实重证，临证可据痞、满、燥、坚实证候，调整方中药物用量。若大便不通者，重用大黄，并后下；若心下痞满尤甚者，重用枳实；若腹胀满尤甚者，重用厚朴；若肠道燥屎或宿食坚结尤甚者，重用芒硝以软坚润下。临证用大承气汤，必须注意排除虚损疾病，方可应用之，用之得当，疗效颇佳，并要恪守"得下止服"，不可久用。

大承气汤临床用于治疗乙型脑炎、急性肝炎、重症肝炎、肝昏迷、急性胰腺炎、急性胆囊炎、胆石症、胃柿石症、肠梗阻、流行性出血热、伤寒及副伤寒、细菌性痢疾、大叶性肺炎、支气管哮喘、肺源性心脏病、急慢性肾炎、不明原因的高热、脑出血、脑血栓形成、精神分裂等疾病。

【医案举例】

（1）萧伯章医案：首饰店主胡某，因携其子求诊，并谈及其妻近三四年来，每至霜降节，必发生痢疾，甚以为苦，不知所以。刻下时值七月，若至九月，难免不再患痢，届时当请屈驾诊治，铲除病根。余应之曰：可。至霜降时，胡果延诊，审视腹痛里急，赤白杂下，日夜二十余行，舌色鲜红、苔白而薄，身微恶寒，脉浮紧。自云先日食面受凉，遂尔疾作，已两日矣，尚未服药。即与平胃散加羌活、防风、神曲、麦芽等味，以剪除新邪。二剂，外感已；继用大承气汤两剂，服后腹痛甚，下黑污臭粪极多，症减七八。恐其久蓄之积，根株未尽，复进大柴胡两剂，各恙皆平，乃以柴芍六君调理而愈。次年霜降时，疾不复作。仲景尝云：下利已差，至其年月日时复发者，以未尽故也，不诚然哉。［萧伯章.逦园医案.北京:学苑出版社,2013:67.］

（2）麦冠民医案：某医院一破伤风患儿，病起迄四日，曾用祛风镇痉之玉真散，不效。邀余会诊。症见热不退，便不通，痉不止，舌燥苔黄，脉见数实。证属热结阳明，热极生风,法当下。即予大承气汤:大黄 15g（后下），芒硝 12g（冲），厚朴 24g，枳实 12g。

越日再诊，证情未减。硝黄当显效，何迟迟未下？心疑不解！询知乃病家恐前方过峻，自行减半以进。由于病重药轻，服后便结如故，当此风热正盛，燥结如石，非借将军之力下之不为功。遂照方急煎叠进，药后四五个小时，肠中辘辘，先排出石硬色黑如鸡卵大粪块，随下秽物半便盆，如鼓之腹得平，再剂又畅行 3 次，痉止身凉，病愈。继用养血疏肝剂调理巩固。

按语：治疗破伤风，用玉真散、五虎追风散，宜于早期，有发汗解表，祛风定痉之功。然邪已入里，势必化火化燥，再滥用温燥，犹如火上添油，病情日重矣！患儿因风热内束，伤津耗液，燥结于里，津亏血少，经脉失养，加之肠道痉挛，更增排便困难，腑气不通，邪无去路。故应先疏其通道，解其热结，急下存津，以通腑泻实。排出肠内积粪与毒素刺激，腹胀与抽搐自可缓解。阳明主润宗筋，清泄阳明之郁热，仍系独取阳明之旨，糟粕已实于胃肠，下之不为逆。［麦冠民.承气汤可以治痉.新中医，1981（6）：47.］

小承气汤

【原文】

下利谵语者，有燥屎也，小承气汤主之。（十七：41）

小承气汤[1]方

大黄四两　厚朴三两（炙）　枳实大者三枚（炙）

上三味，以水四升，煮取一升二合，去滓，分温二服，得利则止。

注释：

［1］小承气汤：《伤寒论》方为大黄四两（酒洗），厚朴二两（炙，去皮）；方后语有："初服汤当更衣，不尔者尽饮之，若更衣者，勿服之。"

【功效配伍】

小承气汤泄热通便，行气除满。本方即大承气汤去芒硝，减少枳实、厚朴用量组成。方中大黄苦寒，泄热祛实；厚朴苦辛温，行气除满；枳实苦微寒，理气破结消痞。三味药合用具有泄热通便、行气除满消痞之功。本方不用芒硝者，是燥坚不甚；减枳实、厚朴用量者,是痞满不甚。本方剂量小,通腑攻下之力较大承气汤和缓,故称之为小承气汤,亦有缓下剂之称。

上三味药,煮汤去滓,分二次温服,若服药后大便通利,则不必尽服;若大便不通,实邪未去,则尽饮之,大便通畅,停止服药。

【方证论治辨析】

小承气汤治热结旁流之下利证。症见下利,谵语,有燥屎。

下利与谵语并见,是肠腑燥屎内结所致。由于肠腑燥屎阻滞,邪热上扰则谵语;燥屎结滞,邪热下迫,津液从旁而下,谓之"热结旁流"。本证所下之物多为黄色或黑色稀粪,气味臭秽难闻。治用小承气汤通因通用,泄热导滞。燥结去则下利与谵语自止。

【用方思路】

柯韵伯《伤寒来苏集》曰:"诸病皆因于气,秽物之不去,由气之不顺也。故攻积之剂,必用气分之药,故以承气名。汤分大小,有二义焉:厚朴倍大黄,是气药为君,味多性猛,制大其服,欲令大泻下也。大黄倍厚朴,是气药为臣,味少性缓,制小其服,欲微和胃气也。"大承气汤、小承气汤主治阳明腑实证,其病机为燥热与糟粕或宿食相结胃肠,腑气不通。阳明腑实证病情有轻重缓急之分,故制方有大小之别。小承气汤突出大黄用量以通腑,配伍枳实、厚朴以行气,而不用芒硝,功在消痞除满,是为缓下剂。大承气汤大黄后下入煎者,其泻下作用较强,且配以芒硝冲服,又重用枳实、厚朴,功能行气消痞攻坚,是为峻下剂。小承气汤临证应用参考大承气汤。

小承气汤临床用于治疗粘连性肠梗阻、肠套叠、急性阑尾炎、慢性胃扭转、细菌性痢疾、胆道感染、黄疸型肝炎、急性肾衰、支气管哮喘等疾病。

【医案举例】

李中梓医案:同社王月怀,伤寒至五日,下利不止,懊恼目胀,诸药不效。有以山药茯苓与之,虑其泻脱。余诊之,六脉沉数,按其脐则痛,此协热自利,中有结粪,小承气倍大黄服之,得结粪数枚,诸症悉安。[李中梓.医宗必读.2版.上海:上海科学技术出版社,1987:158.]

厚朴三物汤

【原文】

痛而闭[1]者，厚朴三物汤主之。（十：11）

厚朴三物汤方

厚朴八两　大黄四两　枳实五枚

上三味，以水一斗二升，先煮二味，取五升，内大黄，煮取三升，温服一升。以利为度。

注释：

[1] 闭：指腹满，大便不通。

【功效配伍】

厚朴三物汤行气通下。方中重用厚朴行气泻满为主药，辅以枳实破气消积，佐以大黄泻下通腑，使积去而气通。

上三味药，先煮厚朴、枳实，后入大黄。大便通利，停止服药。

【方证论治辨析】

厚朴三物汤治腹满，胀重于积证。症见痛而闭，即腹满，疼痛，大便不通。

本证为实热内结，气滞不通。由于气滞较甚，故腹胀满，疼痛；实热与燥屎内积，故大便不通。方用厚朴三物汤行气导滞，攻下积结。

【用方思路】

腹者胃肠之所居也，以降通为用，不通则痛则闭，不通则气滞积留。厚朴三物汤重用行气药，轻用泻下药，是处理胃肠气滞兼有积滞的范例。

厚朴三物汤临床应用参考小承气汤。

【医案举例】

冉雪峰医案：武昌俞君，劳思过度，心绪不宁，患腹部气痛有年，或三月五月一发，或一月数发不等，发时服香苏饮、越鞠丸、来苏散、七气汤等可愈。每发先感腹部不舒，似觉内部消息顿停，病进则自心膈以下，少腹以上，胀闷痞痛，呕吐不食。此次发而加剧，欲吐不吐，欲大便不大便，欲小便亦不小便，剧时口噤面青，指头和鼻尖冷，似厥气痛、交肠交结之类。进前药，医者又参以龙胆泻肝汤等无效。诊脉弦劲中带滞涩象，曰：痛利为虚，痛闭为实，观大小便俱闭，干呕和指头、鼻尖冷，内脏痹阻较甚，化机欲熄，病机已迫，非大剂推荡不为功。拟厚朴三物汤合左金丸为剂：厚朴24g，枳实15g，大黄12g，黄连2.4g，吴茱萸3.6g。服一剂，腹中鸣转，痛减；二剂，得大便畅行一次，痛大减，续又畅行一次，痛止。后以澹寮六合、叶氏养胃方缓调收功。嗣后再发，自服此方一二剂即愈。此后病亦发少、发轻、不大发矣。［冉雪峰.冉雪峰医案.北京：人民卫生出版社,2006：46.］

厚朴大黄汤

【原文】

支饮胸满[1]者，厚朴大黄汤主之。（十二：26）

厚朴大黄汤方

厚朴一尺　大黄六两　枳实四枚

上三味，以水五升，煮取二升，分温再服。

注释：

[1] 胸满:《医宗金鉴》作腹满。

【功效配伍】

厚朴大黄汤行气逐饮，开通积聚。方中重用厚朴与大黄行气泻满清热，推荡胸腹饮积下行；枳实破痞结，消痰饮。三味药配伍，使气行水行，胸腹积水下走，从大便排泄。

上三味药，水煮，去滓，分二次温服。

【方证论治辨析】

厚朴大黄汤治支饮，饮积气滞证。症见胸满，咳逆倚息，短气不得卧，可伴脘腹积饮。

支饮，症见胸满，是肺气不降，腑气不通，饮邪积聚胸腹，郁而化热。因肺与大肠相表里，肺气肃降，则大肠传化如常，大便通畅，水饮则不会结聚。今肺失肃降，大肠传导失职，水饮积于胸膈胃肠，气机不通，故胸腹支撑胀满。若大肠水饮积滞不通，向上逆行，影响肺气肃降，亦可形成胸腹支撑胀满。水饮本乃寒，此水饮积聚日久，则转化为水热实证。本证饮积与气滞俱重，治用厚朴大黄汤行气逐饮，开通积聚。

【用方思路】

本证胸满与腹满可并存。陈修园《金匮要略笺注》曰："云胸满者，胸为阳位，饮停于下，下焦不通，逆行渐高，充满于胸故也。主以厚朴大黄汤者，是调其气分开其下口，使上焦之饮顺流而下。厚朴性温味苦，苦主降，温主散，枳实形圆味香，香主舒，圆主转，二味皆气分之药，能调上焦之气，使气行而水亦行也；继以大黄之推荡，直通地道，领支饮以下行，有何胸满之足患哉。"厚朴大黄汤是将泻下胃肠燥结之方，用于攻下水饮积聚的范例，因方中并无逐水药，故有别于十枣汤、己椒苈黄丸等方药。

小承气汤、厚朴三物汤、厚朴大黄汤是药同而用量不同，故适应证有差异。小承气汤：厚朴二两，枳实三枚，大黄四两，方中厚朴与大黄之量为1:2，其证为积滞重于气滞。厚朴三物汤：厚朴八两，枳实五枚，大黄四两，方中厚朴与大黄之量为2:1，其证为气滞重于积滞。厚朴大黄汤：厚朴一尺，枳实四枚，大黄六两，厚朴与大黄用量俱重，故其证为积滞与气滞俱重。可见仲景用药之道是证候变药量亦变，即随证调整药量。

厚朴大黄汤临床应用参考小承气汤。

【医案举例】

王占玺医案：韩某，女性，60岁，农民。居于黑龙江省海林县（现海林市）。1962年11月28日初诊。患者自20年前即患咳喘，每年冬季加重，于10天前开始，因家务劳累汗出着凉，咳喘加重，终日咳吐稀痰多量。近两三天来，痰量增加，胸满憋加重，并兼见腹胀，大便三日未排，不能进食，难以平卧。邀余诊之，患者面部似有浮肿，但按之并无压痕，呈咳喘面容，舌苔薄黄，脉象弦滑有力。两肺满布干啰音，两下肺有少许湿啰音。肝脾未触及，下肢无可陷性浮肿。随诊为"慢性支气管炎并感染"，证属痰饮腹实，遂处以厚朴大黄汤合苓甘五味姜辛夏仁汤：厚朴18g，大黄10g，枳实10g，茯苓 14g，甘草 6g，五味子 10g，干姜 6g，细辛 5g，半夏 12g，杏仁 10g。

上方服 1 剂后，大便得通，胸闷腹胀、咳喘等症状明显减轻。服用 4 剂后，胸憋腹胀消失，咳喘已减大半且可平卧，舌苔转为薄白，脉象仍滑，遂改用二陈汤加减以治其痰。[王占玺.张仲景药法研究.北京:科学技术文献出版社,1984;598.]

大黄甘草汤

【原文】

食已即吐[1]者，大黄甘草汤主之。《外台》方：又治吐水。（十七：17）

大黄甘草汤方

大黄四两　甘草一两

上二味，以水三升，煮取一升，分温再服。

注释：

[1] 食已即吐：指食物入胃即刻吐出，但非入口即吐。已，毕也。

【功效配伍】

大黄甘草汤泄热祛实，和胃止呕。本方是调胃承气汤去芒硝组成。方中重用大黄泄胃肠实热积滞，使腑气畅通，大便调畅，浊气下行，则呕吐自止；甘草顾护胃气，使攻不伤胃，并能缓解急迫。二药相合泻下作用较平和。

上二味药，水煮，去滓，分二次温服。

【方证论治辨析】

大黄甘草汤治呕吐，实热壅阻证。症见食已即吐，呕吐物为新进之食物。

本证为实热壅阻，胃肠传导失职。实热耗伤津液，肠腑失之濡润，糟粕阻滞不下，腑气不通，故必见大便秘结；下口不通，实热浊气上攻于胃，胃失和降，不能纳谷，故见食已即吐。此证可伴胸脘灼热，口渴口臭，舌红苔黄，脉数有力。治用大黄甘草汤泄热祛实，畅通腑气，呕吐即止。

【用方思路】

《金匮要略》指出："病人欲吐者，不可下之。"是因病邪在胃偏高，有上行之势，故不可逆其病势贸然攻下。大黄甘草汤方证虽食已即吐，但病邪在肠偏下，故仍可用攻下之法，绝不能贸然止吐。临证遇呕吐患者应详加辨证，决定是否用催吐、攻下、止吐等法，关键是要辨清部位与病机，方可确立治法。

大黄甘草汤临床用于治疗急性胃炎、急性胆囊炎、胆道蛔虫病、急性胰腺炎、幽门梗阻、泌尿系统感染、高脂血症、小儿化脓性扁桃体炎、臁疮等疾病。

【医案举例】

虞勤冠医案：张某，女孩，生甫1周。秽浊郁积胃肠，胎粪不下，热邪格拒，3天来腹部胀满，大便不通，不吮乳，呕吐，面赤，啼哭，烦躁不安，舌苔微黄浊腻，指纹紫暗，法当清泻胃肠浊腻。大黄5g，甘草3g。每日1剂，3日后，腹胀满消失，便通，即能吮乳。［虞勤冠.大黄甘草汤对新生儿疾病的运用.浙江中医杂志,1979(12):446.］

第二节 温下剂

大黄附子汤

【原文】

胁下偏痛，发热，其脉紧弦，此寒也，以温药下之，宜大黄附子汤。（十：15）

大黄附子汤方

大黄三两 附子三枚（炮） 细辛二两

上三味，以水五升，煮取二升，分温三服；若强人煮取二升半，分温三服。服后如人行四五里，进一服。

【功效配伍】

大黄附子汤温通攻下。方用大黄泻下通便，以治其标；附子、细辛温散寒结，以治其本。三味合用共奏温阳散寒，通腑祛积之功。

上三味药，水煮去滓，分三次温服，服药相隔时间可缩短至人行四五里，进一服。若身体强壮者可增量。

【方证论治辨析】

大黄附子汤治腹满，寒实内结证。症见胁下偏痛，发热，脉紧弦。可伴形寒肢冷、腹部冰凉、口气清冷、舌苔黏腻等症。

寒实内结之腹满，多因风寒由脐腹侵入，影响脾胃健运功能，致消化传导失职；或由素体阳气不运，胃肠寒气与糟粕相结成实。胁下偏痛，指胁腹偏痛，或偏于左胁腹，或偏于右胁腹，是因胃肠寒结，大便秘结，腑气不通，浊气上攻；脉紧弦主寒、主痛，为寒实内结之象；发热，既非表热，又非里热，此乃寒实内结，阳气郁滞，营卫失调。本证寒实内结已形成，当以温药温通攻下，方用大黄附子汤。

【原文】

病者萎黄，躁而不渴，胸中寒实，而利不止者，死。（十：4）

寒实内结，里阳衰微者，预后不好。如胸中寒实内结，症见病者面色萎黄，躁而不渴，为阴盛阳微之象。若再见下利不止，则为中阳败绝，脏气下脱，正虚邪实，故预后不好。

【原文】

夫瘦人[1]绕脐痛，必有风冷[2]，谷气不行[3]，而反下之，其气必冲，不冲者，心下则痞也。（十：8）

注释：

[1] 瘦人：体格消瘦，正气亏虚之人。

[2] 风冷：感受风冷寒邪，或贪食生冷。

[3] 谷气不行：饮食不化，大便不通。

寒实内结，若误用苦寒药攻下，则生变证。如寒结绕脐疼痛，谷气不行，大便不通，反用苦寒药攻下，若出现气上冲者，为正气较强，犹能抗拒寒下药之力，则不会发生变证；如无气向上冲逆者，为正气本虚，又被寒下药戕伤，邪气势必陷于心下，而继发心下痞证。

【用方思路】

仲景论攻下之法有寒下、温下、润下、逐水、逐瘀等法。大黄附子汤是温下法的代表方，其辨证要点与承气辈有严格区别。另外，《金匮要略·杂疗方》三物备急丸（大黄、干姜、巴豆）温通攻下，治疗冷积便秘，其功效与本方相似，可资参考。后世医家在大黄附子汤的启发下创立的温脾汤，用于阴寒内结，阳虚不运的虚实夹杂证，如《备急千金要方》温脾汤由大黄、附子、干姜、人参、甘草组成，可兼顾脾虚；《普济本事方》温脾汤由厚朴、干姜、附子、大黄、桂心、甘草组成，可兼顾脾虚气滞。

仲景治陈寒痼冷善用附子、细辛，如大黄附子汤治寒实内结仅配一味大黄，即可达温通攻下，引邪从里从下而解；《伤寒论》治少阴虚寒兼太阳伤寒的麻黄细辛附子汤，仅加一味麻黄温经发汗，引邪从表从外而解。此二方主药不变，药仅一味之差，便有邪从表或从里解之异，可见仲景用药之妙。临证治疗寒实内结证，若气滞甚者，加厚朴、枳实；若腹痛甚者，加芍药、甘草；气血虚者，加党参、当归；治疗疝气，加吴茱萸、小茴香、川楝子、橘核、荔枝核、青木香。

大黄附子汤临床用于治疗慢性胃炎、十二指肠壅积症、胆道蛔虫病、急性胆囊炎、粘连性肠梗阻、慢性肾炎、尿毒症等疾病。

【医案举例】

赵守真医案：钟大满，腹痛有年，理中四逆辈皆已服之，间或可止。但痛发不常，或一月数发，或两月一发，每痛多为饮食寒冷之所诱致。自常以胡椒末用姜汤冲服，痛得暂解。一日，彼晤余戚家，谈其痼疾之异，乞为诊之。脉沉而弦紧，舌白润无苔，按其腹有微痛，痛时牵及腰胁，大便间日一次，少而不畅，小便如常。吾曰："君病属阴寒积聚，非温不能已其寒，非下不能荡其积，是宜温下并行，而前服理中辈无功者，仅祛寒而不逐积耳。依吾法两剂可愈。"彼曰："吾固知先生善治异疾，倘得愈，感且不忘。"即书予大黄附子汤：大黄12g，乌附9g，细辛4.5g。

并曰："此为金匮成方，屡用有效，不可为外言所惑也。"后半年相晤，据云：果二剂而瘥。噫！经方之可贵如是。［赵守真.治验回忆录.北京:人民卫生出版社,2008:58.］

第三节　润下剂

麻子仁丸

【原文】

趺阳脉[1]浮而涩，浮则胃气强，涩则小便数，浮涩相搏，大便则坚，其脾为约，麻

子仁丸主之。（十一：15）

麻子仁丸方

麻子仁二升　芍药半斤　枳实一斤^[2]　大黄一斤（去皮）　厚朴一尺^[3]（去皮）

杏仁一升（去皮尖，熬，别作脂）

上六味，末之，炼蜜和丸梧子大，饮服十丸，日三服，渐加，以知为度。

注释：

[1] 趺阳脉：即足背动脉，在冲阳穴处，属足阳明胃经。诊此脉可知脾胃之气的盛衰。

[2] 枳实一斤：《伤寒论》为"枳实半斤炙"。

[3] 厚朴一尺：《伤寒论》为"厚朴一尺炙"。

【功效配伍】

麻子仁丸润肠泄热，缓通大便。本方是小承气汤加麻子仁、杏仁、芍药、蜂蜜组成。方中重用麻子仁为主药，取其甘平质润多脂，能润燥滑肠，通利大便；杏仁多脂，润肠通便，并能肃降肺气，通导大肠；芍药酸苦微寒，养阴和营，滋脾阴泄胃热，并能缓解急迫。前三味药均能滋润脾阴，濡润肠燥。大黄、枳实、厚朴泄热祛实，行气导滞，遏制胃热气盛。以蜜和丸，既能滋阴润燥，又取其甘缓之性，以缓和攻泻药峻猛之力，使其方润而不腻，泻而不峻，共成缓下之剂。服用时逐渐加量，以知为度，也意在缓而下之。

麻子仁丸是润下泻积祖方，后世的"增水行舟"法及增液承气汤的提出即导源于此。

上六味药，用蜜和丸如梧桐子大。每次用水饮服十丸，一日三服，逐渐加量，以有效为度。本方亦可变丸为汤，水煎服。

【方证论治辨析】

麻子仁丸治脾约胃强脾弱证。症见大便坚硬，小便频数，趺阳脉浮而涩。

趺阳脉主脾胃病。《素问·太阴阳明论》曰："脾与胃，以膜相连耳，而能为之行其津液。"此指脾与胃的生理关系，即脾与胃相表里，脏腑之气相通，脾能为胃行使津液，胃能纳谷，以降为顺，脾胃协调，则升降出入正常。脾约指脾与胃的病理关系，其病机为胃热气盛，脾阴不足，脾之功能受胃热约束。脾受约束，不能为胃行使转输津液，则津液偏走膀胱，故小便频数量多；脾阴不足，肠道失之津液濡润，传导不利，燥屎结滞，故大便坚硬。趺阳脉脉浮而涩，浮是举之浮而有力，属阳脉，为胃热气盛；涩是按之涩滞而不流利，属阴脉，乃脾阴不足。趺阳脉浮而涩，既反映了脾约脉症，又揭示了脾约病理机制。治用麻子仁丸润肠泄热，缓通大便。

【用方思路】

脾约麻子仁丸与阳明病三承气汤辨别。脾约以大便坚硬，小便频数量多为特征，其大便虽坚硬，但不甚急迫，故用麻子仁丸润下通便。此即《伤寒论》第244条所谓："小便数者，大便必硬，不更衣十日，无所苦也。"阳明胃肠热结证，一般具有腹满痛，大便不通，甚至潮热、谵语等，因病情急迫，故用三承气汤急下泄热通便。后世的增液承气汤（玄参、麦冬、细生地黄、大黄、芒硝）虽导源于麻子仁丸，但其组方思路单一，不及麻子仁丸组方思路宽泛。

麻子仁丸治脾约，方用杏仁发人深思，其意大约有三：一是杏仁多脂，有润肠通大便作用；二是杏仁入肺、大肠，有宣降之功，肺主宣化布散津液，肺气得宣则津液行，津液行则肠燥得濡，燥屎得行；三是肺与大肠相表里，肺气通则大肠之气亦通，气行便通，理之必然。临证若津血亏损甚者，可重用麻子仁，再加郁李仁、栝楼仁、当归等；若阳虚者，加肉苁蓉；燥坚甚者，可加芒硝。

麻子仁丸临床用于治疗不全性肠梗阻、蛔虫性肠梗阻、产后便秘、习惯性便秘、痔疮、糖尿病、尿频症等疾病。

【医案举例】

张建荣医案：孙某，女，31岁，住咸阳市，2019年11月26日初诊。便秘6年有余，4至5天解大便1次，便干燥量少，腹不胀，小便量多，大便偶有出血，初起血色鲜红，后血色紫瘀。舌红苔薄，脉沉细缓。末次月经2019年11月18日。诊断为便秘、痔疮，证属脾虚肠燥。处方麻仁丸合赤小豆当归散加减：火麻仁20g，杏仁10g，栝楼10g，厚朴15g，炒枳实15g，大黄10g，炒白芍15g，生地黄30g，当归15g，赤小豆15g，槐米10g，焦地榆15g，蒲公英20g。10剂，水煎服，一日2次。

2019年12月7日二诊。每日解大便1至2次，便成形，无出血，腹不痛。舌红苔薄，脉沉缓。继用上方10剂治疗并巩固疗效。

按语：治疗便秘不能单纯采用通泻法，要深悟麻仁丸所包含的润肠与宣肺之法，润肠可除肠道燥热，尤其宣肺可使全身津液协调布化，上下气机通畅，临证用此方此法标本俱治，可取得远期满意疗效。

第四节　逐水剂

泽漆汤

【原文】

脉沉者，泽漆汤主之。（七：9）

泽漆汤方

半夏半升　紫参[1]五两（一作紫菀）　泽漆[2]三斤（以东流水[3]五斗，煮取一斗五升）　生姜五两　白前五两　甘草　黄芩　人参　桂枝各三两

上九味，㕮咀，内泽漆汁中，煮取五升，温服五合，至夜尽。

注释：

[1] 紫参：注释见经方清热剂紫参汤。

[2] 泽漆：为大戟科草本植物泽漆的全草，又名猫眼草、五凤草、五朵云。性味辛苦微寒，消痰散结，行水清热。

[3] 东流水：气甘无毒。李时珍曰："流水者，大而江河，小而溪涧，皆流水也。其外动而性静，其质柔而气刚，与湖泽陂塘之止水不同。"

【功效配伍】

泽漆汤利水通阳，止咳平喘。方中泽漆辛苦微寒，功类大戟，消痰逐水，《神农本草经》曰"泽漆，主皮肤热，大腹水气，四肢面目浮肿"；紫参利大小便；桂枝通阳行水；生姜、半夏散水降逆；白前止咳平喘；人参、甘草健脾补虚；黄芩清水饮郁热。诸药配合，邪正兼顾，标本俱治。

上九味药，水煮去滓，温服，可少量多次频服，至夜将药服尽。

【方证论治辨析】

泽漆汤治咳嗽上气，水饮迫肺证。症见咳嗽气喘，身肿，脉沉。

此为咳喘久病，属虚实错杂证。其发病是由久病脾虚不能制水，水饮内停，上迫于肺。水饮犯肺，肺气上逆，则咳嗽气喘；肺失通调水道之职，水饮外溢肤表则身肿；水饮遏郁，阳气通行受阻则脉沉。本证身肿是从脉沉及用药测知。《金匮要略·水气病脉证并治》曰："脉得诸沉，当责有水，身体肿重。"治宜利水通阳，止咳平喘，方用泽漆汤。

【用方思路】

本证为脾虚而肺实，虚实错杂。泽漆汤能扶正祛邪，补虚泻实，治咳喘久病水肿，若脾虚较甚，可加白术、茯苓、黄芪；若水肿甚，加葶苈子、木防己等。

泽漆汤临床用于治疗急慢性支气管炎、支气管哮喘、肺气肿、肺心病合并心衰等疾病。

【医案举例】

吴禹鼎医案：某患者，女，年近40岁，工人。咳喘胸满近1年，吐痰色黄稠黏，其量较多，甚则气壅不能平睡，头汗出，四肢轻度浮肿，晨起以头面肿胀为最，大便时干时溏，小便色黄量少，六脉沉滑，舌苔白根黄腻。脉症合参，此为肺胀。原因水饮内停，上迫于肺，因之胸满咳喘，气壅不能平睡，久则气郁化热，所以吐痰色黄稠黏，不易咳出。复因水饮外溢于肌表，则头面四肢浮肿，呈凹陷性水肿。饮热下趋于肠，故大便时干时溏，小便色黄量少，为水停夹热之征。其水之所以停积者，关键在于脾虚不运，肾失蒸化之故。治法宜逐水通阳，止咳平喘。泽漆汤主之。泽漆60g，生半夏10g，紫菀10g，生姜10g，白前10g，甘草6g，黄芩9g，党参10g，桂枝10g。服2剂，诸症俱减，复与3剂而平复，两年不曾复发。[吴禹鼎.经方临证录.西安:陕西科学技术出版社,1994:33.]

十枣汤

【原文】

病悬饮[1]者，十枣汤主之。（十二：22）

十枣汤[2]方

芫花（熬）　甘遂　大戟各等分

上三味，捣筛，以水一升五合，先煮肥大枣十枚，取九合，去滓，内药末，强人服一钱匕，羸人服半钱，平旦温服之；不下者，明日更加半钱，得快下后，糜粥自养。

注释：

[1] 悬饮：病名，症状表现参考下述其他条文。

[2] 十枣汤：《伤寒论》方后语中"取八合……若下少，病不除者，明日更服，加半钱"，与此有所不同。

【功效配伍】

十枣汤峻逐水饮。方中甘遂、大戟、芫花皆为攻逐水饮峻药，均有毒性，三药合用，药力更猛，但易伤脾胃耗损正气，故配以肥大枣十枚，既能补运脾土顾正气，又以其甘缓之性解药物毒性。诸药合用，峻逐饮邪而不伤正气。徐忠可《金匮要略论注》曰："甘遂性苦寒，能泻经隧水湿，而性更迅速直达；大戟性苦辛寒，能泻脏腑之水湿，而为控涎之主；芫花性苦温，能破水饮窠囊，故曰破癖须用芫花。合大枣者，大戟得枣，即不损脾也。"

本方先取适量甘遂、大戟、芫花各等份，分别捣细末，合为散剂。再用水煮十枚肥大枣，去其滓，纳入药散。若体质较强者，每次服一钱匕，体质较弱者每次服半钱匕。平旦空腹服药，若服药后泻下量少，病未除者，可于次日加量再服一次，得快利后，即停止服药，用糜粥调养。

【方证论治辨析】

十枣汤治悬饮。悬饮为水饮潴留胸胁，导致肝肺疏泄升降功能不利。十枣汤攻逐胸胁水饮结聚，其脉症表现可参考以下原文。

【原文】

饮后水流在胁下，咳唾引痛[1]，谓之悬饮。（十二：2）

水在肝，胁下支满，嚏而痛。（十二：6）

留饮者，胁下痛引缺盆[2]，咳嗽则辄已。一作转甚。（十二：9）

脉沉而弦者，悬饮内痛。（十二：21）

注释：

[1] 引痛：牵引作痛。

［2］缺盆：穴位名，在锁骨上窝中点。

十枣汤治悬饮。综合《金匮要略》以上原文，悬饮之病，症见咳唾引胸胁作痛；或胁下痛引缺盆，咳嗽则疼痛转甚；或胁下支满，嚏而痛，脉沉而弦。

悬饮为水饮潴留胁下，致肝气不能升发，肺气不能肃降。两胁为阴阳之气升降的通道，肝气升于左，肺气降于右。水饮潴留胸胁，肝肺升发肃降受阻，则胁下疼痛，支撑胀满；又因肝脉入肺中，肝络不和，肺络亦受其累，故咳嗽或打喷嚏，牵引胸胁作痛；水饮潴留，气机遏阻，故脉沉而弦。治宜破积聚，逐水饮，方用十枣汤。

【原文】

咳家[1]其脉弦，为有水，十枣汤主之。（十二：32）

注释：

［1］咳家：指久咳。

十枣汤治久咳，水饮积聚胸肺证。咳家其脉弦，为水饮蓄积胸膈，上逆射肺。治用十枣汤攻逐水饮。

【原文】

夫有支饮家[1]，咳烦胸中痛者，不卒死[2]，至一百日或一岁，宜十枣汤。（十二：33）

注释：

［1］支饮家：久患支饮。

［2］不卒死：卒，通猝；死，指病重，或死亡。不卒死，即病情稳定，或病情拖延日久。

十枣汤治支饮潜伏胸膈。支饮乃水饮积聚胸膈，阻碍气道，故咳嗽不已；饮邪不得宣散，反凌于心，故心烦；饮邪阻滞脉络，阳气不通，故胸中疼痛。此为心肺俱病之重症，若不卒死，至一百日或一岁，仍宜十枣汤攻逐，亦说明久病正气未虚。

【用方思路】

钱潢《伤寒溯源集》曰："余参考方书，如控涎丹、小胃丹、舟车神佑丸等法，虽后贤变通之法，然皆本之于此。"十枣汤是峻逐水饮积聚代表方，治疗经隧脏腑胸胁积水之功甚著，且均有毒性，故不能多服或久服，以防攻邪伤正。临证需严格掌握剂量，观察服药后的病情变化。

十枣汤临床用于治疗渗出性胸膜炎、胸腔积液、肝硬化腹水、泌尿系统结石等病。

【医案举例】

（1）陈修园医案：痰饮之源，皆出于水，三焦为决渎之官，水道出焉。三焦失职，则气道痞涩，聚成痰饮，种种变症多端，先宜宣通三焦，为正本清源之法。然停积既久，譬如沟渠淤塞，势必倒流逆上，污浊泛滥，无所不至。今幸无内虚诸症，脉象见弦，咳甚，胸苦烦闷，是饮邪上干清阳之位。若缓以图之，势必滋蔓，斯时用猛攻之法，直达病所，可不嫌其峻，拟用十枣汤法。

芫花二钱（熬透），甘遂二钱，红芽大戟二钱，大枣十枚。上药三味，捣末筛。水一碗，先煮枣，得半碗，去滓，纳药末，平旦温服两杯许，不下者，次日再服。得快利后，可啜粥汤安养胃气。［陈修园.南雅堂医案.北京：人民军医出版社，2009：41.］

（2）翟竹亭医案：邑北十二里寨，贾世道，年三十余，腊月患水鼓证，将近两个月。迎余治疗，但见周身朦肿，肾囊肿如斗，腹皮欲裂，小便极涩，饮食减少，脾胃二脉虚细，肾脉劲弦。按病状脉象合论，二者俱在不治之例。余辞欲出，伊妻跪下涕泣告余曰："吾家上有七旬老母，下有三子，长者十二岁，次者八岁，小者在抱，家无隔宿之粮，栖于土室之中，倘吾夫去世，合家零落矣。"余闻此言，忽动恻隐之心。谓伊曰："此是水鼓证，极难调理，至少服药需数十剂，或可望愈。"伊妻恳其堂兄，其堂兄慨然允诺曰："请先生费心调治，至于药资，鄙人担任。"余用仲景十枣汤，甘遂10g，大戟6g，芫花1.5g，红枣10个。早晨服下，至午水下倾盆。后用金匮肾气汤少为加减，服三十八剂而痊。［翟竹亭.湖岳村叟医案.郑州：河南科学技术出版社，1984：33.］

甘遂半夏汤

【原文】

病者脉伏，其人欲自利，利反快[1]，虽利，心下续坚满，此为留饮欲去故也，甘遂半夏汤主之。（十二：18）

甘遂半夏汤方

甘遂大者三枚　半夏十二枚（以水一升，煮取半升，去滓）　芍药五枚　甘草如指大一枚（炙）（一本作无）

上四味，以水二升，煮取半升，去滓，以蜜半升，和药汁煎取八合，顿服之。

注释：

[1] 利反快：下利后腹部反觉轻松爽快。快，即爽快。

【功效配伍】

甘遂半夏汤攻逐破坚，因势利导，绝其病根。方中甘遂大苦大寒，攻逐留饮，配相反之甘草以激发饮邪尽去，取其相反相成；半夏破饮邪结聚；芍药、蜜苦泄甘缓以安中解药毒。顿服，即一次将药服完，意在因势利导，借峻猛之力一举荡逐之。

上四味药，水煮去滓，再用蜂蜜和药汁中煎煮，顿服。本方不宜多服、久服。

甘遂半夏汤方中甘遂与甘草配伍，尤在泾《金匮要略心典》认为："甘草与甘遂相反，而同用之者，盖欲其一战而留饮尽去，因相激而成也，芍药、白蜜不特安中，抑缓药毒耳。"即取其毒性反应而激发深伏之饮邪尽去，以消除病根，所谓相反相成之理。另外，赵以德《金匮方论衍义》认为："然则芍药停湿，何留饮而用之乎？甘草与甘遂相反，又何一方而兼用之乎？以是究之，岂无其故？盖芍药之酸，以其留饮下行，甘遂泄之，即《本草》谓其独去水气也；甘草缓甘遂之性，使不急速，徘徊逐其所留。入蜜亦此意也。"甘遂为攻逐水饮峻药，但在体内停留时间短暂，故配甘草以缓其急速之性，使其充分发挥逐饮作用，以根除深留之饮邪，即扬长避短配伍法。

【方证论治辨析】

甘遂半夏汤治留饮，祛之不绝证。症见病者脉伏，心下痞坚胀满，其人欲自利，下利稀水浊沫后，坚满暂时减轻，但顷刻坚满又复作。

留饮为水饮积留日久，阳气遏郁不通，故脉伏；饮积心下，则痞坚胀满；饮积渐多，正气有祛饮下趋之势，故欲自利，利后反觉轻快。但因饮邪积结，阳气痹阻，病根未除，故顷刻新饮又续而复积，再次出现心下痞坚胀满等症。治宜因势利导，攻逐水饮，以绝病根，方用甘遂半夏汤。

【用方思路】

喻嘉言《医门法律》曰："有形之饮，痞结于胸，则用陷胸汤攻之；痞结于胁，则用十枣汤攻之；留结于肠胃之间，则用甘遂半夏汤攻之。"《金匮要略》甘遂半夏汤、赤丸方是方书中最早记载的反药配伍方。实际此二方临床都有应用报道，尚未见毒副作用。

甘遂半夏汤临床用于治疗心包积液、胸腔积液、溃疡性结肠炎、增生性肠结核、肝硬化腹水、肝癌、脑积液伴癫痫、小儿百日咳等疾病。

【医案举例】

（1）衣宸寰医案：高某，女，32 岁。1968 年 5 月，因产后体弱缺乳，自用民间方红糖、蜂蜜、猪油各 200g，合温顿服，由于三物过腻，勉强服下 2/3，其后即患腹泻。医院诊为神经性腹泻，中西医多方治疗未效。1971 年 3 月 4 日初诊。面色苍白无华，消瘦羸弱，轻度浮肿，体倦神怠，晨起即泻，日三五行，腹泻时无痛感，心下满痛，辘辘有声，短气，口干不饮，恶心不吐，身半以上自汗，头部尤著。脉沉伏，右脉似有似无，微细已极，左脉略兼细滑之象，苔白滑，当时误以为此证久泻脱阴伤阳，即用六君子汤加减，重用人参，以为中气复健，证或可挽，不料服后转剧。

二诊：药后心下满痛益增，腹泻加剧，达日十余行。留饮致泻者有五：一其正固虚，然必有留饮未去，故补其正，反助其邪，所谓虚不受补也。二则心下满痛拒按，是留饮结聚属实。三则口虽干不欲饮，属饮阻气化，津不上潮。四则身半以上自汗，属蓄饮阻隔，阳不下通，徒蒸于上。五则脉沉伏而左兼细滑，是伏为饮阻，滑为有余，里当有所除，细询患者，泻后反觉轻松，心下满痛亦得略减，继则腹满如故，如此反复作病，痛苦非常。本例病情符合本条文所述，甘遂半夏汤主之。甘草 10g，半夏 10g，白芍 15g，甘遂 3.5g，蜂蜜 150g。1 剂，先煎甘草、半夏、白芍，取汤 100mL 合蜜，将甘遂研末兑入，再沸火煎沸，空腹顿服。

三诊：药后腹微痛，心下鸣响加剧，两小时后速泻 7～8 次，排出脓水样便，泻后痛楚悉去，自觉 3 年来未如此轻松，后竟不泻，调养 1 个月康复。[衣宸寰. 久泻、急痧及瘀血发狂等治验. 上海中医药杂志,1980(3) :17.]

（2）蔺振玉医案：闫某，男，56 岁。彪形大汉，声如洪钟，但面色稍带萎黄。诉每晨必泻，呈喷射状，有时迫不及待，腹中满痛拒按，泻后稍觉轻松，但中午腹满如故，口干不欲饮，如此已七八年。素嗜酒肉，舌苔白腻，脉微细而滑。先予无忧散（炙黄芪、木通、桑白皮、陈皮、白术、木香、胡椒、牵牛子）1 剂，次日来云："服药后泻肚几次，只是不济多大事，肚子过会儿还是照样胀。"即处：甘草 10g，半夏 10g，白芍 15g，甘遂 3.5g（研末），蜂蜜 150g 为引。嘱先煎前 3 味，取汁 100mL 合蜜，将甘遂末兑入，再微火煎开，空腹顿服。两日来云：服药后微感腹痛，后即泻七八次，排出黏液黄水不少，腹中再也未胀痛，今晨也没腹泻。后因病愈未再来。[蔺振玉.通因通用治顽泻.上海中医药杂志,1997(2):17.]

己椒苈黄丸

【原文】

腹满，口舌干燥，此肠间有水气，己椒苈黄丸主之。（十二：29）

己椒苈黄丸方

防己　椒目　葶苈（熬）　大黄各一两

上四味，末之，蜜丸如梧子大，先食[1]饮服一丸，日三服，稍增，口中有津液。渴者加芒硝半两。

注释：

[1] 先食：进食前服药，即空腹服药。此法有利于药入腹中以逐邪。

【功效配伍】

己椒苈黄丸攻逐水饮，前后分消。方中防己苦辛寒，入膀胱利水，椒目苦寒，入肺、脾、肾、膀胱，功能利水，此二味辛宣苦泄，导饮于前，使清者从小便而去；葶苈子辛苦寒，泻肺行水，大黄苦寒推荡饮积，此二味能攻坚决壅，逐水于后，使浊者从大便而去。若服药后，口中有津液，口舌干燥消除，为肠间水饮已除，脾肺运化输布津液功能恢复常态。方后云：若服药后，口舌干燥未除，反增口渴，为水饮内结肠间较重，再加芒硝以软坚破结，协助大黄推荡饮积下行。

上四味药，共研细末，炼蜜和丸，如梧子大，进食前服一丸，一日三次。本方亦可作汤剂服用。

【方证论治辨析】

己椒苈黄丸治痰饮，水饮积结肠间。症见腹满，肠间有水气声，口舌干燥。

本证为水饮积结肠间，脾肺运化敷布津液功能失调。脾失运化，水饮内走流注肠间，壅滞不通，故腹满，肠间有水气流注声；饮邪内结，水气不化，脾不能转输津液上承，肺不能布散津液，故口舌干燥。治宜攻逐水饮，前后分消，方用己椒苈黄丸。

【用方思路】

己椒苈黄丸治疗痰饮积聚肠间，从小便与大便同时攻逐水饮，即所谓前后分消法，此乃本方之优势所在。本方临证应用，若小便不利甚者，可与五苓散合方化裁，或加车前子、防己等；若大便不利甚者，加大腹皮、槟榔等。

己椒苈黄丸临床用于治疗肺心病合并心衰、慢性心力衰竭、支气管哮喘急性发作、肺动脉高压、肝硬化腹水、胆囊积液、结核性多发性浆膜炎等疾病。

【医案举例】

唐祖宣医案：马某，男，55 岁。患肺源性心脏病 10 余年。长年咳喘，心悸，1980 年入冬后心悸加重，周身浮肿，喘息难卧，因三度心衰而住院。症见：面色青黑，周身浮肿，腹满而喘，心悸，不能平卧，唇口青紫，痰涎壅盛，四肢厥冷，二便不利，舌质紫苔薄黄，脉细促。脉率 110 次/分，血压 86/50mmHg。此属久病正虚，腑气不通，大实之中有羸状，治宜肃肺降浊，兼以益气温阳。处方：防己、炮附子各 15g，椒目、葶苈子、大黄各 5g，干姜、红参各 10g，茯苓 30g。嘱其浓煎频服。

服 3 剂后，排出脓样黏秽粪便，小便通利，下肢转温，心悸喘促减轻，服 10 剂后肿消，能下床活动，服 24 剂后，症状基本消失，能做轻体力劳动。追访 1 年未见复发。［唐祖宣.己椒苈黄丸的临床应用.湖北中医杂志,1984（2）:18.］

第六章　经方和解剂

经方和解剂，专指和解少阳病邪的方药，以小柴胡汤为代表方。少阳为枢机，病位居于太阳与阳明之间，故为半表半里之证，外邪入侵少阳，枢机不利，邪气既不能外解，又不能内解，治疗当采用和解之法，也是正治之法，禁用汗、吐、下。和解剂用之得法，能使表解里和，《伤寒论》有关条文指出，若失治、误治，病邪每多内传入阳明、太阴、厥阴，或形成痞证、结胸，或导致心悸烦惊等病。

小柴胡汤

【原文】

呕而发热[1]者，小柴胡汤主之。（十七：15）

小柴胡汤[2]方

柴胡半斤　黄芩三两　人参三两　甘草三两　半夏半斤　生姜三两　大枣十二枚

上七味，以水一斗二升，煮取六升，去滓，再煎取三升，温服一升，日三服。

注释：

[1] 发热：指往来寒热。

[2] 小柴胡汤：《伤寒论》为半夏半升（洗）、甘草（炙）；另外，方后有随症加减用药法。

【功效配伍】

小柴胡汤和解少阳，调达枢机。方中柴胡味苦性平，气质轻清，疏解透达少阳经郁热，解在表之邪为君药，故用量独重；黄芩苦寒，气味较重，内清少阳胆腑邪热为臣药，柴胡与黄芩相配，外透内泄，和解半表半里之邪；人参、甘草、大枣甘温益气和中，扶正祛邪，并能防止邪气传里为佐药；生姜、半夏辛开而降，调理脾胃，降逆止呕为佐使之药。柴胡、黄芩也是治疗少阳半表半里、肝胆邪热的常用对药。本方寒温并用，升降协调，补泄兼施，具有和解少阳、疏利三焦、调达上下、宣通内外、和畅气机之功，是扶正祛邪、木土同治、和解少阳之良方。

上七味药，水煮，去滓后，再煎煮，温服，一日三次。本方采用去滓再煎之法，是因方中药性有寒温之差，药味有苦、辛、甘之异，功用有祛邪扶正之别，去滓再煎能使诸药气味醇和，增其和解少阳枢机之功。刘渡舟《伤寒论诠解》曰："若按一般煎法，则性味不匀和，效应不一致，而去滓重煎则可使诸药性味匀和，作用协调。"

【方证论治辨析】

小柴胡汤治呕吐。症见呕而发热。

本证为少阳邪热，或肝胆邪热迫胃，致胃气上逆，即呕恶，或呕吐；发热，即往来寒热，为少阳邪热引起枢机不利。此少阳主症已备，故用小柴胡汤疏解邪热，和胃降逆。

【原文】

　　诸黄，腹痛而呕者，宜柴胡汤。必小柴胡汤，方见呕吐中。（十五：21）

　　柴胡汤治黄疸。症见诸黄，腹痛而呕。

　　诸黄为邪郁肝胆，肝气疏泄不利，胆汁外溢发黄；肝胆邪气侵犯脾胃，则腹痛而呕。若诸黄邪郁肝胆经脉，伴胸胁苦满，往来寒热，治宜小柴胡汤和调肝胆，清解邪热。若诸黄肝胆邪热深入胃肠与燥屎相结，伴胸胁苦满，往来寒热，大便秘结，治宜大柴胡汤和解通下。柴胡汤方未见，盖指小柴胡汤或大柴胡汤，此二方均可治黄疸，临证可相机应用。

【原文】

　　产妇郁冒，其脉微弱，呕不能食，大便反坚，但头汗出。所以然者，血虚而厥，厥而必冒。冒家欲解，必大汗出[1]，以血虚下厥，孤阳上出，故头汗出。所以产妇喜汗出者，亡阴血虚，阳气独盛，故当汗出，阴阳乃复。大便坚，呕不能食，小柴胡汤主之。（二十一：2）

　　注释：

　　[1]　大汗出：指周身微微汗出。

　　小柴胡汤治产后郁冒。症见产后心胸郁闷，头眩昏冒，但头汗出，呕不能食，大便反坚，脉微弱。

　　产妇郁冒，是因产后失血及汗出较多，致津血亏损，阳气亢逆，又复感寒邪。产妇多汗出者，是亡阴血虚，阳气独盛而汗出，汗出阳热之气消减，机体阴阳可趋于平衡。产后体表感受寒邪，腠理闭塞，汗不得出，体内阳热之气郁遏不得外散，势必逆而上冲，故见心胸郁闷，头眩昏冒，即所谓"血虚而厥，厥而必冒"。体内阳热夹阴液上越外泄，故但头汗出，而躯干四肢无汗；阴虚阳热之气亢逆上行，亦致胃气上逆而失其和降，故呕不能食。津血亏损，肠道失润，故大便坚硬。本证虽有阳气亢逆，寒邪束表，但其本为产后气血虚损，故其脉微弱无力。治用小柴胡汤扶正达邪，和利枢机，使邪热得微汗而解。"冒家欲解，必大汗出"，大汗非指用辛温发汗，而是指用小柴胡汤以扶正达邪，使周身微微汗出，则体内阳热之气与体表寒邪从汗而外散，即所谓"损阳就阴"法。

【原文】

妇人中风，七八日续来寒热，发作有时，经水适断，此为热入血室[1]，其血必结，故使如疟状，发作有时，小柴胡汤主之。（二十二：1）

注释：

[1] 热入血室：指妇女经期感受外邪，邪热与血相互搏结于血室。血室，狭义指胞宫，广义包括胞宫、肝、冲脉。

小柴胡汤治妇人热入血室。症见妇人中风，适值经期，七八日继见寒热往来，发作有时，如疟状，经水不当断而断。

妇人患太阳中风证，适值经期，七八日后太阳表证已罢，邪热乘经期血室空虚，侵犯少阳，深入血室，邪热与血相互搏结，故经水不当断而断，谓之热入血室。血室内属于肝，肝与胆相表里，寒热如疟状，为邪热与血搏结，少阳枢机不利，血室瘀阻，气血流通不畅，正邪分争所致。故治用小柴胡汤和解枢机，扶正达邪。

【用方思路】

少阳病恶寒与发热交替出现，此热型为少阳病特征。疟疾为先寒后热，发有定时，一日一作，或间日而作，其机理与少阳病同。小柴胡汤应用极为广泛，无论外感或内伤等病均可应用。临证辨证可遵"有柴胡证，但见一证便是，不必悉具"的指导思想，若正气不虚者，去人参、甘草；发热甚者，去生姜、半夏，加连翘、金银花等；邪犯少阳兼湿热者，加茵陈、滑石等；治经期或产后发热者，加生地黄、白芍、当归、丹参等；治热入血室，若血结甚者加桃仁、红花、赤芍等，若血未结者加生地黄、白芍等；治肝胆疾病，胁腹痛甚者，加郁金、延胡索、赤芍等；治疟疾加常山、槟榔等。

小柴胡汤临床用于治疗感冒发热、急性肝炎、乙型肝炎、肝硬化、肝脓肿、疟疾、急慢性胰腺炎、急慢性胃炎、胃窦炎、经期感冒、妊娠感冒、产后发热等疾病。

【医案举例】

（1）赖良蒲医案：文某，女，30岁，萍乡人。症状：经水适来，腹部疼痛，白带淋沥，通身酸软，耳聋烦渴，语言谵妄，午后寒热往来，口苦咽干，脉象弦数，舌绛苔薄。诊断：热入血室。经来感冒，邪热内陷，盘踞半表半里，累及肝胆二经。疗法：主以和解少阳法，以加减小柴胡汤治之。柴胡 12g，条黄芩 9g，天花粉 9g，生地黄 15g，牡丹皮 9g，赤芍 6g，青蒿 9g，党参 9g，甘草 3g，生姜 6g，大枣 4 枚。水煎服，四剂而愈。

自按：邪入肝胆，故用小柴胡汤助其枢转，邪热搏血，重用生地黄、牡丹皮清解邪热，但应注意无犯中上二焦。［赖良蒲.蒲园医案.南昌：江西人民出版社，1965：245.］

（2）张建荣医案：凌某，男，9 岁，住咸阳市吴家堡。1994 年 7 月 26 日初诊。发热 5 天，体温 38℃左右，有时发冷，无汗，两太阳穴疼痛，纳差。在本村卫生所静脉点滴青霉素、氨苄西林，连续给药 3 天，并口服螺旋霉素，肌注利巴韦林及解热针，发热不退。其母晚上 9 点领来就诊。询知发病前 5 天，吃宴席进食较多，食毕因天气炎热，连续吃冰棒 6 根。查：精神差，倦怠无力，垂头伏案，舌红苔腻略黄，脉浮滑，咽不甚红，扁桃体不大，手心与手背热度相等，心率 96 次/分，律齐，两肺未闻及干湿鸣，体温 38.5℃。证属邪犯少阳，湿困脾土。处方小柴胡汤加味：柴胡 10g，黄芩 10g，半夏 6g，佩兰 10g，滑石 20g，党参 5g，生山楂 25g，鸡内金 12g，金银花 10g，牛蒡子 8g，荆芥 7g，生姜 2 片，大枣 3 枚。3 剂，水煎服。其母问余："是否停服西药？"余曰："停用一切西药。"

1994 年 7 月 29 日二诊，其母曰：服药 1 剂尽，发热即停，诸症消除，惟饮食较前增加不明显。查：舌淡红苔中细腻略黄，脉细滑。处以保和丸改汤加减 3 剂以善后。［张建荣.金匮证治精要.2 版.北京：人民卫生出版社，2010：357.］

大柴胡汤

【原文】

按之心下满痛者，此为实也，当下之，宜大柴胡汤。（十：12）

大柴胡汤[1]方

柴胡半斤　黄芩三两　芍药三两　半夏半升（洗）　枳实四枚（炙）　大黄二两　大枣十二枚　生姜五两

上八味，以水一斗二升，煮取六升，去滓，再煎，温服一升，日三服。

注释：

[1] 大柴胡汤：《伤寒论》大柴胡汤无大黄，方后语有："一方，加大黄二两，若

不加，恐不为大柴胡汤。"

【功效配伍】

大柴胡汤和解少阳，通下热结。本方是小柴胡汤去人参、炙甘草，加芍药、枳实、大黄组成。方用柴胡、黄芩和解少阳，清泻郁火；半夏、生姜和胃降逆止呕；大枣甘缓和中；去小柴胡汤中的人参、炙甘草，以防补中恋邪；加芍药敛阴和营止痛，缓心下急迫；加枳实、大黄行气消痞，泻下热结。诸药合用，共奏和解少阳，通下阳明热结。

上八味药，水煮，去滓，再煎，温服，一日三次。

【方证论治辨析】

大柴胡汤治心下满痛。症见按之心下痞满疼痛等。

本证为邪在少阳阳明，或为肝胆郁热，胃肠燥结。按之心下痞满疼痛，为内有实邪结滞。此满痛范围涉及胸腹，旁及两胁，但以胃脘两胁为中心，部位相对较高。本证邪气虽已入阳明之腑，但少阳之经邪热并未解除，故治用大柴胡汤和解少阳邪热，通下阳明里实。

【用方思路】

大柴胡汤既能疏利肝胆，又能荡涤胃肠结滞，治疗少阳阳明合病，或内伤肝胆胃肠俱病。本方临证应用，若胁腹痛甚者，重用白芍，加川楝子、延胡索、郁金等；心下痞满甚者，重用枳实，加木香；若大便不通者，重用大黄，加芒硝；若湿热甚者，加茵陈、栀子、虎杖等；若血脉瘀阻者，加丹参、桃仁、牡丹皮；若胆道结石者，加金钱草、海金沙、鸡内金。

大柴胡汤临床用于治疗胆囊炎、胆石症、急性胰腺炎、肝炎、胆汁反流性胃炎、腹膜炎、肠梗阻、疟疾、肠伤寒、流行性感冒、肺炎、流行性出血热等疾病。

【医案举例】

张建荣医案：杨某，男，64岁，2018年9月9日初诊。于9月7日因急性上腹痛，住咸阳市某医院普外科，B超检查：胆囊结石、胆囊炎、胆囊积液。主管医生告知必须手术切除胆囊，患者因惧怕，不愿手术治疗，医生要求患者写书面保证，后果自负。患者出院后延余用中药排石，余与患者素来相识，故一再强调用中药恐难即刻取效，患者执意要服中药，难以推却。症见腹痛较轻，口苦，大便二日一解，舌淡胖苔中较厚腻，脉弦滑。处大柴胡汤加减：柴胡 12g，黄芩 12g，半夏 10g，厚朴 15g，枳实 15g，大黄 12g，木香 15g，炒枳壳 15g，川楝子 15g，木通 12g，海金沙 15g，鸡内金 15g，金钱草 30g，炙甘草 10g，大枣 2 枚。10 剂，水煎服，一日 2 次。

服完 10 剂药后，腹痛等症消失。在原住院医院找主管医生复查，曾做 B 超 2 次，均未见结石。第一次复查无结石，医生认为不准确，又行 2 次检查，仍未见结石。

按语：此案例本不抱多大治疗希望，结果却出乎意料。但余在处方时选用大柴胡汤加减，对其配伍是做了认真考虑的。因舌淡胖、苔中厚腻，大便二日一解，考虑胆胃实热浊邪重，加之当时腹痛不甚，故去芍药防其敛邪，重用柴胡、厚朴、枳实、大黄，配用木香、炒枳壳、川楝子以加强疏肝胆，利肠胃；加木通、海金沙、鸡内金、金钱草以消石利浊。诸药合用，腑气畅通，气行石走而病愈。

第七章　经方温里剂

经方温里剂，指具有温阳散寒、通阳散寒、温通经脉、回阳救逆作用，治疗阳虚寒盛的方药。这里的温里剂主要包括温心、脾、肾之阳气的方药，属"八法"中的"温法"。《素问·至真要大论》所谓"寒者热之""治寒以热"是其组方立法的理论依据。

经方温里剂所用药物既能温阳气以治本，又能散寒湿以治标，但关键是温阳气，因寒为阳虚所生，或阳虚而感寒。温阳药具有扶阳、养阳、通阳、护阳、固阳等作用，分别用以治疗心、脾、肾等脏腑阳气虚损证。

第一节　温心阳剂

薏苡附子散

【原文】

胸痹缓急[1]者，薏苡附子散主之。（九：7）

薏苡附子散方

薏苡仁十五两　大附子十枚（炮）

上二味，杵为散，服方寸匕，日三服。

注释：

[1] 胸痹缓急：缓急，偏义复词，偏急，即胸痹急症。缓急，有人认为是病情时缓时急；亦有人认为缓，作治疗解，急，作急症，即治疗急症。

【功效配伍】

薏苡附子散温经止痛，散寒除湿。方中重用炮附子以温经散寒，通心阳，行痹阻，止疼痛；重用薏苡仁，除湿宣痹，导浊阴下行，又能缓解筋脉拘挛。二味药合用使阳气振奋通畅，寒湿下行消散，则疼痛缓解。本方药味虽少，但炮附子辛温发散力量雄猛，薏苡仁有良好的缓解筋脉拘挛的作用，故作散剂即可取效。

上二味药，共研细末，每次服方寸匕，一日三次。或水煎服。

【方证论治辨析】

薏苡附子散治胸痹急症。胸痹缓急者，指胸痹急症，当有喘息咳唾，胸背剧痛，或心痛彻背，甚至四肢筋脉抽搐，舌淡苔白而滑，脉沉而迟或弦紧等症。

本证为寒湿遏阻胸中，阳气痹阻。寒湿壅滞，阳气遏阻，经筋脉络失之阳气温煦，发生挛急抽搐，则疼痛剧作；若寒湿消散，阳气稍伸则疼痛缓解。因阴邪与阳气交相胜负，正胜则病缓，邪胜则痛作，故可见疼痛时缓时急。治用薏苡附子散温经止痛，散寒除湿。尤在泾《金匮要略心典》曰："阳气者，精则养神，柔则养筋，阳痹不用，则筋失养而或缓或急，所谓大筋软短，小筋弛长者是也，故以薏苡仁舒筋脉，附子通阳痹。"

【用方思路】

薏苡附子散温阳除湿以治本，待心胸阳气振奋，寒湿消散，则疼痛自解。附子温通心阳、除湿散寒，炮制后止痛疗效显著。本方重用炮制大附子十枚，是经方用附子量之最大者方，因病情急重，故须急于温阳散寒止痛。《伤寒论》桂枝甘草汤温心阳，药味平和，是临证常用方。薏苡附子散既能温心阳，又能除寒湿，有别于桂枝甘草汤。临证：若阳虚甚者，加桂枝；气虚者，加党参、黄芪；湿邪甚者，加橘皮、半夏、茯苓；痰浊甚者，加栝楼、薤白；心血瘀阻者，加丹参、赤芍、川芎、三七。

薏苡附子散临床用于治疗冠心病心绞痛、心肌梗死、未化脓性心包炎、急慢性胆囊炎、肩周炎、坐骨神经痛等疾病。

【医案举例】

（1）杨医亚医案：吴某，女，49岁，干部，1974年4月13日诊。患冠心病心绞痛已近两年，常感胸膺痞闷，憋气，甚则不能平卧，服栝楼薤白半夏汤加丹参、鸡血藤、降香等多剂，证情已趋和缓，但今日突然心胸疼痛，痛连脊背，呻吟不已，口唇青紫，手足冰冷，额汗如珠，家属急来邀诊，舌暗水滑，脉弦迟极沉。询其原因系由洗头劳累受凉所致。此属寒甚而阳衰，痹甚而血阻，若疼痛不解，阳将脱散，生命难保，故急以大剂薏苡附子散合独参汤加味救治：薏苡仁90g，熟附子30g，人参30g，参三七24g。先煎人参、附子，后纳薏苡仁、三七，浓煎频呷。只两剂，疼痛已缓解，厥回肢温，额汗顿止。［杨医亚.中医自学丛书·金匮.石家庄：河北科学技术出版社，1985：207.］

（2）刘亚娴医案：王某，男，40岁，已婚，干部。初诊：1989年3月9日。主诉：胸闷痛，气短，心悸，加重10天。现病史：患者1981～1989年胸闷痛间断性加剧，先后10次住院治疗。本次住院已10日，诊为病毒性心肌炎（后遗症期）、病态窦房结综合征。现症：胸痛憋闷，气短有欲绝之感，心悸阵作，心悸发作时心率可达180次/分，心悸缓解时心率可达38次/分左右，但胸闷痛难忍，每于夜间11时症状加重，心率最低可达30次/分，经西药治疗症状控制不理想，于1989年3月9日动员患者安置永久性心脏起搏器，患者及家属犹豫不决而请中医会诊。诊查：胸痛憋闷，气短有若欲绝，脉迟，舌淡红苔白。辨证：心阳不足，阴阳不和，气血乖戾。治法：温通心阳，缓急和中，调和阴阳。处方：薏苡仁40g，炮附子10g，柴胡10g，清半夏15g，生黄芪20g，知母10g，桂枝 10g，生甘草 10g，茯苓 15g，降香 6g，赤芍 10g。水煎服。每日 1 剂，分 2 次服。

二诊：1989 年 3 月 13 日，服上方 4 剂诸症大减，已决定不安置起搏器，脉缓，舌正红苔薄白，原方继服半月，诸症若失（心率稳定在 50～70 次/分），随访 10 余年病情稳定，工作如常人。

原按：该病情可谓急而重，据证分析：患者胸闷痛而急迫，当缓之；子时为阴阳交替之时，此时症状加重，当和之；脉迟无力乃心阳不足，心阴亏损；心悸阵作，心率快时达 180 次/分，慢时仅 30 次/分，呈阴阳不和，气血乖戾之状，当调之。尤在泾曾言："求阴阳之和必求于中气，求中气之立者必建中也。"因"中者四运之轴，阴阳之机也"。但病情紧迫，遵"胸痹缓急者，薏苡附子散主之"之意，取薏苡附子散缓急，而以小柴胡汤和之，黄芪建中汤调之。以知母代小柴胡汤中之黄芩并与黄芪相配，取张锡纯用黄芪之意，而获截效。可见危重症的治疗更需坚持中医理论指导，灵活变法，而辨证论治尤为重要。

［吕志杰. 仲景方药古今应用. 2 版. 北京：中国医药科技出版社，2016：778. ］

第二节　温中阳剂

甘草干姜汤

【原文】

肺痿吐涎沫而不咳者，其人不渴，必遗尿，小便数，所以然者，以上虚不能制下故也。此为肺中冷，必眩，多涎唾，甘草干姜汤以温之。若服汤已渴者，属消渴。（七：5）

甘草干姜汤方

甘草四两（炙）　　干姜[1]二两（炮）

上哎咀，以水三升，煮取一升五合，去滓，分温再服。

注释：

[1] 干姜：《伤寒论》干姜无"炮"字。

【功效配伍】

甘草干姜汤温阳复气。方中重用炙甘草补中益气，取干姜辛热，温中阳散寒气，二味相配，又可辛甘化阳，以温振中焦阳气。本方取理中汤一半，且炙甘草用量倍重于干姜，意在益气为主，温阳为辅，亦能防温复太过；另外，将干姜炮制后则由辛温变为苦温，守而不走，专温中焦阳以复上焦肺气。

上二味药，水煮，去滓，温服，一日二次。

【方证论治辨析】

甘草干姜汤治肺痿肺气虚寒证。症见吐涎沫，不咳嗽，口不渴，头眩，遗尿，小便数。

虚寒性肺痿或为素体阳虚，肺气虚寒；或为虚热性肺痿阴损及阳；或其他疾病失治误治损及肺之阳气。本证由于上焦阳虚，肺中冷，气虚不摄化津液，故频吐涎沫；肺气痿弱不振，则清阳不升，浊阴不降，故头眩；肺冷气阻，痿废不用，故不咳，或咳嗽不显著；因病属肺中冷，阳气虚寒，故口不渴；上焦肺气虚冷，治节不用，水液直趋下焦，故遗尿，小便频数。方用甘草干姜汤从中焦治疗，以温肺复气。高学山《高注金匮要略》曰："虚则补其母，非温脾胃之中土以温肺金，无他法也，重用甘以守中之甘草，使之径趋脾胃；佐以辛温之干姜，是直从中土，升其生金之化。"

【用方思路】

甘草干姜汤取理中汤的一半用药，是一首温复中焦阳气的基础方。用培土生金法治肺痿，对治疗肺虚损疾病具有指导意义，临证可加党参、白术健运脾土，补中益气。本方亦能治单纯涎唾多或遗尿，因上焦受气于中焦，中焦阳气振奋，则寒气无滋生之地，上焦阳气恢复，则肺气不寒，气能摄津，吐涎沫当自止；肺气不寒，上能治下，遗尿当自止。临证用本方治涎唾多，可合用苓桂术甘汤；治遗尿可合用缩泉丸（乌药、益智仁）加黄芪。

甘草干姜汤临床用于治疗小儿多涎症、小儿尿床、尿失禁、消化性溃疡等疾病。

【医案举例】

赵守真医案：刘君，30岁，小学教师。患遗尿甚久，日则间有遗出，夜则数遗无间，良以为苦。医咸认为肾气虚损，或温肾滋水而用桂附地黄汤，或补肾温涩而用固阴煎，或以脾胃虚寒而用黄芪建中汤、补中益气汤，其他鹿茸、紫河车之类，均曾尝试，有效有不效，久则依然，吾见前服诸方，于证未尝不合，何以投之罔效？细诊其脉，右部寸关皆弱，舌白润无苔，口淡，不咳，唾涎，胃纳略减，小便清长而不时遗，夜为甚，大便溏薄。审系肾、脾、肺三脏之病。但补肾温脾之药，服之屡矣，所未服者肺经之药耳。复思消渴一证，肺为水之高源，水不从于气化，下注于肾，脾虚而不能约制，则关门洞开，是以治肺为首要，而本证亦何独不然。景岳云："小水虽利于肾，而肾上连肺，若肺气无权，则肾水终不能摄，故治水者必先治气，治肾者必先治肺。"

本病缘于肾，因知有温肺以化水之治法，又甘草干姜汤原有治遗尿之说，更为借用有力之依据。遂疏予甘草干姜汤：炙甘草 24g，干姜（炮透）9g。每日 2 剂。3 日后，尿遗大减，涎沫亦稀，再服 5 日而诸症尽除。然以 8 日服药 16 剂，竟愈此难治之症，诚非始料所及。[赵守真.甘草干姜汤"异病同治"的体会.广东中医,1962(9):13.]

乌头赤石脂丸

【原文】

心痛彻背，背痛彻心，乌头赤石脂丸主之。（九：9）

乌头赤石脂丸方

蜀椒一两（一法二分）　乌头一分（炮）　附子半两（炮）（一法一分）　干姜一两（一法一分）　赤石脂一两（一法二分）

上五味，末之，蜜丸如桐子大，先食服一丸，日三服。不知，稍加服。

【功效配伍】

乌头赤石脂丸温阳散寒，峻逐阴邪。方中乌头、附子、干姜、蜀椒皆一派大辛大热之品，共用可同力相助，振奋心胃之阳，峻逐阴寒邪气；赤石脂温涩调中，收敛阳气，并防温散太过；蜜丸可解乌头、附子毒性，又能顾护胃气，缓解疼痛。本方乌头擅长散沉寒痼冷，以祛散肌腠经络寒湿见长；而附子擅长温脏腑之阳，以消散在里寒湿见长。本证阴寒邪气内外夹攻，病及心背脏腑经络，故乌头、附子同用，经脏共治，是其用药特点。

上五味药，研细末，蜜为丸如桐子大，进食前服一丸，一日三次。无效，可稍增量。

【方证论治辨析】

乌头赤石脂丸治心痛，阴寒痼结证。症见心痛彻背，背痛彻心。即心窝部疼痛牵引背部作痛，背部疼痛牵引心窝作痛，形成心背互相牵引作痛。

阴寒痼结之心痛，为心胃阳虚，寒气内外夹攻作痛。阴寒邪气相逼，心胃之阳不通，经脉失之煦养，加之寒气攻冲凝敛，血脉运行涩滞不利，故心痛剧烈。心胃之俞穴在背，俞穴与脏腑相通，若寒气由经脉向外攻击于背俞，则心痛彻背；若寒气从背俞由经脉内攻于心胃，则背痛彻心。若疼痛剧烈者，可伴四肢厥冷、脉象沉紧等症。本证为阴寒过盛逼及阳气，但非阳虚至极，故用乌头赤石脂丸温阳散寒，峻逐阴邪。阴寒痼冷得除，则阳气自复，疼痛自解。

【用方思路】

赵桐《金匮述义》曰："此阴寒凌盛，阳光欲熄也。心痛彻背，背痛彻心，气血紊乱，淆乱于胸也。此际，用破气行血药，如逐窜马，入赘放豚，如理梦丝，反而大痛，只宜乌附椒姜大辛大热，峻逐阴邪。最妙赤石脂一味，堵塞其攻冲之路，如包围奸敌也。亦《内经》'塞其空窍，为是良工'之理。"乌头赤石脂丸是《伤寒论》《金匮要略》中温阳散寒作用最强方药，经方唯独本方乌头、附子同用于一方，又配以蜀椒、干姜，其温阳作用可见一斑。此方给后世所谓温阳派、火神派的用药奠定了基础。

乌头赤石脂丸临床用于治疗胃幽门狭窄、慢性胃炎、胃溃疡、冠心病、心绞痛、心肌梗死、坐骨神经痛等疾病。

【医案举例】

李济民医案：吕某，女，62 岁，1983 年 2 月 15 日就诊。间发左胸疼 2 年。近因天气寒冷，自觉胸闷不适，今晨突发心绞痛不休，急用硝酸甘油片含舌下无效，求余诊治。症见心痛彻背，时有昏厥，汗出肢冷，唇舌青紫，脉细微欲绝。心电图示：急性下壁心肌梗死。证属寒凝痹阻，阳虚欲脱之候。治法：回阳救逆固脱。急用乌头赤石脂丸加减：乌头 10g，乌附片 30g，干姜 10g，川椒 8g，赤石脂 15g，桂枝 15g，红参 15g。水煎。

一昼夜急服 2 剂，心痛大减，汗出肢温，昏厥随之而除。共服 5 剂，心痛消失，唯有胸闷不适，舌质淡红，苔白，脉象沉细。心电图复查提示：窦性心动过缓；冠状动脉供血不足。危症已去，改用枳实薤白桂枝汤加丹参 20g、栝楼 10g、黄芪 20g、红花 4g，调治 1 个月而愈。随访 1 年未复发。［李济民.经方治疗急证二则.国医论坛，1989（2）：14.］

九痛丸

【原文】

九痛丸：治九种心痛。（九）

附子三两（炮）　生狼牙一两（炙香）　巴豆一两（去皮心，熬，研如脂）　人参　干姜　吴茱萸各一两

上六味，末之，炼蜜丸如桐子大，酒下，强人初服三丸，日三服，弱者二丸。兼治卒中恶[1]，腹胀痛，口不能言。又治连年积冷，流注心胸痛[2]，并冷冲上气，落马、坠车、血疾等，皆主之，忌口如常法。

注释：

[1] 卒中恶：指因感受外来秽浊之邪而致疾病突然发作。

[2] 流注心胸痛：即心胸疼痛，时而固定，时而移动他处。流，指流动、移动；注，指集中、固定。

【功效配伍】

九痛丸祛寒解痛，逐痰散结。方中附子、干姜温中阳祛寒散结化饮；吴茱萸解肝郁降逆下气，与附子、干姜共能温通血脉，解除疼痛；巴豆温通腑气，泻冷积、逐痰饮；人参扶正益气固本；狼牙待考，《备急千金要方》作狼毒可供参考。《神农本草经》曰："狼毒味辛平，有大毒，主咳逆上气，破积聚饮食，寒热水气，恶疮鼠瘘疽蚀，鬼精蛊毒，杀飞鸟走兽。"综合上述，本方具有温阳气、散寒冷、祛痰浊、逐瘀积等作用。因能治疗九种心痛，故方名曰九痛丸。

上六味药，共研细末，炼蜜和丸，如桐子大，用酒调服，身体强壮者，初服三丸，一日三服，身体稍弱者服二丸。

【方证论治辨析】

九痛丸治九种心痛。原文方后指出：兼治突然感受外来秽浊之邪所致的腹胀痛，口不能言；又治陈寒积冷，流注心胸痛；并治冷冲上气，落马、坠车、血疾等。《备急千金要方》第十三卷谓九种心痛是指："一虫心痛、二注心痛、三风心痛、四悸心痛、五

食心痛、六饮心痛、七冷心痛、八热心痛、九去来心痛。"心痛虽分九种，形成原因亦多，但不外寒冷、痰饮、结血、积聚、宿食、虫注等引起心胸胃脘痛证。治宜九痛丸祛寒以解痛，逐痰以散结。

【用方思路】

九痛丸临证应用较少见，主要是对生狼牙尚无确切统一认识。九痛丸温阳散寒作用同乌头赤石脂丸，但有补虚泻实及疏肝降逆的特殊功用。

附子粳米汤

【原文】

腹中寒气，雷鸣切痛[1]，胸胁逆满，呕吐，附子粳米汤主之。（十：10）

附子粳米汤方

附子一枚（炮）　半夏半升　甘草一两　大枣十枚　粳米半升

上五味，以水八升，煮米熟，汤成，去滓，温服一升，日三服。

注释：

[1] 雷鸣切痛：雷鸣，形容肠鸣音高亢；切痛，形容腹痛犹如刀切。

【功效配伍】

附子粳米汤温中散寒，化饮降逆，缓急止痛。方中炮附子辛热以振奋脾胃之阳，祛散腹中寒气；半夏辛温化湿，降逆止呕；甘草、大枣、粳米补益脾胃，并能缓解急迫。本方煎煮法以米熟汤成为度，可提高粳米补益脾胃之作用。

上五味药，水煮，以米熟汤成为度，去滓，温服，一日三次。

【方证论治辨析】

附子粳米汤治腹满，虚寒饮逆证。症见腹中寒气，雷鸣切痛，胸胁逆满，呕吐。

本证为脾胃阳虚，水饮内停，升降逆乱。由于脾胃阳虚，失之运化，水谷精微反停聚而为水饮；因既有寒气上逆，又有水饮下注，水气相激，故腹中雷鸣切痛；阳虚寒逆，水饮内聚，脾胃升降失常，清阳不能升发，浊阴不能下降，反而上逆，故胸胁气逆胀满，呕吐。治宜温中散寒，化饮降逆，缓急止痛，方用附子粳米汤。

【用方思路】

本证病位在腹，凸现满、痛、呕三大特征。其病机寒气上逆，水饮下注，皆由脾胃阳虚所致，附子粳米汤方中炮附子、甘草、大枣、粳米温中散寒补虚治本，半夏化饮降逆治标。临证不能忽视半夏应用，因有半夏该方即不同于人参汤、大建中汤。

附子粳米汤临床用于治疗胃痉挛、幽门狭窄、胰腺炎、急慢性胃肠炎、经行腹泻、妊娠呕吐、产后腹痛等疾病。

【医案举例】

（1）殷品子医案：陈右，32岁。呃逆连日不辍，数进丁香柿蒂合橘皮竹茹汤出入，未见其效。患者面色淡白，呃时声息低微，时断时续，舌苔薄白，脉形沉迟，纯属脾胃虚寒，中焦运化乏力，失其升清降浊之职，胃气应降而不降，寒阻气逆，则呃逆，寒阻于中，气机不畅，则脘闷胸痞，改予附子粳米汤加味，以观后效。处方：炮附子9g，姜半夏9g，炙甘草5g，陈皮6g，川厚朴6g，炒潞党9g，干姜5g，大枣6枚。三剂。

复诊：服加减附子粳米汤后，辄能应手，呃声已止，精神亦振，可知前方之所以未能取效者，非药不对证，乃药力之不及毂。盖患者体虚已久，一向娇薄，投一般治呃之剂，药虽专而力不足。附子粳米汤非治呃逆之方，而为治胸胁逆满，腹痛呕吐之剂，服之所以获效者，因二者均为脾胃虚寒，病机则一也，病机同，故治可相通。兹再续进调治，俾脾胃旺盛，使无后患。处方：炮附子6g，姜半夏9g，炙甘草5g，炒潞党9g，陈皮6g，炒枳壳9g，茯苓12g，炙黄芪12g，炒白术9g，大枣6枚。七剂。[上海市中医文献馆.仲景方在急难重病中的运用.上海：上海中医学院出版社，1989：59.]

（2）赵守真医案：彭君德初夜半来谓："家母晚餐后腹内痛，呕吐不止。煎服姜艾汤，呕痛未少减，且加剧焉，请处方治。"吾思年老腹痛而呕，多属虚寒所致，处以砂半理中汤。黎明彭君仓促入，谓服药痛呕如故，四肢且厥，势甚危迫，恳速往。同诣其家，见伊母呻吟床第，辗转不宁，呕吐时作，痰涎遍地，唇白面惨，四肢微厥，神疲懒言，舌质白胖，按脉沉而紧。伊谓："腹中雷鸣剧痛，胸膈逆满，呕吐不止，尿清长。"凭证而论，则为腹中寒气奔迫，上攻胸胁，胃中停水，逆而作呕，阴盛阳衰之候。《灵枢·五邪》有云："邪在脾胃……阳气不足，阴气有余，则寒中肠鸣腹痛。"又《金匮要略》叙列证治更切："腹中寒气，雷鸣切痛，胸胁逆满，呕吐，附子粳米汤主之。"尤在泾对此亦有精辟之论述:"下焦浊阴之气,不特肆于阴部,而且逆于阳位,中虚而堤防撤矣。故以附子补阳驱阴,半夏降逆止呕,而尤赖粳米、甘草培令土厚而使敛阴气也。"其阐明病理,绎释方药,更令人有明确之认识。彭母之病恰切附子粳米汤,可以无疑矣!但尚恐该汤力过薄弱,再加干姜、茯苓之温中利水以宏其用。服两剂痛呕均减,再两剂痊愈。改给姜附六君子汤从事温补脾胃,调养十余日,即速复如初。[赵守真.治验回忆录.北京:人民卫生出版社,2008:56.]

赤 丸

【原文】

寒气厥逆,赤丸主之。(十:16)

赤丸方

茯苓四两　乌头二两(炮)　　半夏四两(洗)(一方用桂)　　细辛一两(《千金》作人参)

上四味,末之,内真朱[1]为色,炼蜜丸如麻子大,先食酒饮下三丸,日再夜一服;不知,稍增之,以知为度。

注释:

[1] 真朱:即朱砂。《神农本草经》名丹砂;《名医别录》:丹砂作末名真朱。

【功效配伍】

赤丸散寒止痛,化饮降逆。方中乌头、细辛温散沉寒痼冷,通阳止痛;茯苓淡渗利饮,宁心安神;半夏化饮降逆,和胃止呕;佐少量朱砂重镇降逆,固护心君;蜜丸解药毒;酒服助药力。诸药合用,则寒散阳通,饮化逆降。刘渡舟《金匮要略诠解》曰:"《雷公药性赋》认为,乌头反半夏,不能同用,此处仲景两药并用,相反相成,且用量较小,而又以蜜制其悍,故可获良效。"

上四味药,研细末,炼蜜如麻子大,用朱砂做成外色,故名赤丸,每次食前空腹以温酒调服,一日三次。无效,可稍增量,以有效为度。

【方证论治辨析】

赤丸治腹满,寒气厥逆证。症见四肢厥冷,腹满痛,心动悸,呕吐等。

本证有"寒气厥逆"，附子粳米汤方证有"腹中寒气"，大建中汤方证有"腹中寒"。所以"寒气"致病皆有满、痛、呕现象。"厥逆"既指症状，又指病机。由于脾肾阳气虚寒，水饮内停，致阴阳之气不相顺接，阳气不能通达，则四肢厥冷；阳虚寒凝，水饮停滞，则腹满痛；水饮随寒气上逆凌心，则心动悸；胃失和降，则呕吐。故本证除四肢厥冷外，可伴见腹满痛、心动悸、呕吐等症。治用赤丸散寒止痛，化饮降逆。

【用方思路】

赤丸中乌头、半夏配伍应用，属相反药同用于一方，但临床有应用报道，尚未见毒副作用。赤丸用真朱为外色的制作方法，别具一格，对后世丸剂的制作有参考价值。

赤丸临床用于治疗胃或肠痉挛、肠梗阻、关节疾病、末梢神经疾病等。

【医案举例】

张谷才医案：周某，男，28岁。患者白天因天气炎热，口渴，饮大量河水，晚餐又食酸腐食物，夜宿露天乘凉，半夜突然出现心腹绞痛，呕吐饮食，四肢厥冷，脉象沉迟，舌淡苔白。寒湿内伤，中焦阳虚，治当温中散寒，降逆化湿。仿仲景赤丸方意：制乌头（先煎）、甘草各4g，细辛2g，半夏、苍术各6g，太子参、茯苓各10g，生姜汁5滴（冲服）。煎200mL，分两次服。1剂痛解呕止，再服1剂痊愈。［张谷才.从《金匮要略》谈相反的配伍方法.安徽中医学院学报,1983(2):40.］

乌头煎

【原文】

腹痛，脉弦而紧，弦则卫气不行，即恶寒，紧则不欲食，邪正相搏，即为寒疝。

寒疝绕脐痛，若发则白汗[1]出，手足厥冷，其脉沉紧者，大乌头煎主之。（十：17）

乌头煎方

乌头大者五枚（熬，去皮，不呋咀）

上以水三升，煮取一升，去滓，内蜜二升，煎令水气尽，取二升，强人服七合，弱人服五合。不差，明日更服，不可一日再服。

注释：

[1] 白汗：白通迫，即寒疝发作时，因剧烈疼痛而迫使冷汗出。

【功效配伍】

乌头煎温阳祛寒止痛。方中乌头性大热有毒，功效峻猛，以散沉寒痼冷止痛，单用取效更捷；用蜜煎乌头可制其毒性，并取甘以缓急。方名又称大乌头煎者，是因乌头用量较大而名之。

取大乌头五枚，水煮，去滓，加入蜂蜜，再煎使水气挥发尽，取汁服用。用药应严格掌握剂量，并根据身体强弱，强者多进，弱者少进，一日仅服一次。

【方证论治辨析】

乌头煎治寒疝，阴寒痼结证。症见腹痛，恶寒，不欲饮食，脉弦而紧。寒疝发作时，以绕脐疼痛为主，并见冷汗出，手足厥冷，脉由弦紧转为沉紧。

本证为阴寒内结，阳气痹阻。阴寒与阳气相搏，进一步痹阻虚阳，即为寒疝。腹痛由于寒盛，寒盛由于阳虚。阳虚卫气运行痹阻，不能外达肌表，皮毛失之温煦，故恶寒；阳虚寒盛，脾胃运化受阻，故不欲饮食；脉弦与紧，皆为阴寒内盛之象。寒疝之病，多为肝、脾、肾阳气俱虚，寒气俱盛之体，故每因触寒而发或加剧，如风寒由脐腹入里，引动内寒，内外之寒交加攻冲，则阳气痹阻更甚，故发作时，即见绕脐疼痛，冷汗出，手足逆冷，脉由弦紧而转变为沉紧。本证是一种发作性腹痛疾病。治用乌头煎温阳祛寒止痛。

寒疝是一种阴寒性的腹中疼痛病证。寒，指病变性质，疝，《说文》谓："腹痛也。"所以寒疝病名，既明确了病因病性，又明确了症状特征。《内经》虽无寒疝病名，但《素问·长刺节论》有"病在少腹，腹痛不得大小便，病名曰疝，得之寒"的记载，此病情及症状特点与《金匮要略》所论寒疝基本相似。

【用方思路】

本证为急重症，仲景却重用一味大乌头治之，便可知其作用之猛烈。魏荔彤《金匮要略方论本义》曰："乌头辛热，逐寒邪，开阴闭，专用建功，单刀直入，竟趋虎穴，此取效之最径捷者也。"

乌头煎临床用于治疗胃肠神经官能症、胃肠痉挛、风湿性关节炎、类风湿关节炎等疾病。

【医案举例】

魏龙骧医案：沈某，50余岁，1973年6月初诊。有多年宿恙，为发作性腹痛，因旧病复发，自外地来京住我院。1959年曾在我院做阑尾炎手术，术后并无异常。此次诊为"胃肠神经官能症"。自诉每发皆与寒凉疲劳有关。其症腹痛频作，痛无定处，惟多在绕脐周围一带，喜温可按，痛甚致汗大出。查舌质淡，苔薄腻而滑，脉沉弦。诊系寒气内结，阳气不运。寒则凝泣，热则流通。寒者热之，是为正治。曾投理中汤，药力尚轻，药不胜病，非大乌头煎不可，故先小其量以消息之。乌头用4.5g，以药房蜜煎不便，盖蜜煎者缓其毒也，权以黑豆、甘草代之。2剂后，腹痛未作，汗亦未出，知药证相符，乌头加至9g。4剂后复诊，腹痛已止，只腹部微有不适而已。第见腻苔已化，舌转嫩红，弦脉缓和，知沉寒痼冷得乌头大热之品，涣然冰释矣。病者月余痊愈出院。［魏龙骧.续医话四则.新医药杂志,1978(12):14.］

茱萸汤

【原文】

呕而胸满者，茱萸汤[1]主之。（十七：8）

茱萸汤方

吴茱萸一升　人参三两　生姜六两　大枣十二枚

上四味，以水五升，煮取三升，温服七合，日三服。

注释：

[1] 茱萸汤：《伤寒论》称吴茱萸汤，用药相同，炮制不同，煮药用水量稍有差异。即吴茱萸（洗）、生姜（切）、大枣（擘）；另为：以水七升，煮取二升。余同。

【功效配伍】

茱萸汤温中和胃，降逆止呕。《伤寒论》吴茱萸汤与茱萸汤组成相同。方中以吴茱萸辛苦热为君，既能降肝胃寒逆以祛散浊阴，又能疏肝解郁以调达气机，《素问·至真要大论》云"寒淫于内，治以甘热，佐以苦辛"；生姜重用六两以助吴茱萸温胃散寒，化饮降逆止呕；人参、大枣甘平补益胃气。诸药合用，温胃散寒，降逆止呕，但以降肝胃寒逆见长。

上四味药，水煮，去滓，温服，一日三次。

【方证论治辨析】

茱萸汤治呕吐，寒饮上逆证。症见呕而胸满。

本证为胃气虚弱，寒饮内停而上逆胸中。胃气虚弱即生寒饮，寒饮停胃，胃失和降，胃气上逆则呕吐；胃中寒气上逆胸中，胸阳遏郁则胸满。治用茱萸汤补虚散寒，降逆止呕。

【原文】

干呕，吐涎沫，头痛者，茱萸汤主之。（十七：9）

茱萸汤治呕吐，厥阴肝寒犯胃证。症见干呕，吐涎沫，头痛。

足厥阴肝经夹胃属肝，上贯膈，布胁肋，上入颃颡，连目系，上出与督脉交于颠顶。厥阴肝经寒邪犯胃，浊阴不降而上逆，故干呕而无物，或见泛泛欲吐；胃阳虚寒，饮停于中而上泛，故口吐涎沫；肝经寒邪及浊阴循经上逆清窍，故头痛，且以厥阴颠顶痛为著。治用茱萸汤暖肝温胃散寒，泻浊和胃降逆。

【用方思路】

茱萸汤是治疗厥阴头痛、肝胃寒逆呕吐的要方，其关键是吴茱萸能入厥阴肝经与阳明胃经，擅长降肝胃寒逆。临证若逆满呕吐甚，加半夏、橘皮等；若肝胃寒逆甚，加旋覆花、砂仁等；头痛甚者，加藁本、细辛、白芷、川芎等。

茱萸汤临床用于治疗急慢性胃炎、消化性溃疡、幽门痉挛、慢性肠炎、十二指肠壅积症、慢性胆囊炎、神经性呕吐、神经性头痛、偏头痛、梅尼埃病、胃肠神经官能症、高血压病、青光眼、闪辉性暗点、视疲劳症等疾病。

【医案举例】

（1）冉雪峰医案：武昌周某室，年三十八，体质素弱，曾患血崩，平日常至余处治疗。此次腹部不舒，就近请某医诊治，服药腹泻，病即陡变，晕厥瞑若已死，如是者半日许，其家已备后事，因族人以身尚微温，拒入殓，且争执不休，周不获已，托其邻居来我处婉商，请往视以解纠纷，当偕往。病人目瞑齿露，死气沉沉，但以手触体，身冷未僵，扪其胸膈，心下微温，恍惚有跳动意，按其寸口，在若有若无间，此为心体未全静止，脉息未全厥绝之症。族人苦求处方，姑拟参附汤：人参 3g，附子 3g，煎浓汁，以小匙微微灌之，并嘱就榻上加被。

越二时许，复来邀诊，见其眼半睁，扪其体微温，按其胸部，跳跃较明晰，诊其寸口，脉虽极弱极微，亦较先时明晰。余曰：真怪事，此病可救乎？及余扶其手自肩部向上诊察时，见其欲一手扪头而不能，因问：病人未昏厥时曾云头痛否？家人曰：痛甚。因思仲景云：头痛欲绝者，吴茱萸汤主之。又思前曾患血崩，此次又腹泻，气血不能上达颠顶，宜温宣冲动，因拟吴茱萸汤一方：吴茱萸 9g，人参 4.5g，生姜 9g，大枣 4 枚。

越日复诊：神识渐清，于前方减吴茱萸之半，加人参至 9g。一周后病大减，用内补当归建中汤、炙甘草汤等收功。余滥竽医界有年，对气厥、血厥、风厥、痰厥屡见不鲜，真正死厥，尚属少见，幸而治愈，因录之，以供研究。[冉雪峰.冉雪峰医案.北京：人民卫生出版社,2006:18.]

（2）周连三医案：罗某，35 岁，1963 年 8 月 13 日诊治。现病史：初患外感，发热恶寒，无汗身痛，项背强直不舒，投以葛根汤加味，服后汗出热退，项强好转，但头痛不止，经三次会诊，辨为阳热之证，先后投大剂白虎汤和祛风清热药无效。邀周连三老中医会诊。

症见：面色青黑，头痛如劈，位在额颠，以布裹头，冲墙呼烦，舌无苔多津，鼻流清涕，四肢厥冷，呕吐涎沫，脉象弦滑。辨证：阳虚寒盛，阴寒之气上犯清阳之府。治则：温降寒湿。处方：吴茱萸 30g，潞党参 30g，生姜 30g，大枣（劈）12 枚。上方服后，诸症减轻，头痛立止，继服 3 剂而愈。

体会：阴寒之邪上凌，清窍被浊阴之邪蒙蔽，故头痛如劈，其辨证关键在呕吐涎沫和四肢厥冷上，吴茱萸味辛苦而气大热，人参、姜、枣益气温中，协吴茱萸以降逆安中，使阳虚得补，寒逆得降，对阴寒上逆之邪所致的头痛用之多效。临床治头痛时吴茱萸的用量以 15～30g 为宜，量少则不能到达颠顶祛其阴寒之邪。[郑卫平,冀文鹏.唐祖宣金匮要略解读.北京:科学出版社,2016:204.]

第三节 温肾阳剂

天雄散

【原文】

天雄散方（六）

天雄[1]三两（炮）　　白术八两　　桂枝六两　　龙骨三两

上四味，杵为散，酒服半钱匕，日三服，不知，稍增之。

注释：

[1] 天雄：张志聪《本草崇原》曰："附子种在土中，不生侧子，经年独长大者，故曰雄也。"

【功效配伍】

天雄散温补脾肾，壮火益精。方中天雄能壮命门之阳，补先天之本，是为君药，张璐《本经逢原》曰"天雄禀纯阳之性，补命门、三焦，壮阳精，强肾气，过于附子"；桂枝助天雄补阳化气；白术健脾以培精气之化源；龙骨收敛浮阳，并固摄阴精。诸药合用，补先天而兼顾后天，又温补之中兼以收敛，是治本兼治标之方。

上四味药，共研细末，取半钱匕，用酒冲服，一日三次。无效，可稍增量。

【方证论治辨析】

天雄散治男子阳痿、失精。《备急千金要方》曰："天雄散，治五劳七伤，阳痿不起衰损方。"

【原文】

男子脉浮弱而涩，为无子，精气清冷。一作冷。（六：7）

男子无子症，症见精气清冷，脉浮弱而涩。

精气清冷，即精质稀薄量少，精气不温，为真阴真阳俱虚，精气交亏之候，故不能授孕成胎。真阴不足，则脉浮弱无力；精血衰少，则脉涩弱。《诸病源候论·虚劳无子候》亦云："丈夫无子者，其精清如水，冷如冰铁，皆为无子之候。"

天雄散补阳摄阴，可治男子精气交亏的无子症。故本证可与天雄散方合论。

【用方思路】

男子无子症，即男子不育症，仲景首次从临床论述此病脉症表现，尤其"精气清冷"一语，指出了其病机关键所在，也隐含临证补益精气的基本治法思路。《金匮要略·妇人杂病脉证并治》温经汤方后指出："亦主妇人少腹寒，久不受胎。"即用温经汤治疗女子宫寒不孕症。据此，知仲景对男子不育症、女子不孕症皆有论述，其论治思路对当今临床有指导意义。

天雄散临床用于治疗男性性功能障碍、男子不育症、精子减少症等疾病。

【医案举例】

龚子夫医案：熊某，男，42 岁，已婚，工人。1989 年 11 月 10 日初诊。患者结婚 10 余年，性生活较频。从 1980 年起每年有 2～4 次遗精。近 2 年因工作紧张、劳累，渐感体力不支，常有头昏身倦，腰膝酸软，怯寒腰冷，小腹不温，阴头寒。半年来性功能差，最近阴茎举而不坚，致使不能交合。食纳尚可，大便溏，小便频，舌质淡嫩，苔白，脉沉细弱，右尺尤甚。此为肾精亏耗，命门火衰。治宜温补下元，振阳起痿，以天雄散加味：附片 10g（先煎），白术 15g，肉桂 6g（后下），生龙骨 15g，补骨脂 10g，肉苁蓉 10g，巴戟天 10g，枸杞子 15g。日 1 剂，水煎服。

服药 7 剂后，阴茎坚，能交合，但时间短，怯寒腰冷，小腹不温，前阴寒有好转，继前方，再进 10 剂。药后诸症平复，为巩固疗效，继服 5 剂，后随访未见复发。[邹定华.龚子夫运用天雄散加味治男性病的经验.江西中医药,1993(3):11.]

四逆汤

【原文】

呕而脉弱，小便复利，身有微热，见厥者，难治，四逆汤主之。（十七：14）

四逆汤[1]方

附子一枚（生用）　干姜一两半　甘草二两（炙）

上三味，以水三升，煮取一升二合，去滓，分温再服。强人可大附子一枚，干姜三两。

注释：

[1] 四逆汤：《伤寒论》为附子一枚（生用，去皮，破八片）。余同。

【功效配伍】

四逆汤回阳救逆。方中附子大辛大热，纯阳燥烈，力量雄宏，能上行温通心阳，下行补肾阳益命火，并能通达十二经脉，畅达阳气，祛逐寒湿，生用回阳救逆作用更强，是为君药；干姜辛热温中散寒，并助附子温心肾之阳，是为臣药，所谓"附子无干姜不热"；炙甘草甘温，补中益气，并缓干姜、附子辛烈之性，为佐为使。三药相合，共奏回阳救逆固脱之效。李中梓《伤寒括要》曰："四肢者，诸阳之本，阳气不能充布，故四肢逆冷。是方专主是症，故名四逆也。"方后指出：身体强壮者可用大附子一枚、干姜三两，已与通脉四逆汤用量相同，此为视其病情轻重缓急、身体强弱而变化药量。

上三味药，水煮，去滓，温服，一日二服。

【方证论治辨析】

四逆汤治呕吐，脾肾虚寒证。症见呕吐，身有微热，四肢厥冷，小便清利，脉微弱。

此为脾肾阳虚寒逆证。脾阳虚弱，必胃阳亦虚，胃虚则不能主司下降，阴寒邪气随胃气上逆，则呕吐；阴盛于内，格阳于外，则身有微热，四肢厥冷。肾阳虚弱则膀胱之阳亦虚，失其温化固摄之职，则小便清利。脾肾之阳俱虚，则脉微弱无力。治用四逆汤温阳救逆。因病情危重，阴寒内盛，阳气有欲脱之势，故曰："见厥者，难治。"

【原文】

下利腹胀满，身体疼痛者，先温其里，乃攻其表。温里宜四逆汤，攻表宜桂枝汤。（十七：36）

四逆汤治下利，脾肾阳虚兼表证。症见下利清谷，腹胀满，身体疼痛。

病在里脾肾阳虚，不能温运腐熟水谷，故下利清谷；阳虚不运，寒凝气滞，故腹胀满。在表有风寒侵袭，邪气滞留，营卫通行受阻，故身体疼痛。治宜先温其里，后解其表，此法是治虚寒下利兼表的基本原则。先用四逆汤温里以复脾肾阳气，再用桂枝汤治表，其解表药祛邪之力将会得益于体内正气的协助，邪气易除。假若先予解表，体内阳气将会随汗而更损，反使寒气更加壅盛，最终导致腹满加重，病情危笃。

【用方思路】

四逆汤治疗少阴病心肾阳衰，或脾肾阳衰证，具有回阳救逆，破阴散寒功用。临证凡各种原因导致的亡阳厥逆证，均可用此方加味治疗，若气阴两虚者合生脉饮；若心阳虚水肿者加桂枝、黄芪、防己、葶苈子等；心血瘀阻者加丹参、赤芍、川芎等。

四逆汤临床用于抢救心源性休克、感染性休克、脱液性休克、急性心肌梗死、心力衰竭等急危重症；也用于治疗病窦综合征、风湿性心脏病、慢性肠炎、慢性肾炎等。

【医案举例】

刘天鉴医案：陈某，50 余岁，住大西门。陡然腹痛，吐泻大作，其子业医，投以藿香正气散，入口即吐，又进丁香、砂仁、柿蒂之属，亦无效。至黄昏时，四肢厥冷，两脚拘挛，冷汗淋漓，气息低微，人事昏沉，病势危急，举家仓皇，求治于余。及至，患者面色苍白，两目下陷，皮肤干瘪，气息微弱，观所泻之物如米泔水，无腐秽气，只带腥气，切其脉，细微欲绝。余曰：此阴寒也。真阳欲脱，阴气霾漫，阳光将熄，势已危笃，宜回阳救急，以挽残阳。投大剂四逆汤。当晚连进 2 剂，冷服。次早复诊：吐利止，厥回，脉细，改用理中加附子而康。［湖南省中医药研究所.湖南省老中医医案选·刘天鉴医案.长沙:湖南科学技术出版社,1980:24.］

通脉四逆汤

【原文】

下利清谷，里寒外热，汗出而厥者，通脉四逆汤主之。（十七：45）

通脉四逆汤[1]方

附子大者一枚（生用）　干姜三两（强人可四两）　甘草二两（炙）

上三味，以水三升，煮取一升二合，去滓，分温再服。

注释：

［1］通脉四逆汤：《伤寒论》方后有加减用药法。

【功效配伍】

通脉四逆汤破阴回阳，通达内外。本方与四逆汤药味组成相同，只是附子、干姜用量有所增加而异，即选生大附子一枚，干姜由一两半加至三两。生附子、干姜大辛大热，加大其量则破阴散寒，回阳救逆之力更峻，并能破除阴阳格拒之势，而挽回欲脱之阳气。本方能使阳气恢复，阴气消散，阴阳相接，脉气通行，故名通脉四逆汤。

上三味药，水煮，去滓，分二次温服。

【方证论治辨析】

通脉四逆汤治寒厥下利。症见下利清谷，里真寒，外假热，汗出而四肢厥冷。

本证下利清冷，为脾肾阳虚，阴寒内盛；身微热，为阴盛格阳，虚阳外浮；汗出而四肢厥冷，为阴从下利而欲下脱，阳从汗出而欲外越，阴阳之气不相贯通，并有阴阳离决之势。治用通脉四逆汤回阳救逆。

【用方思路】

通脉四逆汤和四逆汤两方的药物组成相同，功效相似，皆用于治疗少阴病心肾阳衰，或脾肾阳衰证，但两方的用药量不同，功效强弱有差异，故所治证候有轻重之别。通脉四逆汤适用于少阴阳衰阴盛，格阳于外，表现为里真寒而外假热，较四逆汤方证为重为急，临证可随机增加药量，以回阳救逆。临床应用参照四逆汤。

【医案举例】

马云翿医案：邻乡马和，中年人。中秋节前，午餐后因食果饵而引起腹痛，发自两胁，下趋少腹，自申至戌，疼痛如掣，辗转呻吟，举凡内服外敷之药均不应，乃着其兄到舍请诊。见其面色青黄，额上微汗，言而微，呻声已转弱，当由于疼痛过甚所致。手足冰冷，舌白无苔，脉沉微，意其外肾必收缩，探之果然。以三阴经脉相交于腹胁，阳气衰微，阴寒凝聚，厥阴为风木之脏，其势向下，阴筋受凝寒惨慄之殃，此为脏结之危候。仲师谓："病胁下素有痞，连在脐旁，痛引少腹入阴筋者死。"其阳虚当非一日，舌白已露一斑，果饵之食，特诱因耳。除着其炒老姜、葱头热熨外，即与通脉四逆汤：炮天雄30g，干姜21g，炙甘草9g。嘱其连服两剂。归后拈书复对，《金匮要略》谓："入腑则生，入脏则死。"入腑入脏，为气机之转变使然，因无定律，系念不已。越晨，闻敲门之声甚厉，着妇出应，知复邀诊，当下心戚戚，意其病必入脏而成定局，操刀之咎，恐难窒谗人之口。急问其病情何若？对以能睡，病况好转，遂听之下如释重负。复往诊之，已能起行，只有余痛未泯耳！与真武加龙牡之轻剂而愈。［马英萃.马云衢医案（一）.广东中医,1963（3）:33.］

第八章　经方寒热并用剂

经方寒热并用剂，是指方中既用苦寒药又用辛温药，以治疗寒热错杂，抑或寒热虚实错杂的疾病，以半夏泻心汤为代表方。寒热并用剂将《内经》"寒者热之""热者清之""虚者补之""实者泻之"等法融于一方，是八法组合应用的典范，也是平衡机体阴阳的典范，更是治疗复杂及疑难疾病的典范。寒热并用剂也见于其他章节，如表里双解剂的大青龙汤、祛痰化饮剂的木防己汤等。《经方观止·伤寒篇》包含寒热并用剂较多，可参阅。

半夏泻心汤

【原文】

呕而肠鸣，心下痞者，半夏泻心汤主之。（十七：10）

半夏泻心汤[1]**方**

半夏半升（洗）　黄芩三两　干姜三两　人参三两　黄连一两　大枣十二枚　甘草三两（炙）

上七味，以水一斗，煮取六升，去滓，再煮取三升，温服一升，日三服。

注释：

[1] 半夏泻心汤：《伤寒论》方大枣后有"擘"字。余同。

【功效配伍】

半夏泻心汤和中降逆，消痞散结。方中半夏辛温而燥，燥湿化痰，消痞散结，和胃降逆止呕为主药，配干姜辛温，温中阳散寒湿；黄芩、黄连苦寒降泻，清热化湿和胃；人参、大枣、炙甘草甘温益气和中，补脾胃助运化，以复其升降之职，汪昂《医方集解》曰"欲通上下交阴阳者，必和其中"，炙甘草又可调和诸药。七味药相合，辛开苦降甘补，寒温并用，补消兼施，和胃消痞，可使寒热得除，升降有序，脾胃调和，痞满呕利自愈。本方将辛热、苦寒、甘温融于一方，要求"去滓再煎"，可促使药性合和，有利于调和中焦，协调阴阳，消除痞满。

上七味药，水煮，去滓后，再煎煮，分三次温服。

【方证论治辨析】

半夏泻心汤治呕吐，寒热错杂证。症见呕而肠鸣，心下痞满。

本证为素日脾胃运化失常，寒热之气互结心下胃脘；或因表病胃阳不足，误下病邪乘虚内陷心下。寒热错杂中焦，脾胃升降失常，在上胃气上逆则呕；在下脾失健运则肠鸣或泄泻；在中寒热互结，气机痞塞，则心下痞满。按之柔软，不硬不痛是痞证典型症状，即《伤寒论》151条所谓："按之自濡，但气痞耳。"治用半夏泻心汤寒热并调，和中消痞。

【用方思路】

半夏泻心汤方证是既有寒又有热，既有虚又有实，实则为寒热虚实错杂证，此机理从用药方面尤为突出，如半夏、干姜辛温以散寒湿；黄芩、黄连苦寒以清湿热；人参、大枣、炙甘草甘温以补气虚。本方亦凸显了辛开苦降，补虚泻实之功。心下痞指病者自觉心下胃脘痞塞不通，如物梗塞，但按之自濡；心下痞的病机关键在中焦脾胃，因脾为湿土，胃为燥土，故易形成寒热虚实错杂。其证从舌象辨，当见舌体胖大红润，舌边有齿痕，苔黄白相兼；从脉象辨，当有脉濡缓，或濡弱略数。若不考虑这些症状表现，则很难判断为寒热虚实错杂之痞。

半夏泻心汤临床用于治疗急慢性胃炎、浅表性胃炎、胃窦炎、胆汁反流性胃炎、急慢性肠炎、胃肠功能紊乱症、肠易激综合征、慢性胆囊炎、慢性复发性口腔溃疡等疾病。

【医案举例】

（1）陈瑞春医案：古某，男，50岁，1974年4月就诊。患者脘腹痞满伴有肠鸣，腹泻已一年余。自诉胃脘至脐以上痞满而胀痛，稍嗜寒凉食物则肠鸣下利或稀薄软便，胸膈烦满，食纳减少，口苦，尿色淡黄。舌质偏红，舌苔薄黄而根部厚腻，脉象缓而带弦。证属脾胃气虚，湿热壅滞，虚中夹实。应当和胃燥湿同治，虚实兼顾。方拟半夏泻心汤加味：半夏9g，黄连6g，黄芩6g，干姜6g，炙甘草6g，党参12g，枳壳9g，广木香6g。嘱服3剂。

二诊：痞满胀感消失，肠鸣减利止，胃口好转，食量略增，腻苔退为薄润。嘱原方再进5剂。继则以健脾益胃法善后调理而痊愈。一年后随访，病未复发。[陈瑞春. 泻心汤类方的探讨. 新医药学杂志, 1977（6）：37.]

（2）张建荣医案：全某，男，51岁，农民，2011年12月1日初诊。患胃溃疡5年有余。现胃胀痛，夜间痛甚，胀满时减，触摸发凉，背亦痛，偶吐酸水，纳差，大便稀，便色正常，1日3~4次，鸡鸣即欲便。去年西安某医院胃镜示：十二指肠溃疡。平时服复方铝酸铋可缓解一时。检查：胃脘触痛明显，舌红苔厚腻色略黄润，脉沉细。辨为湿热中阻，脾虚不运。处方半夏泻心汤加味：半夏10g，干姜8g，砂仁10g，黄连10g，黄芩10g，薏苡仁15g，党参12g，白术10g，炙甘草6g，厚朴15g，木香15g，延胡索15g，五灵脂10g（包煎），蒲公英15g，炒麦芽15g。水煎，连服10剂。

2011 年 12 月 11 日二诊：服药期间仅胃痛 2 次，吐酸、胃胀好转。舌红苔薄黄，脉沉细。继用前方调整药量，黄连减至 8g，厚朴、木香、延胡索减至 10g，炒麦芽增至 20g。续用 10 剂。

2011 年 12 月 21 日三诊：胃已不痛、不胀、不凉、不吐酸，饮食增加，大便日 1 次。舌红苔薄黄，脉沉细略数。继用前方去薏苡仁，加竹茹 10g，6 剂，水煎服，以作善后处理。[张建荣.经方观止.北京:中国中医药出版社,2016:358.]

甘草泻心汤

【原文】

狐惑之为病，状如伤寒，默默欲眠，目不得闭，卧起不安，蚀[1]于喉为惑，蚀于阴[2]为狐，不欲饮食，恶闻食臭，其面目乍赤、乍黑、乍白。蚀于上部[3]则声喝[4]，一作嗄，甘草泻心汤主之。（三：10）

甘草泻心汤[5]方

甘草四两　黄芩三两　人参三两　干姜三两　黄连一两　大枣十二枚　半夏半升

上七味，以水一斗，煮取六升，去滓再煎，温服一升，日三服。

注释：

[1] 蚀：作腐蚀，侵蚀，虫蚀解；或作疮疡解，如《说文》谓："蚀，败疮也。"

[2] 阴：指前后二阴。

[3] 上部：指咽喉部。

[4] 声喝（yè，音叶）：说话声音嘶哑。

[5] 甘草泻心汤：《伤寒论》方：甘草四两（炙）、半夏半升（洗）、大枣十二枚（擘）。余同。

【功效配伍】

甘草泻心汤化湿解毒，助正祛邪。方中重用甘草为主药，未标明炙，则为生甘草，取其清热解毒和中；黄芩、黄连苦寒清热解毒化湿；干姜、半夏辛温燥，取辛以开散杀虫，温以散寒除湿，燥以化湿和胃；人参、大枣健脾运湿，补益气血。诸药合用辛开苦降，清热解毒，化湿祛浊，扶助正气。

上七味药，水煮，去滓后，再煎煮，分三次温服。

【方证论治辨析】

甘草泻心汤治狐惑，湿热错杂证。症见咽喉腐蚀溃烂，声音嘶哑，伴见状如伤寒，默默欲眠，目不得闭，卧起不安，不欲饮食，恶闻食臭，其面目乍赤、乍黑、乍白。

狐惑病是因感受湿热虫毒，致目眦、咽喉及前后二阴等窍道腐蚀溃烂的疾病。若虫毒腐蚀咽喉者叫惑；腐蚀前阴或后阴者叫狐，由于咽喉与二阴症状常并见，故合称为狐惑病。狐惑病的发生，赵以德《金匮方论衍义》认为："盖因湿热久停，蒸腐气血而成瘀浊，于是风化所腐为虫矣。"湿热虫毒熏蒸于上，则咽喉腐蚀溃烂，声音嘶哑；若湿热下注，则见前后二阴腐蚀溃烂。本病初期，湿热熏蒸，营卫运行不畅，则见状如伤寒，类似伤寒发热恶寒，身痛等症；湿热内扰神明，则见默默欲眠，目不得闭，卧起不安；湿热内蕴脾胃，运化呆滞，则见不欲饮食，恶闻食臭；湿热虫毒上扰，气血营卫失调，面目出现短暂变幻无常，则见乍赤、乍黑、乍白。治宜清热化湿，杀虫解毒，方用甘草泻心汤。

【用方思路】

甘草生用与炙用，作用有显著区别。《金匮要略》甘草泻心汤是用生甘草四两为主药，用量较大以加强清热解毒和中，治疗狐惑病湿热证。《伤寒论》甘草泻心汤用炙甘草四两为主药，重在益气和中，用于治疗反复误下，重伤脾胃，痞利俱甚证。

半夏泻心汤、甘草泻心汤，临证应用可据其证候寒热虚实之多寡，以调整方中药物用量，热甚或湿热甚者，重用黄连、黄芩；寒甚者，重用干姜、半夏；气虚甚者，重用人参、炙甘草、大枣。若气滞者，加木香、砂仁等；若血瘀者，加丹参、赤芍、桃仁等；若纳差者，加焦山楂、炒麦芽；若泛酸者，加海螵蛸、瓦楞子等；若有胃溃疡，或胃糜烂者，加白及、蒲公英等；若有口腔溃疡者，加板蓝根、大青叶等；若前阴溃烂者加苦参、土茯苓等。

甘草泻心汤临床用于治疗急慢性胃炎、浅表性胃炎、胃窦炎、贲门痉挛、胆汁反流性胃炎、消化性溃疡、急慢性肠炎、胃肠功能紊乱症、肠易激综合征、溃疡性结肠炎、口腔溃疡、慢性复发性口腔溃疡、口腔黏膜苔藓、剥脱性唇炎、白塞综合征等疾病。

【医案举例】

（1）王子和医案：焦某，女，41岁，干部。1962年6月初诊。患者于20年前因在狱中居处潮湿得病，发冷发热，关节疼痛，目赤，视物不清，皮肤起有大小不等之硬斑，口腔、前阴、肛门均见溃疡。20年来，时轻时重，缠绵不愈。近来月经先期，色紫有块，有黄白带，五心烦热，失眠，咽干，声嘎，手足指趾硬斑，日久已呈角化。肛门周围及直肠溃疡严重，不能正坐，口腔黏膜及舌面也有溃疡，满舌白如粉霜，大便干结，小溲短黄，脉滑数。诊断为狐惑病，即予治惑丸、甘草泻心汤加减内服，苦参煎水熏洗前阴，并以雄黄粉熏肛。肛门熏后，见有蕈状物突出肛外，奇痒难忍，用苦参汤洗涤后，渐即收回。服药期间，大便排出恶臭黏液多量，阴道也有多量带状浊液排出，病情日有起色，四肢角化硬斑亦渐消失。治疗4个月后，诸症消失，经停药观察1年余，未见复发。

按：雄黄熏肛时，一般不易燃着，须用艾叶一团，撒雄黄粉于上，待其燃着后，用一铁筒将火罩住，令患者蹲坐其上，对准肛门溃疡处熏之。熏前须洗净肛门，熏后亦须保持肛门清洁，每日熏3次。治惑丸为自拟方：槐实、苦参各60g，芦荟30g，干漆（炒令烟尽）0.18g，广木香、桃仁（炒微黄）各60g，青葙子、明雄黄（飞）、广犀角（水牛角代）各30g。上9味，共研极细末，水泛为小丸，滑石为衣，每服3~6g，每日2~3次。[王子和.狐惑病的治疗经验介绍.中医杂志,1963(11):10.]

（2）赵锡武医案：郭某，女，36岁。口腔及外阴溃疡半年，在某医院确诊为口、眼、生殖器综合征，曾用激素治疗，效果不好。据其脉证，诊为狐惑病。采用甘草泻心汤加味，方用：生甘草30g，党参18g，生姜6g，干姜3g，半夏12g，黄连6g，黄芩9g，大枣（擘）7枚，生地黄30g，水煎服12剂。另用生甘草12g，苦参12g，4剂煎水，外洗阴部。复诊时口腔及外阴溃疡已基本愈合。仍按前方再服14剂，外洗方4剂，患者未再复诊。[中国中医研究院西苑医院.赵锡武医疗经验.北京:人民卫生出版社,1980:99.]

（3）张建荣医案：乔某，男，49岁，2018年12月21日初诊。患口腔溃疡、龟头溃疡2个多月。龟头溃疡较重，两大腿股内侧，在发病初呈片状泛红，继见轻度溃烂。胃脘硬满，口干，偶有牙痛，饮食一般，饮水量多，夜间三四点即醒，难入睡。体胖，血脂稍高，血压偶有偏高。检查：牙龈与舌体发红，有多处溃疡面，舌苔略黄腻，脉沉细。龟头及外皮有多处溃疡面。诊断：狐惑病，证属湿热熏蒸。处方甘草泻心汤加味：生甘草15g，黄连10g，黄芩10g，黄柏10g，姜半夏12g，干姜10g，党参15g，板蓝根15g，土茯苓20g，丹参20g，赤芍15g，牛膝15g，升麻10g，蒲公英20g，大枣2枚。10剂，一日2次，水煎服。

2019年1月3日复诊：服药疗效满意，口腔溃疡、阴茎外皮溃疡好转，阴股部溃疡面已结痂，胃脘硬满已消失。现没精神，头闷，舌木，大便初头干，舌红苔黄，脉沉细弱。继用上方加黄芪 15g，再连续用药 20 剂，病痊愈。

按语：狐惑病是典型的寒热错杂证，如口腔与龟头的溃疡面中心发白为寒湿，外周泛红为实热，即寒热夹杂之征象。本证除口腔与龟头溃疡外，胃脘硬满亦反映中焦脾胃有湿热中阻。本案甘草泻心汤重用生甘草，加用板蓝根、升麻、蒲公英、土茯苓以加大清热解毒与除湿；加丹参、赤芍以活血凉血祛瘀，可促使血脉通行，利于湿热毒邪排泄。

第九章　经方补益剂

　　经方补益剂，指能够补充机体气血阴阳的方药，用以治疗虚损性疾病。《素问·三部九候论》曰："虚者补之。"《素问·阴阳应象大论》曰："形不足者，温之以气，精不足者，补之以味。"仲景谓之"补不足"，此属"八法"中"补法"。补益剂中方药多为甘温、甘平、甘寒、甘凉之剂。人体阳虚者，多伴见寒湿；阴虚者，多伴见燥热；正气虚者又易感受外邪。故补益剂，或扶阳以散寒湿，或滋阴以制燥热，或扶正以祛邪气，当随证补之。对五脏气血阴阳俱虚者，仲景多用甘温之品，多从脾肾治疗，这是补益剂的用药特色。

第一节　扶阳剂

小建中汤

【原文】

虚劳里急[1]，悸，衄，腹中疼，梦失精，四肢酸[2]痛，手足烦热，咽干口燥，小建中汤主之。（六：13）

小建中汤方

桂枝三两（去皮）　甘草三两（炙）[3]　大枣十二枚　芍药六两　生姜三两　胶饴一升

上六味，以水七升，煮取三升，去滓，内胶饴，更上微火消解，温服一升，日三服。呕家不可用建中汤，以其甜故也。

《千金》疗男女因积冷气滞，或大病后不复常，苦四肢沉重，骨肉酸疼，吸吸少气，行动喘乏，胸满气急，腰背强痛，心中虚悸，咽干唇燥，面体少色，或饮食无味，胁肋腹胀，头重不举，多卧少起，甚者积年，轻者百日，渐致瘦弱，五脏气竭，则难可复常，六脉俱不足，虚寒乏气，少腹拘急，羸瘠百病，名曰黄芪建中汤，又有人参二两。

注释：

[1] 里急：指大腹里急，脾居大腹。急，即拘急、拘迫。

[2] 酸：作痠。

[3] 甘草三两（炙）：《伤寒论》为甘草二两（炙）。

【功效配伍】

小建中汤甘温建中，扶阳益阴。本方即桂枝汤倍用芍药加胶饴组成。方用桂枝汤调和脾胃阴阳，倍用芍药以增强补益营血，缓解里急；加胶饴温养脾胃。方中桂枝与生姜、胶饴、大枣、炙甘草相配，辛甘化阳，以温脾阳，祛散寒气；芍药与胶饴、大枣、炙甘草相配，则酸甘化阴，以养胃阴，消除虚热。此方除芍药外，其他药物均为甘温之品，故本方侧重甘温建中，扶阳而益阴，使阴阳协调，气血调和。方名"建中"者，即建立中焦脾胃之阳气。脾胃居中焦，为营卫气血之化源，后天之本，中气建立，则气血生化充足，五脏皆得气血所养，故诸虚损疾病皆可得治。经方芍药尚未分白芍、赤芍，本方宜用白芍。

上六味药，水煮取汁，再入胶饴微火消解，一日三次，温服。呕家不可用建中，因方中有甘甜药，盖防其甘而壅滞故也。

【方证论治辨析】

小建中汤治虚劳腹痛，阴阳两虚证。症见大腹里急，绵绵作痛，四肢酸痛，梦遗失精，心悸，衄血，手足烦热，咽干口燥。

本证为脾阳虚损，阳损及阴，致阴阳俱损，寒热互见。脾阳虚损，寒自内生，故大腹里急，绵绵作痛；气血虚衰，不能营养四肢，故四肢酸痛；脾虚及肾，精关不固，故梦遗失精；脾阳虚则心营亏耗，故心悸；阴亏生热，损伤脉络，故衄血，手足烦热。本证为脾胃久病劳损，既有阳虚，又有阴虚，既有虚寒，又有虚热，但又非极寒极热，所以阴阳俱损，寒热互见为本病的基本病理特征。治用小建中汤甘温建中，扶阳益阴，调理阴阳。《灵枢·终始》曰："阴阳俱不足，补阳则阴竭，泻阴则阳脱，如是者，可将以甘药，不可饮以至剂。"

【原文】

男子黄[1]，小便自利，当与虚劳小建中汤。（十五：22）

注释：

[1] 男子黄：男子，非专指男子；黄，指萎黄。

小建中汤治虚劳发黄。症见面色及肌肤萎黄，小便自利。

黄疸病后期，湿热已去，而脾胃虚弱，气血化生不足，故面色及肌肤萎黄，小便自利；或为其他原因引起气血虚损，血不外荣，出现面色萎黄不华，肌肤枯黄不润。治用小建中汤甘温建中，补益气血。

【原文】

妇人腹中痛，小建中汤主之。（二十二：18）

小建中汤治妇人腹中痛。症见腹中拘急，绵绵作痛，喜温喜按，神疲乏力，面色少华，舌质淡白，脉细缓。或伴见月经量少，或推后；或见产后腹痛。

妇人腹中痛，为脾胃阳虚，中气不足，气血生化之源匮乏。小建中汤建中益气，使气旺而津血自生，脏腑经络得之温煦充养，则腹痛等症自愈。

【用方思路】

小建中汤反映了对气血阴阳俱虚之证，应以甘温之剂首建中焦阳气为原则，俾阳气振奋，则气血化源不竭，阴阳便趋于协调平衡。小建中汤是调理脾胃阴阳的基础方，其组方特点是用辛甘药以扶阳，用酸甘药以养阴，所谓辛甘化阳，酸甘化阴，从阳引阴，从阴引阳之由来。但本方在调理阴阳方面，是突出甘温扶阳，而非酸甘养阴。所谓甘温扶阳，是指用甘温润养、温和而不呆滞之药，既非大辛大热又非甘腻滋润之品。甘温以扶脾阳，酸甘以滋胃阴，故调理脾胃、调理阴阳是其组方主旨。小建中汤也是后世四君子汤、补中益气汤的祖方，但后两者是补脾益气的代表方，非调理脾胃阴阳方，应注意区别应用。

小建中汤临证应用，若脾胃气虚者，加黄芪、党参、山药、白术等；脾胃阴虚者，加麦冬、沙参、石斛、百合等；腹痛甚者，加延胡索、五灵脂等；大便呈柏油样者，加白及、海螵蛸、三七粉等；兼瘀血者，加丹参、牡丹皮、当归尾等；兼气滞者，加砂仁、佛手、木香等；兼心下痞满者，加白术、枳实等；兼呕吐者，加橘皮、半夏等；泛酸者，加海螵蛸、瓦楞子等；厌食者，加焦山楂、焦神曲、炒麦芽等。

小建中汤临床用于治疗慢性胃炎、胃窦炎、胃下垂、贲门失弛缓症、胃溃疡、十二指肠球部溃疡、习惯性便秘、乙型肝炎、再生障碍性贫血、血小板减少性紫癜、痛经等疾病。

【医案举例】

(1) 万健臣医案：彭姓子年二十余，身面俱黄，目珠不黄，小便自利，手足烦热。诸医疗无功。余诊其脉细弱。默思黄疸虽有阴阳之不同，未有目珠不黄，小便自利者，脉证合参，脾属土为荣之源而主肌肉，此必脾虚荣血虚馁，不能荣于肌肉，土之本色外越也。《金匮要略》云："男子黄，小便自利，当与虚劳小建中汤。"仲师明示"虚劳"也能发黄，与寒湿、湿热诸黄不同。当从虚劳治例，与小建中汤加人参、当归益气养荣。服10余剂，热止黄退。[吕志杰.伤寒杂病论研究大成.北京:中国医药科技出版社，2010:714.]

（2）张建荣医案：曹某，男，58 岁，陕北清涧县人，2012 年 8 月 29 日初诊。胃痛 3 个多月，曾反酸。现胃痛，大便稀、色黑，每日 1 次。检查：剑突下触痛，舌红质略暗，苔薄白略腻，脉沉细缓。来诊当日咸阳市某医院胃电镜示：复合多发溃疡（取活检，活检结果未出）。中医辨证：脾胃虚寒夹瘀。处方小建中汤加减：桂枝 10g，炒白芍 20g，炙甘草 10g，砂仁 6g，白术 10g，炒山药 10g，瓦楞子 10g（先煎），海螵蛸 10g（先煎），白及 12g，三七粉 5g（冲），丹参 15g，蒲公英 15g，炒麦芽 20g，生姜 3 片，大枣 4 枚。10 剂，水煎服。

2012 年 9 月 8 日，患者之女来门诊说服药效果显著，要求照原方再取 10 剂药带回陕北。2013 年 6 月，据患者之女介绍的老乡前来门诊看胃病，告知曹某服余之药，病已无恙，至今未犯。［张建荣.经方观止.北京:中国中医药出版社,2016:382.］

黄芪建中汤

【原文】

虚劳里急，诸不足，黄芪建中汤主之。于小建中汤内加黄芪一两半，余依上法。气短胸满者加生姜；腹满者去枣，加茯苓一两半；及疗肺虚损不足，补气加半夏三两。（六：14）

【功效配伍】

黄芪建中汤甘温建中，益气补虚。本方即小建中汤加黄芪组成。方用小建中汤甘温建中，调理气血阴阳；加黄芪补中益气。此补益气血之效优于小建中汤。

上七味药，水煎取汁，再纳入胶饴微火消解，一日三次，温服。

【方证论治辨析】

黄芪建中汤治虚劳腹痛，气血俱虚证。症见虚劳里急，诸不足。

虚劳诸不足，为气血阴阳俱虚，但以气虚为主，其症可见短气里急，倦怠乏力，自汗，盗汗等；另外，尚应具备小建中汤的基本适应证，如症见大腹里急，绵绵作痛，四肢酸痛，梦遗失精，心悸等。治宜甘温建中，益气补虚，调理气血阴阳，方用黄芪建中汤。

【用方思路】

黄芪建中汤与小建中汤皆能调理脾胃阴阳，但前者侧重甘温益气建中，后者侧重甘温扶阳建中。

黄芪建中汤临床用于治疗慢性萎缩性胃炎、胃窦炎、胃溃疡、十二指肠溃疡、慢性肝炎、乙肝病毒携带、白细胞减少症、血卟啉病等。

【医案举例】

颜德馨医案：于某，男，43岁。初诊：胃脘痛历20余年，反复发作，食糯米而痛减，夜半不能平卧，起坐稍缓，微寒喜暖，面白神疲，纳少便溏。胃钡检查：十二指肠球部溃疡、变形，伴有激惹现象。舌淡苔薄，脉虚弦。久痛必虚，脾阳失运，黄芪建中汤加味主之。生黄芪30g，桂枝4.5g，杭白芍12g，生姜2片，九香虫2.4g，大枣4枚，炙甘草4.5g，饴糖30g（冲），茯苓9g。5剂，每日1剂，水煎服。药后胃脘痛大减，夜得安卧，精神亦振，大便已实，守方连服，随访年余未作。

按语：本方用治脾胃虚寒之胃脘痛有卓效。据颜老经验，久痛入络，痛处固定不移，拒按者加九香虫、醋五灵脂；失血后贫血者加当归、龙眼肉；呕吐者加半夏、茯苓；泛酸嘈杂、口干、脉数者去桂枝加蒲公英；便秘者加柿霜（另吞），并以蜂蜜代饴糖；兼胃下垂、胃黏膜脱垂者加炒升麻；胃纳不佳者加生麦芽、檀香。［杨建宇,李剑颖,王发渭,等.国医大师经方验案精选.北京:学苑出版社,2011:250.］

【原文】

附方：《千金》内补当归建中汤

治如人产后虚羸[1]不足，腹中刺痛不止，吸吸[2]少气，或苦少腹中急，摩痛[3]引腰背，不能食饮；产后一月，日得服四五剂为善，令人强壮宜。（二十一：附方）

当归四两　桂枝三两　芍药六两　生姜三两　甘草二两　大枣十二枚

上六味，以水一斗，煮取三升，分温三服，一日令尽。若大虚，加饴糖六两，汤成内之。于火上暖令饴消，若去血过多，崩伤内衄[4]不止，加地黄六两，阿胶二两，合八味，汤成内阿胶。若无当归，以芎䓖代之。若无生姜，以干姜代之。

注释：

［1］虚羸：虚损羸瘦。

　　[2] 吸吸：吸气。

　　[3] 摩痛：隐隐作痛。《广雅释诂》曰"摩，犹隐也"；《备急千金要方》卷三作"少腹中急挛痛"。

　　[4] 内衄：产后出血。

【功效配伍】

　　《千金》内补当归建中汤调理脾胃，养血活血，缓急止痛。本方为小建中汤去胶饴，加当归组成。方中当归调养营血，活血止痛；小建中汤去胶饴调理脾胃，建立中气，缓解疼痛。

　　上六味药，用水煎煮，温服，一日三次，一日将药服完。

　　若大虚者，汤药煎成后加入饴糖用微火烊消溶解；若出血过多，崩漏内衄不止，加地黄、阿胶（烊化）。若无当归，可以用川芎替代；若无生姜，可以用干姜替代。

【方证论治辨析】

　　《千金》内补当归建中汤治产后虚羸腹痛证。症见形体消瘦，腹中刺痛，或小腹拘急疼痛，并牵引腹背，吸气短促，不能饮食，

　　妇人产后气血虚弱，形体消瘦，腹中刺痛，或小腹拘急疼痛，并牵引腹背，吸气短促，不能饮食，是产后气血空虚，血行涩滞，脾胃虚寒，化源不足。方用《千金》内补当归建中汤调理脾胃，养血活血。

【用方思路】

　　《千金》内补当归建中汤重在甘温养血活血，有别于小建中汤与黄芪建中汤，多用于血虚、出血等脾胃虚弱证。临证应用参考小建中汤。

大建中汤

【原文】

　　心胸中大寒痛，呕不能饮食，腹中寒，上冲皮起，出见有头足[1]，上下痛而不可触近，大建中汤主之。（十：14）

大建中汤方

蜀椒二合（去汗）　　干姜四两　　人参二两

上三味，以水四升，煮取二升，去滓，内胶饴一升，微火煎取一升半，分温再服；如一炊顷[2]，可饮粥二升，后更服，当一日食糜[3]，温覆之。

注释：

[1] 上冲皮起，出见有头足：指腹中寒气攻冲，腹皮出现头足样块状物，上下攻冲，起伏不定。

[2] 一炊顷：大约做一餐饭的时间。

[3] 食糜：进食糜粥。

【功效配伍】

大建中汤温中散寒，大建中气。方中蜀椒、干姜大辛大热温中散寒，止痛除满；人参、胶饴补益脾胃，建立中气，并能甘缓急迫，止腹痛。四药合用，散寒不碍阳气之虚，补气不碍寒气祛散，共振中阳，大建中气，使寒气无滋生之地。

上三味药，水煮，去滓，入胶饴，微火煎煮溶化，一日服二次。服药后大约做一餐饭的时间，再食饮米粥，并用衣被温覆腹部以助阳。

【方证论治辨析】

大建中汤治腹满，寒气壅滞证。症见心胸中大寒痛，呕不能饮食，时有腹中寒气上下攻冲皮起，腹部出现头足样块状物，疼痛拒按。

本证为脾胃阳虚，寒气壅滞于中，攻冲于外。其状痛势剧烈，涉及部位广泛，冲逆时起时伏，时作时止，作则拒按，止则喜按。由于阳虚与寒气壅滞较甚，故胸腹疼痛剧烈；脾胃阳虚不能运化水谷，加之寒气上攻，故呕不能饮食；当腹中寒气壅滞不解，便由里向外冲逆腹皮，则腹部出现头足样块状物，上下攻冲作痛并拒按，此现象实为本虚标实证，其标实之块状物实由脾胃阳虚之本所引起。治宜温中阳，散寒气，方用大建中汤。

【用方思路】

方名大建中汤有大建中气，小建中汤有小建中气之意。大建中汤温中阳，散寒气，健脾益气作用较强，用于大寒大虚；小建中汤甘温扶阳，重在调理脾胃，用于脾胃阴阳两虚。大建中汤临证应用，若寒气甚者，加砂仁、吴茱萸等；若腹痛甚者，加白芍、延胡索、五灵脂等；若气虚较甚，加山药、白术等；若气滞甚者，加木香、枳壳等；若伴食积者，加炒麦芽、焦神曲、焦山楂等。

大建中汤临床用于治疗各型胃炎、胃溃疡、十二指肠溃疡、粘连性肠梗阻、胆道蛔虫病等疾病。

【医案举例】

（1）袁兴石医案：王某，女，42岁。一周来左少腹疼痛不休，彻夜难眠，形体肥胖，面容愁苦，饮食量少，舌苔薄白微腻，舌质淡红，脉弦。妇科排除附件病变，内科诊断"结肠痉挛"。以抗生素及解痉剂治疗无效。前医认为痛在少腹，病属肝经，辨为肝气郁滞，血行不畅，予疏肝理气，活血止痛方药却无济于事，延余诊治。询之，曰：腹痛昼夜不休，轻按痛减，重按痛剧，痛处固定，可触到 $10cm \times 4cm$ 两条索状物，推之可移，大便不泻，无白带。此证疼痛位于足厥阴经辖地，然而此处内藏阳明大肠，患妇肥胖呈臃肿貌，"肥人多痰，肥人多气虚"，气虚则阳亦不足，又肥胖之人腠理疏松，寒冷之气乘虚入侵，积于阳明大肠，且在大肠之少腹节段，则疼痛作也。腹中寒气凝聚则成肠腑痉挛之形，出现条索状瘕聚，这与仲景所言"腹中寒，上冲皮起，出见有头足"相比，仅是程度轻，头足未上冲皮起，而是隐于皮下也，大建中汤可标本同治，遂处方撮药：川椒15g，淡干姜15g，台党参30g，炒麦芽30g（代胶饴）。服药两剂，即告食香寐安痛已。[袁兴石,柏央芬.大建中汤治疗腹部疑难痛症.河南中医,1990(1):29.]

（2）张建荣医案：王某，女，58岁，2013年1月25日初诊。胃沉发凉加重1周余，素有胃凉病史。胃发凉时需用棉衣裹腹方可缓解，食姜亦能缓解，胃肠时有鸣响声，用手按揉可减轻，大便稀，一日2~3次。本次发病是因食红薯过多，引起恶心欲吐，自服庆大霉素颗粒，虽能缓解一时，但移时又作。舌淡苔略腻色薄黄，脉沉细缓。证属脾胃虚寒，治宜温中散寒。方用大建中汤加味：干姜10g，花椒10g，砂仁10g，半夏10g，党参10g，白术10g，茯苓10g，木香10g，枳壳10g，陈皮10g，竹茹10g，焦山楂10g，炒神曲15g，炒麦芽15g，炙甘草8g。6剂，水煎服。

2013年2月1日复诊：服前药诸症好转，胃中舒适。续用原方4剂以巩固疗效。[张建荣.经方观止.北京:中国中医药出版社,2016:387.]

人参汤

【原文】

胸痹心中痞[1]，留气结在胸，胸满，胁下逆抢心，枳实薤白桂枝汤[2]主之；人参汤亦主之。（九：5）

人参汤[3]方

人参　甘草　干姜　白术各三两

上四味，以水八升，煮取三升，温服一升，日三服。

注释：

[1] 心中痞：即心下胃脘痞塞不通。《医宗金鉴》云："心中即心下也。胸痹病，心下痞气，闷而不通者，虚也。"

[2] 枳实薤白桂枝汤：见经方祛痰化饮剂。

[3] 人参汤：与《伤寒论》理中丸药物组成相同，惟甘草未标明"炙"。另外，理中丸方后有用药加减法。

【功效配伍】

人参汤温中阳，散寒气。方中人参味甘微苦温，补中健脾益气；白术苦甘温，健脾除湿；干姜大辛大热，专温中阳散寒气；甘草和中补虚。四味相合，中阳振奋，脾气健旺，寒气云散，湿气得化；中焦脾胃调和，升降有序，清阳得升，浊阴得降，痞满自除。

上四味药，水煮，去滓，分三次温服。

【方证论治辨析】

人参汤治胸痹，阳虚气滞证。症见气结在胸，胸满，心下痞塞，胁下气逆抢心。

本证与痰阻气滞的枳实薤白桂枝汤方证原为一条，但虚实大异。此由胸胃阳气虚弱，致寒凝气滞，肝胃升降逆乱，证属本虚标实，其本为阳气虚弱，其标为寒凝之气引起的痞满。此胸脘痞满之证，尚无痰浊阻塞，是为无形之寒气痞塞。由于胸阳不宣，脾虚不运，胃失和降，肝失疏泄，肝胃之气俱逆，故见气结在胸，胸满，心下痞塞，胁下气逆抢心。因本证为虚寒之气凝滞，故可伴见倦怠少气，喜温暖，喜按揉，胸脘痞满时有减轻的特征。方用人参汤温中阳，散寒气。治胸胃阳虚寒凝，独取中焦，以温阳散寒，俟中焦阳气振奋，脾胃升降有序，气机通畅，胸中无形之邪自当云散，寒邪亦无滋生之地。胸胃痞满，用温补法，即所谓"塞因塞用"之法。

【用方思路】

人参汤功效、组成与《伤寒论》理中丸基本相同，惟甘草未标明"炙"，盖因心下痞，用生甘草者，可防其壅也、滞也。人参汤是治中焦脾胃虚寒证的基础方，此方与大建中汤比较，偏重补益中气，因方中人参、白术、甘草三味益气药联用；而大建中汤偏重温阳散寒，因方中是蜀椒、干姜二味辛温药联用。人参汤临证应用，若胃寒吐逆较甚者，加吴茱萸、砂仁、半夏等；若脾湿较甚者，加藿香、佩兰等；气滞腹胀满甚者，加木香、枳壳、陈皮等；寒湿阴黄者，加茵陈、茯苓、猪苓等；阳虚便血或崩漏者，以炮姜易干姜，加阿胶、艾叶炭等；痰饮咳嗽，加橘皮、半夏、茯苓等；阳虚重者，加桂枝、附子等；若伴心血瘀阻者，加丹参、川芎、红花等。

人参汤临床用于治疗冠心病、心肌炎、慢性支气管炎、肺心病、慢性胃炎、消化性溃疡，胃扩张、慢性肠炎、慢性结肠炎等疾病。

【医案举例】

冉雪峰医案：武昌宋某，患胸膺痛数年，延余诊治。六脉沉弱，两尺尤甚。余曰：此为虚痛，胸中为阳气所居。《经》云上焦如雾，然上天之源，在于地下，今下焦虚寒，两尺沉弱而迟，在若有若无之间，生阳不振，不能化水为气，是以上焦失其如雾之常，虚滞作痛。治此病，宜摆脱气病套方，破气之药，固在所禁，顺导之品，亦非所宜。盖导气始服似效，久服愈导愈虚，多服1剂，即多加虚痛。胸膺为阳位，胸痛多属心阳不宣，阴邪上犯，脉弦，气上抢心，胸中痛，仲景用栝楼薤白汤泄其痞满，降其喘逆，以治阴邪有余之证。此证六脉沉弱，无阴邪盛之弦脉，胸膺作痛即非气上撞心，胸中痛之剧烈，与寻常膺痛迥别，病在上焦，病源在下焦，治法宜求之中焦。盖执中可以运两头，且得谷者为后天之谷气充，斯先天之精气足，而化源有所资生。拟理中汤加附子，一启下焦生气，加吴茱萸，一振东土颓阳。服10剂后，脉渐敦厚，痛渐止，去吴茱萸，减附子，又服20余剂痊愈，数月不发。[冉雪峰.冉雪峰医案.北京：人民卫生出版社，2006：33.]

肾气丸

【原文】

虚劳腰痛，少腹拘急，小便不利者，八味肾气丸主之。（六：15）

肾气丸方

干地黄八两　薯蓣　山茱萸各四两　泽泻　牡丹皮　茯苓各三两　桂枝　附子（炮）各一两

上八味末之，炼蜜和丸梧子大，酒下十五丸，加至二十五丸，日再服。

【功效配伍】

肾气丸温补肾阳。方中以桂枝、附子为主药温肾阳；辅干地黄、山茱萸、薯蓣滋肾阴，助肾阳；茯苓、泽泻、牡丹皮利水饮，通阳气，活血脉为佐使。本方虽以温补肾阳为主旨，但用药却突出滋补肾阴药及量，仅用少量温补肾阳药，此配伍方法取"阴中求阳"及"少火生气"之理。因肾阳为阴中之阳，命火为水中之火，故欲补肾阳必欲阴中求阳。《景岳全书》云："善补阳者，必于阴中求阳，则阳得阴助而生化无穷。"本方八味药合用，温而不燥，补而不腻，补中有泻，寓泻于补，补不恋邪，泻不伤阴，相辅相成，实乃通补开阖，平衡肾阴肾阳之剂。

上八味药，共研细末，炼蜜为丸梧子大，一次用酒送服十五丸，最大量可加至二十五丸，日服二次。此方亦可作汤剂，水煎服。

【方证论治辨析】

肾气丸治虚劳腰痛，肾阳亏虚证。症见腰痛，少腹拘急，小便不利。

腰为肾之外府，肾中阳气亏虚，阳气不能外应于府，则腰痛；肾与膀胱相表里，肾阳亏虚膀胱经脉失之煦养，则少腹拘急不舒；肾阳亏虚膀胱气化不利，则小便不利。治宜温补肾阳，方用肾气丸。吴崑《医方考》曰："肾间水火俱虚者，此方主之。君子观象于坎，而知肾俱水火之道焉，故曰七节之旁，中有小心。小心，少火也。又曰：肾有两枚，左为肾，右为命门。命门，相火也，相火即少火耳。夫一阳居于二阴为坎，水火并而为肾，此人生与天地相似也。今人入房盛而阳事愈举者，阴虚火动也。阳事先萎者，命门火衰也。真水竭，则隆冬不寒。真火息，则盛夏不热，故人乐有药饵焉。是方也，熟地黄、山萸、牡丹皮、泽泻、山药、茯苓，前之地黄丸也，所以益少阴肾水；肉桂、附子，辛热之物也，所以益命门相火。水火得其养，则二肾复其天矣。"

【原文】

夫短气有微饮[1]，当从小便去之，苓桂术甘汤[2]主之，肾气丸亦主之。（十二：17）

注释：

[1] 微饮：痰饮之轻微者。

[2] 苓桂术甘汤：见经方祛痰化饮剂。

肾气丸治微饮。症见短气，小便不利。

本证为肾阳亏虚，致痰饮内生。肾主纳气，肾阳虚，则吸入之气难以下纳于肾，故短气；肾主气化，肾阳虚，则膀胱气化不利，故小便不利。微饮当指素有痰饮伏留，平时症状表现轻微者。苓桂术甘汤与肾气丸是"病痰饮者，当以温药和之"的代表方，也是治脾、治肾的代表方，更是治本的代表方，两方皆能促进饮邪运化或气化而出，此反映了治疗痰饮咳喘久病，平时从肾、从脾以治本的原则。

【原文】

男子消渴，小便反多，以饮一斗，小便一斗，肾气丸主之。（十三：3）

肾气丸治下消。症见口渴消水，小便反多，以饮一斗，小便一斗。

此下消为肾阳亏虚。肾阳虚而命门火衰，不能蒸腾气化津液，津液不得上润，则口渴消水；又因阳虚火衰，不能化生肾气，肾气失之固摄，则水谷精微清浊不能分化，皆从小便而出，故饮一斗，小便一斗。原文首冠"男子"二字，是因男子以肾气为本，说明下消为肾气亏虚所致，但并非为男子独有而女子不患此疾。

肾气丸治下消重在温补肾阳，蒸化津液。程云来《金匮要略直解》曰："今饮一溲一，故与肾气丸治之。肾中之气，犹水中之火，地中之阳，蒸其精微之气，达于上焦，则云升而雨降，上焦得以如雾露之溉，肺金滋润，得以水精四布，五经并行，斯无消渴之患。今其人也摄养失宜，肾水衰竭，龙雷之火不安于下，但炎于上而刑肺金，肺热叶焦，则消渴引饮，其饮入于胃，下无火化，直入膀胱，则饮一斗溺亦一斗也，故用桂附辛热，引真火以归原；地黄纯阴，壮真水以滋肾，则阳光行于地下，而雾露自降于中天，何消渴之有，此属下消。"另外，肾为水火之脏，内寄真阴真阳，肾阳虚可致下消，若肾阴虚竭，虚火内生，亦能致下消。本方去桂枝、附子亦可治肾阴亏虚，虚火内生之下消。

【原文】

问曰：妇人病，饮食如故，烦热不得卧，而反倚息者，何也？师曰：此名转胞[1]不得溺也，以胞系了戾[2]，故致此病，但利小便则愈，宜肾气丸主之。（二十二：19）

注释：

[1] 转胞：指膀胱扭转致小便不通的病证。胞，同"脬"（pāo，音抛），即膀胱。

[2] 胞系了戾：指膀胱之系缭绕不顺。了戾，同缭戾，即缭绕扭曲。

肾气丸治妇人转胞。症见胞系了戾，小便不通，脐下胀满急痛，烦热喘息不得卧，但饮食如故。

转胞是由于肾气虚弱，膀胱气化不行，致胞系缭绕不顺而扭转。膀胱之系扭曲后，小便不通，尿液排泄障碍，愈积愈多，故脐下胀满急痛；因下窍不通，浊热之气上逆，影响肺气宣降，故伴烦热，喘息不得平卧。因病在下焦，中焦谷气运化正常，则饮食如故。治宜温阳化气行水，方用肾气丸。

【原文】

崔氏[1]八味丸[2]：治脚气上入，少腹不仁。（五）

注释：

[1] 崔氏：《旧唐书·经籍志》曰："《崔氏纂要方》十卷，崔知悌撰（《新唐书·艺文志》崔行功撰）。所谓崔氏其人也，不知者或以为仲景收录崔氏之方。"

[2] 八味丸：即肾气丸。

崔氏八味丸治脚气。症见脚气上入，少腹不仁。

本证为肾气不足，气化失职，水湿内生。若湿浊下注，则见腿脚肿胀，发为脚气；水湿循经上逆于腹，则见少腹不仁，拘急不舒。治用肾气丸温肾阳，利湿浊，活血脉。

【用方思路】

肾气丸又名八味肾气丸、崔氏八味丸，其药味组成及用量完全一致。肾气丸是中医学补益肾气的祖方，其衍生方甚多，如六味地黄丸、右归丸等。《金匮要略》用肾气丸治虚劳腰痛、痰饮、消渴、妇人转胞、脚气上入五种疾病，其病机皆为肾气虚所致。肾气丸温补肾阳，活血利水，具有通补开阖之功。临证若腰痛甚者，加桑寄生、杜仲、续断、独活等；若肾阳虚甚，或妇人宫寒者，加淫羊藿、菟丝子、补骨脂、乌药等；若肾虚遗精、遗尿者，加益智仁、金樱子、覆盆子、桑螵蛸等；若水肿甚者，重用茯苓、泽泻，加猪苓、车前子；若肾虚血瘀者加丹参、桃仁、赤芍等。

肾气丸临床用于治疗急慢性肾炎、肾病综合征、甲状腺功能低下、肾上腺皮质功能减退、腰肌劳损、高脂血症、糖尿病、老年慢性支气管炎、哮喘病、肝硬化腹水、男子不育、女子不孕、产后尿潴留、尿失禁等疾病。

【医案举例】

（1）陈修园医案：诊得寸脉浮大，关尺沉细，吸气短，足冷胸满，气上而不下，喘盛痰多，是肝肾之气，上冲于肺，病在根本，仿肾气法，以固纳为主。干地黄六钱，怀山药三钱，白茯苓三钱，陈萸肉三钱，粉牡丹皮三钱，泽泻二钱，炮附子五分，桂枝一钱。[陈修园.南雅堂医案·喘哮门.北京：人民军医出版社，2009：52.]

（2）米伯让医案：张某，女，35 岁。1974 年 12 月 2 日初诊。患者于 1970 年 10 月因右侧腰疼，发热，尿少，尿频，血尿，经尿培养，膀胱镜检，膀胱输尿管逆行造影，静脉肾盂造影（X 片号 47787）诊为肾盂肾炎、膀胱三角肌炎、右侧肾积水、输尿管迂曲。病见精神欠佳，面色晦暗，形体羸瘦，腰痛有冷感，尿频、尿少、腹胀。舌质淡，苔薄白，脉沉细虚。中医诊断：胞系了戾，肾阳不足证。治宜温补肾阳，化气利水。方选肾气丸（改汤剂）：熟地黄 28g，山药、山萸肉各 14g，茯苓、泽泻、牡丹皮各 10.5g，附子 3.5g，肉桂 3.5g。每日 1 剂，水煎服。

连服近 100 剂，诸症消失。膀胱、输尿管逆行造影报告：未见输尿管迂曲、肾盂积水。又做静脉肾盂造影（X 片号 43869）报告：未见肾盂积水、输尿管迂曲。随访 13 年，未复发。

按：米老据他多年对仲景原著结合临床实践研究，认为"胞系"即输尿管，"了戾"当作"迂曲"解。"胞系了戾"即输尿管迂曲。[中华全国中医学会陕西分会，陕西省中医药研究院.陕西省名老中医经验荟萃·米伯让医案.西安：陕西科学技术出版社，1991：114.]

（3）张建荣医案：程某，女，36 岁。2008 年 5 月 1 日初诊。颜面两颧颊发黑，此黧黑色已有 4 年左右，自用大蒜、生姜捣烂外敷，导致颜面皮肤起水疱，待水疱好转后黧黑更加明显，呈大片状。2007 年 12 月曾来门诊服过几剂中药，未能坚持。患者平时腰痛，易发脾气，月经正常，舌红苔中略腻，脉沉细滑。证属肾虚水泛，夹肝郁气滞。处方：桂枝 10g，杜仲 10g，生地黄 25g，山萸肉 10g，怀山药 10g，牡丹皮 10g，泽泻 10g，茯苓 10g，柴胡 10g，生白芍 15g，薄荷 8g，白鲜皮 10g。10 剂，水煎服。患者取药后，神情言语表现出半信半疑。

2008 年 5 月 10 日复诊：患者神情喜悦，颜面两颧颊发黑明显好转，要求继续服用前方，遵效不更法之训，又按原方取药 10 剂。隔月后，该患者领其母来门诊看病，察其面已如常人。

按：《灵枢·五阅五使》云："肾病者，颧与颜黑。"黑为肾色，肾为水火之脏，阳气之根，阳虚火衰，则水寒内盛，故见颜面两颧颊发黑。方用肾气丸去附子，加柴胡、生白芍等药，以温肾阳化水湿，佐以疏肝解郁，疗效甚为满意。[张建荣.金匮证治精要.2 版.北京:人民卫生出版社,2010:127.]

（4）张建荣医案：李某，男，30 岁。2021 年 6 月 6 日初诊。结婚 2 年未生育。化验精子计数、活动率、A 精子均低下。2021 年 6 月 5 日在西北某妇幼医院化验精子报告：精子总数 31.87 百万，精子活力（PR 级精子）11%、活动率（PR + NP 级精子）11%，A 级精子未记录。现症腰困，同房阴茎硬度差，二便正常。舌淡苔薄，脉沉缓。证属肾虚不育。处方肾气丸加味：桂枝 10g，制附子 6g，生地黄 25g，山茱萸 15g，怀山药 15g，茯苓 10g，泽泻 10g，牡丹皮 10g，枸杞 10g，焦杜仲 15g，续断 15g，巴戟天 15g，菟丝子 15g，沙苑子 15g，丹参 15g，川芎 10g。10 剂，水煎服。

给李某诊毕，其妻车某，亦要求服药，言其月经正常，但经来腹痛，有血块，小腹怕冷，平素手足发凉。舌红苔薄，脉沉细。处以温经汤去阿胶，加熟地黄、肉苁蓉、乌药、蛇床子。服 10 剂，未再来。

2021 年 6 月 19 日李某二诊：患者于 6 月 13 日又去西北某妇幼医院化验精液，精子总数 41.60 百万，精子活力（PR 级精子）16%，活动率（PR + NP 级精子）16%，A 级精子 8%，B 级精子 8%，C 级精子 0%，D 级精子 84%。服药无不良反应。舌淡苔薄黄，脉沉缓。继用上方 10 剂。

2021 年 7 月 4 日李某三诊：服药腰不困，阴囊不潮湿，大便稀，日 1 次。舌淡苔薄，脉沉略滑。继用上方去生地黄、泽泻，加白术 10g，熟地黄 20g。10 剂，水煎服。

2021 年 11 月 4 日其岳母来门诊看病，告诉其女已怀孕快 4 个月了。后得知生一健康女婴。

当归生姜羊肉汤

【原文】

寒疝腹中痛，及胁痛里急者，当归生姜羊肉汤主之。（十：18）

当归生姜羊肉汤方

当归三两　生姜五两　羊肉一斤

上三味，以水八升，煮取三升，温服七合，日三服。若寒多者，加生姜成一斤；痛多而呕者，加橘皮二两、白术一两。加生姜者，亦加水五升，煮取三升二合，服之。

【功效配伍】

当归生姜羊肉汤养血散寒。方中羊肉为血肉有情之品，性甘温，大补气血；当归温润养血活血；生姜健脾暖胃散寒。三味合用补养气血，温中散寒。若寒凝较重者，可加重生姜用量；若腹痛而呕者，加橘皮、白术健脾和胃，止痛止呕。

上三味药，水煮，去滓，羊肉与药汁一并温服，一日服三次。

【方证论治辨析】

当归生姜羊肉汤治寒疝，血虚寒凝证。症见腹中痛，胁痛里急。

本证为肝脾气血虚寒。脾为气血生化之源，居大腹；肝为藏血之脏，经脉布两胁。若脾气虚则气血生化不足，寒自内生，故腹中疼痛；肝血虚寒，寒凝血脉，肝脾之经络失之润养温煦，故胁痛里急。本证可伴腹中拘急不舒，绵绵作痛，喜温喜按，舌淡苔薄，脉细而迟。治用当归生姜羊肉汤养血温中，散寒止痛。

【原文】

产后腹中疞痛[1]，当归生姜羊肉汤主之；并治腹中寒疝，虚劳不足。（二十一：4）

注释：

[1] 疞痛：《集韵》曰："疞，小痛也。"

当归生姜羊肉汤治产后腹痛，血虚寒凝证。症见产后腹中疞痛。

产后血虚，必阳气亦虚，血虚则经脉失养；阳虚生寒，寒邪凝敛收引，经脉拘挛，故腹中拘急不舒，绵绵作痛。治宜养血温中，散寒止痛，方用当归生姜羊肉汤。此方亦为妇人产后的药膳良方。

【用方思路】

当归生姜羊肉汤是中医学最早的药膳方之一，其诞生亦开创了中医药膳事业。《素问·阴阳应象大论》曰："形不足者，温之以气；精不足者，补之以味。"本方临证多用于虚寒性疾病的善后调养，若气血虚者加黄芪、人参；寒甚者加蜀椒、砂仁、小茴香。

当归生姜羊肉汤临床用于辅助治疗妇人产后出血过多、低血压、白细胞减少症、创伤出血、久病虚损等疾病。

【医案举例】

（1）范文虎医案：某妇，苦腹痛为时已久。精羊肉50g，当归9g，生姜12g。

按：本例腹痛证属虚寒。见范老书方后，该妇人直对先生言曰："吾腹痛日久，特请先生高诊，先生戏吾何耶！并非街上买菜，何以方中有生姜、羊肉，药仅当归一味，能治病乎？"先生笑答："此仲景方当归生姜羊肉汤是也，于汝病最合，放心用之。"隔数日，该妇人前来道谢，谓药后腹痛愈矣。可见范老用方之妙。[张迪蛇.浙东大医范文虎.辽宁中医杂志,1983(11):38.]

（2）班秀文医案：农某，女，32岁。产后5天，小腹绵绵而痛，按之则舒，恶露量少，色淡质稀，偶或夹小块，腰酸膝软，肢体乏力，胃纳不振，大小便一般，脉象虚细，舌苔薄白、舌质淡。证属虚瘀，以虚为主的病变。用温养气血之法论治。当归身30g，山羊肉100g，龙眼肉30g，生姜30g，黑豆60g，加适量清水，炖服酌配油盐，可分二三次趁热吃。[班秀文.古方能治今病.中医函授通信,1991(1):23.]

第二节　养阴剂

麦门冬汤

【原文】

大逆[1]上气，咽喉不利，止逆下气者，麦门冬汤主之。（七：10）

麦门冬汤方

麦门冬七升　半夏一升　人参三两　甘草二两　粳米三合　大枣十二枚

上六味，以水一斗二升，煮取六升，温服一升，日三夜一服。

注释:

[1] 大逆:徐忠可、尤在泾、吴谦等注本作"火逆"。

【功效配伍】

麦门冬汤清养肺胃,止逆下气。方中重用麦冬为君,取其甘寒之性,以润肺养胃,清除虚火;人参、甘草、大枣、粳米为臣,养胃益气,胃气得养,则气能生津,津液充足,则虚火自敛;半夏降逆化痰,其性虽燥,但与大剂量麦冬配伍,则能扬长避短,燥性不显,为佐使之用。诸药合用清养肺胃,益气生津,敛降虚火。费伯雄《医方论》曰:"半夏之性,用入温燥药中则燥,用入清润药中则下气而化痰。胃气开通,逆火自降,与徒用清寒者,真有天壤之别。"

本方组成特点:一是麦冬与半夏七比一之用量,即突出养阴清热,佐以化痰浊,降逆气;二是虽有火逆之气,却用人参、甘草、大枣、粳米养胃益气生津以治本,使津生则火敛。

上六味药,水煮,去滓,昼日服三次,夜晚服一次。

【方证论治辨析】

麦门冬汤治咳嗽上气,肺胃阴虚火逆证。症见咳嗽气喘,咽喉干燥不利,咳痰不爽。

本证为肺胃津液损伤,致虚火上灼于肺。胃为水谷之海,津液化生之源,若化源枯竭,必生虚火燥热,火热随胃气上逆,熏灼于肺,肺气不利,故咳嗽气喘;咽喉为肺胃之门户,津液不足,继而又被虚火炽灼,故咽喉不利,咳痰不爽。此证可伴口干喜凉润,舌红少苔,脉虚数。止逆下气的治法,寓有养胃益气生津以治本,使火逆之气收敛下行。本病虽见症于肺,而病源之本在胃,是胃之气阴不足,致虚火上炎,肺津失之化源,最后形成肺胃之气俱逆。故欲止肺胃之逆气,必养肺胃之气阴,清肺胃之虚热,使肺降胃和,虚火咳逆自止。故方用麦门冬汤养阴益气生津。

【用方思路】

麦门冬汤是一首润养肺胃,清虚火的良方。此组方提示,对于虚火证的治疗,不能单纯着眼于火而清之,尚须并用益气之法以生阴、生津,阴津生则虚火自敛,并可辅以降逆化痰之药以治标。本方具有气阴双调的功能,除用于肺胃气阴两虚外,也可用于心肺、脾胃、肺肾气阴两虚等病证。临证若阴虚甚加沙参、百合、石斛、生地黄等；若气虚甚加人参、太子参、山药等；若虚火甚加知母、玄参等；火逆咳喘甚加川贝母、栝楼仁等。

麦门冬汤临床用于治疗气管炎、肺结核、肺不张、咽喉炎、慢性萎缩性胃炎、胃溃疡、胆汁反流性胃炎、妊娠恶阻、剥脱苔、糖尿病等疾病。

【医案举例】

（1）连建伟医案：李某，女，75岁。老年形瘦体弱，素来不禁风寒，不耐劳作。稍作外感则每易发热、咳嗽，稍有劳累则必定气喘息促。半月前因外感发热咳嗽，未得及时治疗，迁延时日，至今虽外邪自解，但口干咽燥，气喘息促，咳嗽频繁，吐出大白色涎沫。面色萎黄，纳食少进，口淡乏味，精神疲怠，卧床不起。脉虚缓，舌质淡红少苔。此属肺痿之证，气阴两虚。治宜《金匮要略》麦门冬汤培土生金，以降冲逆。处方：麦冬12g，党参12g，制半夏6g，炙甘草10g，茯苓10g，粳米一把，大枣7枚。服3剂，纳食增加，口干、咳嗽大有转机，精神好转，已能起床活动，然仍面色萎黄，脉缓右关虚大，苔薄而略干。脾气大虚，胃阴亦伤。再用前方加山药12g，炙黄芪10g。服7剂后，诸症悉除，已能操持家务。［连建伟.重温《金匮》谈肺痿.浙江中医学院学报，1982（2）：25.］

（2）张建荣医案：傅某，男，6岁。1993年5月24日初诊。患地图舌3年有余，其母带来诊，经详细询问，其母言患儿平常纳差，盗汗，磨牙，易感冒。因其父曾患肺结核，故有医曾建议拍X线片，排除了肺结核。刻诊：舌尖红赤，舌周边有少许薄白苔，舌面苔呈椭圆形光剥约3cm×2.5cm，与周边舌苔界限分明。扁桃体Ⅲ°大（慢性增生），脉滑数。辨证：肺胃阴虚火旺。治法：滋养肺胃，清降火逆。处方麦门冬汤加减：麦冬12g，天冬12g，沙参10g，太子参10g，石斛10g，半夏4g，栀子3g，连翘8g，玄参8g，射干8g，板蓝根15g，甘草6g。3剂，水煎服。

1993年5月27日复诊：观其舌面，舌苔呈圆形线圈样增生，原光剥舌面与周边正常舌苔界限模糊，舌尖不红，扁桃体仍大，脉细滑，饭量稍增。处方仍以前方为基础增损：太子参12g，沙参10g，麦冬12g，天冬12g，石斛10g，五味子8g，党参8g，山药8g，茯苓8g，半夏4g，连翘8g，甘草6g。3剂，水煎服。

于1993年5月30日见患儿，舌淡红，光剥苔已全部消失，呈薄白苔，其母言患儿饮食量大增。［张建荣.金匮证治精要.2版.北京：人民卫生出版社，2010：159.］

文蛤散

【原文】

渴欲饮水不止者，文蛤散主之。（十三：6）

文蛤散[1]**方**

文蛤五两

上一味，杵为散，以沸汤五合，和服方寸匕。

注释：

[1] 文蛤散：与《伤寒论》方后语表述稍有不同。

【功效配伍】

文蛤散清热生津止渴。文蛤咸寒入肺、胃经，清热生津，止渴润燥，导心热下行。赵以德《金匮方论衍义》曰："尝考本草，文蛤、海蛤……其味咸冷，咸冷本于水，则可益水；求其性润下，润下则可行水。合其咸冷、润下则可治热退火。审是证之渴饮不止，由肾水衰少，不能制盛火，火炎燥而渴。今益水治火，一味而得之。"

上一味药，杵研细末，取适量药，沸水冲服。

吴谦《医宗金鉴》曰："尝考五倍子亦文蛤，按法制之名百药煎，大能生津止渴，故当用之，屡试屡验也。"录之仅供参考。

【方证论治辨析】

文蛤散治上消，心肺俱热证。症见渴欲饮水不止。

消渴欲饮水不止，为热盛伤津，故饮水不止，但所饮之水，皆被热邪所消，虽多饮而不能止其渴。《素问·气厥论》曰："心移热于肺，传为膈消。"故知上消为心肺俱热。治用文蛤散清热生津止渴。

【用方思路】

文蛤散方中仅文蛤一味药，临证用于治疗消渴，可与白虎加人参汤合用；若伴见胃或食管灼热者，较为适宜，因其有制酸作用，对胃及食管黏膜亦有保护作用。

文蛤散临床用于治疗糖尿病、胃炎、结节性甲状腺结节、皮肤病等。

【医案举例】

傅松元医案：邻人冯在邦妇，胎前子肿甚大，产后肿益甚，卧床人如大字式，一足在内，一足在外，一被不能覆二足。询其故，阴门如五升斗，时产后八日。大方脉女科五六辈，老医皆束手无法，独周易堂尚未辞绝，然服其方亦不效，而喘促之状欲绝。余初学医，日三四往诊，脉形气色，皆无败证。每思一方，诸医皆用过，然殊不应。乃考方书至二更后，神倦合目，室中别无人，忽闻云文蛤散，不知声从何来，既而解衣就寝。才合目，又闻乎文蛤散。余奇其声，惊而起，伏思此方出于《金匮要略》，乃披衣起检查。《金匮要略》云：渴不喜饮，文蛤散主之。惟思此方与水肿不合，更与产后水肿无关，乃熄灯安卧，卧未几，突闻大声言端的（太仓土音到底）文蛤散，余遂大醒。再三忖度，忽闻挝门声甚急，即披衣拖履下楼，至门启并关，冯在邦在焉，则云病势极危，求赐一方，望勿却。余即书文蛤散三钱，淡姜汤调和分三服，频频徐进。余不过聊为塞责。不意天才明，在邦报云：已大效矣。余询其故，在邦报云：三更第一服，四更第二服，闻腥即作呕，遂欲泻，扶而上桶，竟大泻如注，少顷，欲起，又泻。至天明已泻至四十下。现在肿已十去七，但第三服，腥秽之气不能近口，奈何？余思文蛤散是蛤壳耳，何至腥秽如是，乃再往诊。肿果退，改用四君子合五皮饮加附、桂、车前等，调治半月而愈。后至采芝堂药店，谈及文蛤，一李叟（南京人）云：文蛤有两种，一蛤壳之边有纹者；一五倍子，又名川文蛤是也。余问前夜半，向宝号买文蛤散三钱者，宝号以何物与之？李叟曰：我亲手为其煅研川文蛤三钱付之。余曰：奇矣！余之所书文蛤散，是蜃炭也，君所发者，为五倍子，所以腥秽之气，难入人口。奇哉！奇哉！李叟目瞪口呆。余曰：无他，此非误而杀人，乃误而救人，君有功矣。［傅松元，张士骧.医案摘奇·雪雅堂医案合集.太原:山西科学技术出版社,2010:21.］

第三节　扶正祛邪剂

薯蓣丸

【原文】

虚劳诸不足，风气百疾[1]，薯蓣丸主之。（六：16）

薯蓣丸方

薯蓣三十分　当归　桂枝　干地黄　曲　豆黄卷[2]各十分　甘草二十八分　芎䓖 麦门冬　芍药　白术　杏仁各六分　人参七分　柴胡　桔梗　茯苓各五分　阿胶七分 干姜三分　白蔹二分　防风六分　大枣百枚为膏

上二十一味，末之，炼蜜和丸，如弹子大，空腹酒服一丸，一百丸为剂[3]。

注释：

[1] 风气百疾：指风邪侵入人体引起多种疾病。风气，泛指病邪，因风为百病之长。

[2] 豆黄卷：又名大豆黄卷、豆卷。为豆科植物大豆的种子（黑大豆）发芽后晒干而成。《神农本草经》曰："大豆黄卷味甘平，主湿痹、筋挛、腰痛。"

[3] 一百丸为剂：一百丸为一个疗程。

【功效配伍】

薯蓣丸补益气血，祛风散邪。方中薯蓣、人参、白术、茯苓、甘草、干姜、神曲、豆卷、大枣健脾补气，消食导滞，为寓消于补，补不碍胃，振奋气血化生之源；干地黄、芍药、当归、川芎、麦冬、阿胶养血滋阴，与人参等健脾补气药配伍气血并补；柴胡、桂枝、防风、白蔹祛风散邪；杏仁、桔梗宣畅气机，导邪外出。酒服以助药势。诸药合用，突出补益气血，兼顾祛除邪气，并配以消食导滞畅通气机之品，可防补而呆滞，补而恋邪。另外，本方又侧重补益脾气，是因脾位居中州，为气血化生之本，气机升降出入的枢纽，补脾既便于气血化生，又便于外邪的祛除。

上二十一味药，研细末，炼蜜和丸，如弹子大小，每次空腹酒服一丸。服一百丸为一个疗程。

【方证论治辨析】

薯蓣丸治虚劳病，气血阴阳俱虚夹有外邪。症见虚劳诸不足，风气百疾。

本证为气血阴阳俱虚，风寒邪气乘虚侵入，滞留肌表，形成内虚外实之证。"虚劳诸不足，风气百疾"，虚劳久病，感受风寒邪气，可引发多种疾病。此发病机理即《内经》所谓"邪之所凑，其气必虚"；《金匮要略》所谓"经络受邪，入脏腑，为内所因也"。据"风气百疾"及用药看，当有倦怠乏力，不思饮食，以及伴轻度寒热、骨节酸楚等症。薯蓣丸补虚达邪，内外并治，能使气旺血生，邪气消散。

【用方思路】

薯蓣丸是经方扶正气，祛外邪的代表方，其组方思路甚为宽广，尤其给气血虚损感受外邪者，确立了基本组方用药原则。补不足者从脾论治，气血双补，并伍以行消之品，可防虚不受补；祛除外邪，并伍以调畅气机之品，可通里达外。临证可依据此组方原则，用该方取舍化裁，亦不必尽用其药。后世的四君子汤、四物汤、八珍汤即脱胎于薯蓣丸。

薯蓣丸临床用于治疗感冒、心肌炎、心功能不全、肺结核、十二指肠球部溃疡、慢性肾炎、顽固性荨麻疹、恶性肿瘤化疗后等疾病。

【医案举例】

赵明锐医案：冯某，女，36岁，教师。患心悸、失眠、头晕、目眩数年，耳鸣，潮热盗汗，心神恍惚，多悲善感，智慧记忆锐减，食少纳呆，食不知味，食稍不适即肠鸣腹泻，有时大便燥结，精神倦怠，月经愆期，白带绵绵，且易外感，每感冒后即缠绵难愈。已经不能再坚持工作，病休在家。数年来治疗从未曾间断，经几处医院皆诊断为"神经官能症"。1963年春天，患者病势日见增重，当时面色㿠白、少华，消瘦憔悴，脉缓而无力，舌淡胖，舌光无苔。综合以上脉症，颇符合诸虚百损之虚劳证，投以薯蓣丸，治疗3个月之久，共服200丸，诸症如失，健康完全恢复，以后一直很好地工作着。[赵明锐.经方发挥.太原：山西人民出版社,1982：163.]

第十章　经方固涩剂

经方固涩剂，指具有收敛、固涩、固摄作用的方药，以治疗遗精、滑泄、自汗、盗汗、泄泻等疾病。固涩者，是固其机体有用之物质，如气、血、精、津、液等，以防止继续外泄。《素问·至真要大论》的"散者收之"，是其组方立法依据，属"八法"中的"补法"，即补涩法。固涩方以治标为主，若论治本，尚需根据病情而定，或补脾，或补肾，或补气，皆可随证用方。

桂枝加龙骨牡蛎汤

【原文】

夫失精家[1]，少腹弦急，阴头寒[2]，目眩一作目眶痛，发落，脉极虚芤迟，为清谷[3]、亡血[4]、失精。脉得诸芤动微紧，男子失精，女子梦交[5]，桂枝加龙骨牡蛎汤主之。（六：8）

桂枝加龙骨牡蛎汤方：《小品》云：虚弱浮热汗出者，除桂，加白薇、附子各三分，故曰二加龙骨汤。

桂枝　芍药　生姜各三两　甘草二两　大枣十二枚　龙骨　牡蛎各三两

上七味，以水七升，煮取三升，分温三服。

注释：

[1] 失精家：经常梦遗滑精之人。

[2] 阴头寒：前阴部寒冷。

[3] 清谷：下利清谷的病证。

[4] 亡血：指阴血虚损，或失血的患者。

[5] 女子梦交：指夜梦性交。

【功效配伍】

桂枝加龙骨牡蛎汤调和阴阳，固阴潜阳，交通心肾。本方是桂枝汤加龙骨、牡蛎组成。方中用桂枝汤协调气血阴阳，加龙骨、牡蛎固摄阴精，潜阳入阴，使阳气能固摄，阴精不外泄，心肾得以交通，共奏标本俱治。

上七味药，水煮，去滓，分三次温服。

【方证论治辨析】

桂枝加龙骨牡蛎汤治虚劳失精，阴阳两虚证。症见失精家，少腹拘急，阴头寒，目眩发落，脉极虚芤迟，或芤动微紧，女子梦交。

失精家，指男子久患遗精或滑泄，肾精耗损过甚，阴损及阳，致肾之阳气亦虚，精关不固，最终形成阴阳两虚。肾阳虚衰，则少腹拘急，前阴部寒冷；精血衰少，则目眩发落；肾阴阳俱虚，则脉极虚芤迟，此脉象亦见于下利清谷，或失血者。或脉得芤动微紧，芤动为阳，微紧为阴，此乃阳虚内寒，阴阳俱虚之脉，在男子则表现为失精，在女子则夜梦性交，是因肾阴亏于下，虚阳浮于上，阴阳失之维系，心肾不交之所致。方用桂枝加龙骨牡蛎汤调和阴阳，固摄阴精，交通心肾。

【用方思路】

桂枝加龙骨牡蛎汤除治男子遗精、女子梦交，也可用于治疗多汗症。本方既能调理阴阳以治本，又能固阴潜阳，收摄阴精，重镇安神以治标。龙骨、牡蛎是仲景治疗遗精滑泄、心悸惊狂的常用对药。临证若阴虚甚者，加酸枣仁、五味子、生地黄等；若阳虚甚者，加补骨脂、菟丝子、淫羊藿等；遗精甚者，加芡实、莲子、益智仁、覆盆子、金樱子等；若梦交者，加茯神、远志，或与交泰丸（黄连、肉桂）合方化裁；若自汗者，加黄芪、白术、防风等；若盗汗者，加地骨皮、浮小麦、麻黄根等。

桂枝加龙骨牡蛎汤临床用于治疗男子不育症、不射精症、阴冷症、癔症、神经衰弱、绝经前后诸症等疾病。

【医案举例】

（1）徐伯伦医案：高某，女，34岁，农民。入夜每与人交，天明始去，已四五年，误为"狐仙"，羞愧难言。初则不以为然，久则心悸胆怯，延期失治，病情日重。避卧于邻家，仍纠缠不散。形体消瘦，困倦乏力，少气懒言，头晕眼花，腰膝酸软，带多清稀，舌质淡红，苔薄白，脉细弱。系阴阳两亏，心肾不交，属梦交症。拟用桂枝加龙骨牡蛎汤：桂枝18g，白芍、龙骨各20g，生牡蛎30g，甘草、生姜各9g，红枣7枚。

5剂后，诸症消除，予归脾丸巩固疗效。随访1年未复发。梦交一证，古今有之，因隐情难言，就诊者不多。本例早婚多育，肾精不藏，又操劳过度，耗伤心血；心肾亏损，阴虚及阳，阴阳气血俱虚，致心肾不交。故用桂枝汤调和营卫，龙骨、牡蛎潜镇摄纳。《素问·生气通天论》云："阴阳之要，阳密乃固。"阳失阴之涵养，浮而不敛；阴失阳之固摄，走而不守，心肾不交则男子失精，女子梦交。药后阳固阴守，心肾相交而病愈。［徐伯伦.运用《金匮》方治病三则.浙江中医杂志,1984(1):46.］

（2）王云凯医案：李某，男，29岁。年少无知，误犯手淫，婚后恣情纵欲，不知珍惜，初遂身疲腰酸，但不甚觉，渐渐夜不安寐，寐则交合遗精，头晕耳鸣，动则汗出，短气心悸。舌质淡红，苔薄少，脉轻取厥厥动摇，按之微而紧急。辨证治疗：服药多时，用滋阴剂遗泄反剧；投温补剂反增梦扰。后思仲景"脉得诸芤动微紧，男子失精，女子梦交，桂枝加龙骨牡蛎汤主之"。正与本证脉象相合，遂拟：桂枝10g，炒白芍15g，炙甘草10g，龙骨25g，牡蛎25g，茯苓15g，合欢花12g，生姜3片，大枣10枚。水煎服，每日1剂，连进15剂，遗泄已止，诸症暂减，后用左归丸滋填收工。［吕志杰.仲景方药古今应用.2版.北京:中国医药科技出版社,2016:749.］

桃花汤

【原文】

下利便脓血者，桃花汤主之。（十七：42）

桃花汤方

赤石脂[1]一斤（一半剉，一半筛末）　干姜一两　粳米一升

上三味，以水七升，煮米令熟，去滓，温服七合，内赤石脂末方寸匕，日三服；若一服愈，余勿服。

注释：

[1]赤石脂：《伤寒论》为赤石脂一斤（一半全用，一半筛末）。

【功效配伍】

桃花汤温中涩肠，固脱止利。方中赤石脂酸涩温，涩肠固脱止利为主药；辅以干姜辛热，温中阳散寒气；佐以粳米甘平，补益脾胃。三药相配，可增强温阳涩肠，固脱止利。赤石脂杵末过筛，一半用水煮，取其温涩之气；一半作冲服，直接留着于肠中，以增强收敛固涩止利止血，并能修复保护肠黏膜。本方因赤石脂色类桃花，又名桃花石，故命名为桃花汤。方后指出"若一服愈，余勿服"，对久利者恐一服难愈，盖本方重在固涩，若利止后，当以调补脾胃为主。

上三味药，水煮，以米熟汤成为度，去滓，再入赤石脂末方寸匕，一日服三次。此煮服法较为特殊，是将汤剂与散剂结合应用的范例。

【方证论治辨析】

桃花汤治虚寒便脓血证。症见下利便脓血，或下利日久不愈。

下利日久多为脾肾阳虚，肾内寄命门之火，可上暖脾土而主司二便。肾阳亏虚，命门火衰，脾阳亦虚，脾肾两虚，固摄运化失职，则大肠滑脱，血脉不固。本证多为湿热痢疾治疗不当，或未彻底根除，日久导致脏气虚寒，脾肾俱虚，中气大伤，统摄失职，气血虚陷，致滑脱失禁，便脓血。方用桃花汤温阳涩肠，固脱止利。

【用方思路】

虚寒便脓血，日久不愈者，其脓血必色质暗淡，或赤白相兼，并伴身体消瘦，精神倦态，舌淡，脉虚弱等症。桃花汤偏于温中涩肠，治久泻久利，方中赤石脂、干姜是治疗虚寒下利的常用对药，干姜亦可用焦姜或炮姜。临证若脾虚甚者，加人参、白术、山药；若中气下陷者，可与补中益气汤合方化裁；若久泻不止，加罂粟壳、诃子、煨肉豆蔻，或与四神丸合方化裁；若伴湿热下利者，加黄连、秦皮、生地榆等；若吐血、便血者，加白及、三七粉、海螵蛸等。

桃花汤临床用于治疗慢性肠炎、慢性非特异性溃疡性结肠炎、慢性菌痢、慢性阿米巴痢疾、肝脓疡、慢性胃炎、消化性溃疡、结肠癌、胃癌等疾病。

【医案举例】

（1）张建荣医案：张某，男，23岁，学生，2007年初诊。患腹泻3年余，服西药、中成药无效。现症：大便1日2~3次，便稀溏，无脓血，伴见纳差，乏力，盗汗。检查：精神较差，面色苍白少华，腹平软，无触痛。舌淡苔白，脉沉细。证属虚寒泄泻。处方桃花汤加味：干姜10g，赤石脂30g（包煎），太子参15g，黄芪15g，白术10g，诃子10g，秦皮10g，五味子10g，炙甘草10g，焦山楂10g。10剂，水煎服。

2007年8月11日二诊：服药有效，无不良反应。现1~2日解大便1次，粪便成形，盗汗减少。继用上方去五味子，加补骨脂10g，续服10剂。

2007年8月23日三诊：腹泻已痊愈，舌淡苔薄白，脉和缓有力，但晨起仍感乏力。患者要求将上药制作成药服用，以防止病情反复，故续用2007年8月11日方，以10剂之量，制成散剂，每次6g，1日3次，连续服完为止。1年后回访，腹泻痊愈。［张建荣.经方观止.北京：中国中医药出版社，2016：427.］

（2）张建荣医案：豆某，男，51岁，2021年8月10日初诊。患鸡鸣泻已多年，大便稀，无脓血，有轻度下坠感，一日 4~5 次，进食多则腹胀，进生冷食即腹泻，伴腰痛，双下肢乏困少力，夜尿多。舌淡胖边有痕、苔略白腻，脉沉细缓。证属脾肾阳虚泄泻。处方桃花汤合四神丸化裁：干姜 10g，肉桂 10g，赤石脂 50g（包煎），党参 15g，白术 15g，炒山药 20g，吴茱萸 8g，肉豆蔻 10g，补骨脂 15g，五味子 10g，诃子 10g，焦山楂 20g。

连服 20 剂，胃凉胀满改善明显，精神好转，但大便次数未减。继用上方去五味子，加黄芪 15g，制附子 10g（先煎），诃子加至 20g，服 10 剂后，疗效甚佳，无副作用，大便成形，一日 1 次，夜尿最多 2 次。舌淡苔白，脉沉细缓。继用前方 10 剂，巩固疗效。

诃梨勒散

【原文】

气利[1]，诃梨勒散主之。（十七：47）

诃梨勒散方

诃梨勒十枚（煨）

上一味，为散，粥饮和[2]，顿服。疑非仲景方。

注释：

[1] 气利：指下利滑脱，大便随矢气排出。

[2] 粥饮和：用米汤调和服之。

【功效配伍】

诃梨勒散涩肠固脱。方中诃梨勒即诃子，性味苦涩酸平，入肺、大肠经。本方将诃子煨后研末，用米粥和服。诃子涩肠固脱以治其标，米粥补益中气以顾其本，但偏重收涩治标。

上一味药，研细末，用米粥冲服。

【方证论治辨析】

诃梨勒散治气利，气虚不固证。症见大便清稀随矢气而下，滑脱失禁。

气利为虚寒泄泻日久，致中气下陷，气虚不固。因属虚寒，故大便清稀；中气不能升提固摄，故大便与矢气并见。治宜标本俱治，方用诃梨勒散涩肠固脱。

【用方思路】

诃梨勒与罂粟壳，临证常联用，治疗久利、久咳等，是治标之药，亦不能久用，治本尚需辨证论治。

第十一章 经方调神剂

经方调神剂，指具有调节情志作用，治疗心悸、失眠、烦躁、惊狂等疾病的方药。调神剂除本章介绍的方药外，经方妇人剂中的半夏厚朴汤、甘麦大枣汤亦属此类方。

七情不遂，可致脏腑功能紊乱，气机失调；脏腑功能失调亦能引起七情失调，神志异常。经方调神剂治疗情志疾病，重在调节七情，调节脏腑气血阴阳，或祛除邪气，着重于治本，使阴阳平衡，脏腑谐和，情志调畅，神志安定，并非单纯用药物安神定志治其标。治标者，情志虽能暂安于一时，但病终难愈。

酸枣仁汤

【原文】

虚劳虚烦不得眠，酸枣仁汤主之。（六：17）

酸枣仁汤方

酸枣仁二升　甘草一两　知母二两　茯苓二两　芎劳二两　《深师》有生姜二两。

上五味，以水八升，煮酸枣仁，得六升，内诸药，煮取三升，分温三服。

【功效配伍】

酸枣仁汤养阴清热。方中酸枣仁甘酸性平，养肝阴，益心血，安心神，治失眠，为本方之主药，配以甘草酸甘化阴，以增强养阴之效；辅以茯苓甘淡安神宁心；辅以知母味苦甘寒质润，滋肝阴润肝燥，清虚热除虚烦；佐以川芎疏达肝之气血，并能解郁，虽性味辛温，但与阴柔酸敛的酸枣仁配伍，可使其方滋润而不呆滞，是静中有动，动静结合之用药法。诸药合用，肝阴得养，心血得益，虚热得清，虚烦自安。

上五味药，先水煮酸枣仁，后入其他药同煮，去滓，分三次温服。

【方证论治辨析】

酸枣仁汤治虚劳失眠，阴血亏虚证。症见虚劳虚烦，不得眠。

本证为肝阴不足，心血亏虚。肝主藏血，心主血脉。阴血不足则内生虚热，虚热内扰则虚烦。肝阴不足则不能藏魂，魂不归肝则不得眠；心血亏虚则不能藏神，神不守舍则更不得眠。治用酸枣仁汤养肝阴，益心血，清虚热，使神魂各归其所。虚劳虚烦不得眠，是既有神情疲惫而又有心神烦扰不得入眠。

【用方思路】

酸枣仁汤治肝心阴血亏虚失眠证，是从肝论治的范例。肝体阴用阳，此方以酸枣仁补肝体为主，川芎补肝用为佐，凸显了既补肝体，又补肝用。本方临证需重用酸枣仁，轻用川芎，宜取三比一之量；若肝郁者，加郁金、香附等；若阴血虚甚者，加生地黄、白芍、当归，或合用百合地黄汤；内热甚者，重用知母，加栀子；失眠甚者，可加茯神、柏子仁，或龙骨、牡蛎等。

酸枣仁汤临床用于治疗失眠、神经衰弱、癔症、抑郁症、焦虑症、精神分裂症、卑谍症、室性早搏、更年期综合征等疾病。

【医案举例】

(1) 赖良蒲医案：何某，女，32 岁。症状：1936 年仲冬，久患失眠，诸药无效。形容消瘦，神气衰减，心烦不寐，多梦纷纭，神魂不安，忽忽如有所失，头晕目眩，食欲不振，脉象弦细，舌呈绛色，两颧微赤。诊断：素禀阴虚，营血不足，营虚无以养心，血虚无以养肝，心虚神不内守，肝虚魂失依附，更加虚阳上升，热扰清空所致。疗法：议用养心宁神法，以酸枣仁汤增减主之。北野参 9g，朱茯神 12g，炒酸枣仁 24g，知母 9g，川芎 3g，珍珠母 24g，百合花 9g，白芍 12g，夜交藤 12g，粉甘草 3g，水煎。另用，老虎目睛 1.5g 研末冲服。连服 13 剂，便能酣卧，精神内守，诸症豁然。

自按：此虚烦不得眠证也。由于营阴素亏，内热躁扰。故方中用酸枣仁之酸苦，以泄胸中郁热；知母之苦寒，以滋肾脏之真阴；茯神之甘平而助宁静；川芎之苦辛而主疏达；珍珠母之潜以安魂；老虎目睛之静以定魄；百合花朝开暮合，具昼夜之机宜；夜交藤左右相交，取阴阳之交感；白芍可敛戢肝阳；人参能补益心气；加以甘草协和诸药。俾其水壮金清，而木平火降，神魂不扰，则梦寐安宁。［赖良蒲.蒲园医案.南昌：江西人民出版社，1965：116.］

(2) 朱良春医案：张某，女，43 岁，干部。夜不能寐已延 2 个月之久，心慌胆怯，虚烦忧郁，头晕善忘，脉细软数，苔薄白，此心气不和，虚热内扰之候。拟除烦降火，舒郁安神为治。太子参、合欢皮、柏子仁、酸枣仁各 15g，夜交藤、秫米各 20g，知母 12g，川芎、甘草各 6g。加减服药共 13 剂，夜安卧，虚烦宁。

按语：太子参配合欢皮，与酸枣仁汤合用，方随证立，疗效自见。［朱良春.太子参配合欢皮功擅调畅心脉、益气和阴.上海中医药杂志，1984(8)：34.］

(3) 张建荣医案：程某，女，49 岁，2014 年 2 月 19 日初诊。失眠半年余，伴心慌、心烦、颜面烘热、夜间盗汗，大便正常，血压不高。有时心烦甚至有自杀之欲。月经周期基本正常，经量适中，末次月经 2014 年 2 月 2 日干净。舌质红苔薄，脉沉细数。中医诊为虚劳失眠，证属肝肾阴虚，心血亏耗。治用酸枣仁汤合肾气丸去桂附加味：酸枣仁 30g（碎），五味子 10g，知母 10g，茯苓 10g，茯神 10g，川芎 8g，白芍 15g，当归

10g，生地黄 20g，山萸肉 10g，怀山药 10g，牡丹皮 10g，泽泻 10g，夜交藤 15g，焦山楂 10g。7 剂，水煎服。

2014 年 2 月 26 日二诊：服上方有效，续用 7 剂。

2014 年 3 月 6 日三诊：睡眠好，不烦躁，诸症若失。舌淡苔薄，脉和缓。继用上方加巴戟天 10g，续服 7 剂，以和调阴阳，巩固疗效。［张建荣.经方观止.北京：中国中医药出版社,2016:457.］

（4）王云凯医案：李某，男，24 岁。失眠多年，西医曾诊断为神经衰弱，给予地西泮（安定）、氯氮等镇静药治疗，时有小效。近因毕业考试，思虑过度，心血耗伤，病证加重，昼则头晕头疼，昏昏欲睡，神思恍惚；夜则清清不寐，往事联翩，思绪不断，痛苦非常，口苦，心烦，小便赤。舌红苔薄黄，脉弦细而数。辨证属阴血不足，神魂不安本宅。治当养阴血以复本，清虚热以安神魂，方用酸枣仁汤加味：酸枣仁 20g，茯神 15g，知母 12g，川芎 10g，生地黄 15g，白芍 15g，栀子 6g，朱砂 1.5g（冲服），竹叶 5g。水煎服，每日 1 剂。服本方 6 剂，睡眠稍好，头晕头疼亦减，又进 9 剂，睡眠已正常。后服天王补心丹，每晚两丸，调理善后。［吕志杰.仲景方药古今应用.2 版.北京：中国医药科技出版社,2016:749.］

百合地黄汤

【原文】

百合病，不经吐、下、发汗，病形如初者，百合地黄汤主之。（三：5）

百合地黄汤方

百合七枚（擘） 生地黄汁一升

上以水洗百合，渍一宿，当白沫出，去其水，更以泉水二升，煎取一升，去滓，内地黄汁，煎取一升五合，分温再服。中病，勿更服。大便当如漆。

【功效配伍】

百合地黄汤润养心肺，清热凉血。方中百合甘淡微寒，入心肺经，能润肺清心安神，偏重清气分邪热；生地黄甘苦寒，入心经，清养心营，偏重清血分邪热；泉水属阴，用之煎药，共奏养阴清热之功。服后初见疗效，即应守方治疗，勿更换方药。若服后大便呈漆黑色，为地黄本色，非瘀血。

本方先用水洗百合，渍一宿，出白沫，去其水，再用泉水煎煮，去滓，入地黄汁合而再煎，分二次温服。服药有效，不更换方药，继续服药。大便如漆者是地黄本色。

【方证论治辨析】

百合地黄汤治百合病，心肺阴虚内热证。症见百合病，未经吐、下、发汗等误治，病形如初者。

百合病，病形如初者，指病情尚未发生变化，或未经过误治，证仍属心肺阴虚内热。其症状表现参下文所述。治用养阴清热法，此亦是百合病的基本治疗大法，也是正治之法。百合地黄汤润养心肺，清热凉血，是治疗百合病的主方。

【原文】

论曰：百合病者，百脉一宗[1]，悉致其病也。意欲食复不能食，常默默，欲卧不能卧，欲行不能行，欲饮食，或有美时，或有不用闻食臭[2]时，如寒无寒，如热无热，口苦，小便赤，诸药不能治，得药则剧吐利，如有神灵[3]者，身形如和[4]，其脉微数。

每溺[5]时头痛者，六十日乃愈；若溺时头不痛，淅然[6]者，四十日愈；若溺快然，但头眩者，二十日愈。

其证或未病而预见，或病四五日而出，或病二十日或一月微见者，各随证治之。（三：1）

注释：

[1] 百脉一宗：百脉，泛指全身所有经脉。宗，根本。

[2] 食臭（xiù，音秀）：食物的正常气味。

[3] 神灵：盖指幻视、幻觉、幻听，神识异常。

[4] 身形如和：指形体外形看似平和无病。和，平和、安和。

[5] 溺：通尿。

[6] 淅（xī，音息）然：形容怕风、寒栗之状。

百合病心肺阴虚内热证。症见如寒无寒，如热无热，欲卧不能卧，欲行不能行，意欲食又不能食，有时胃纳甚佳，有时甚至对食物气味都有厌恶感，常神情默默，如有神灵，口苦，小便赤，脉微数。

百合病的神志、感觉、语言、行动、饮食诸方面不稳定的错乱现象，即为百合病的主要特征。但从形体观察，并没有显著病态，用许多药物治疗效果都不显著，甚至服药后，反见呕吐或下利。本病惟口苦，小便赤，脉微数是其较稳定的客观指征，但又易被精神恍惚症状所掩盖，难以察觉。

百合病之发生：一是未病而预见，即由七情不遂，日久郁结化火，消灼阴液导致；二是病数日后而继发，即见于伤寒热病之后，阴液损伤或余热未清。其总病机为心肺阴虚内热，百脉失之气血润养。心为君主之官，主神明与血脉；肺为相傅之官，主治节与一身之气，能协助心以治理调节而朝百脉。在正常情况下，心肺气血调和，百脉皆得气血所养，则无病。如心肺阴虚内热，则百脉俱失所养，热扰神明，故发生神志、感觉、语言、行动、饮食等一系列精神错乱、恍惚去来现象。口苦、小便赤、脉微数是心肺阴虚内热的直接反应，此症对分析病因病机，指导立法治疗起着决定性作用。方用百合地黄汤润养心肺，清热凉血。此证此方联系一起，可谓方证合拍。

【用方思路】

百合地黄汤治疗百合病，不用安神定志药，而径用养阴清热药以治其本，即可达到安神定志作用。本病为阴虚内热，安神非治本，养阴清热能使阴复热退，百脉调和，神魄安宁。临证阴虚甚者，用本方加沙参、麦冬；内热甚者，用本方加知母、玄参、栀子；失眠者合酸枣仁汤化裁。

百合地黄汤临床用于治疗癔症、精神分裂症、抑郁症、焦虑症、夜游症、更年期综合征、甲状腺功能亢进等疾病。

【医案举例】

（1）彭履祥医案：曾某，男，56岁。患者神情恍惚多年，中西医治疗不效，症见心慌不宁，劳动时情绪不定，欲动不耐动，欲行不耐行，心神涣散，情绪低落，烦躁易怒，睡眠不安，遂整日钓鱼养病。惟口苦口渴，小便黄，舌红赤少苔，脉弦略数。同时发生遍体瘄疹，甚似杨梅疮。询其起因，乃偶遇打鱼人，吸气烟具后所致，顽固不愈。据证审因，乃心肺阴伤，里热偏盛，为百合病之典型者。方用百合、生地黄、知母、滑石等味，服10剂后，诸症略减，惟瘄疹如故。于原方加金银花以解毒。但1剂未已，反胃呕吐，腹泻如水，再次来诊。审其所由，恐系金银花之寒伤其胃气，非百合病所宜。故再投初诊原方，吐利即止，守方20余剂，瘄疹隐没，诸症消失。［黄文东.著名中医学家的学术经验.长沙:湖南科学技术出版社,1981:253.］

(2) 张琪医案：卫某，女，37岁，工人，1979年9月11日初诊。因长期心情抑郁不快，随罹此疾。1976年10月始觉有人与之说话，始声小，继之声大，至1978年加重，甚至在嘈杂声中，幻觉幻听亦不减弱，还觉有人教以回答幻听之事。曾幻听有人教以持刀剔颈，当即操刀，幸被家人发现将刀夺下，经兰州各医院精神科会诊，有谓神经官能症、有谓精神分裂症，经中西医治疗无效，来哈尔滨市投亲求诊。除上述症状外，精神痴呆，表情淡漠，沉默不语，少眠多噩梦，恐惧，心悸，头晕，舌尖赤，苔白干，脉象浮滑。诊断：百合病；辨证：阴虚阳浮，神气不归舍，是以精神恍惚，幻觉幻听。治法：滋阴潜阳，收敛神气。百合50g，生地黄、茯苓、生龙骨各20g，生牡蛎50g，远志、寸冬、五味子、竹茹、陈皮各15g，甘草10g。水煎服。

1979年10月4日复诊：进药10剂，精神好转，痴呆状明显改善，有时眉宇间微露笑容，自言自语回答对方可以控制。幻觉幻听仍有，但较轻。再以前方增减加重养心之剂，前方去陈皮、竹茹，加合欢花30g、小麦50g、大枣6个。

1979年10月30日复诊：前方进20剂，精神恍惚明显好转，噩梦减少，但仍有幻听，胸烦闷，脉象沉。继宜前方稍加理气之剂，前方去远志、茯苓，加香附、柴胡、青皮、赤芍、陈皮各15g。水煎服。

1979年11月13日复诊：进上药12剂，病情继续好转，精神状态大为改观，但仍有极轻之幻听似人说话，胸烦闷，脉沉，改用疏郁活血理气之剂。桃仁25g，香附、青皮、柴胡、半夏、木通、陈皮、大腹皮、甘草、苏子、桑皮各15g，赤芍20g，小麦50g，红枣5个。水煎服。上方进10剂后，幻觉幻听基本消失，睡眠亦好，食纳增加，谈笑自如，神色与前宛若二人。嘱停药观察。随访于1979年12月已回兰州。

本案治用百合地黄汤合龙骨、牡蛎及甘麦大枣汤，滋阴潜阳益心气，收摄浮越之神气，使归其宅，诸症大减，后尚遗小有幻觉，心胸烦闷，考虑属气血凝滞于心窍，神气为之所阻，是以余症未能全消，前段属虚，故用前药而收功，本段属实，改用《医林改错》癫狂梦醒汤，以活血疏郁治之而愈。[张琪.杂病治验.黑龙江医药,1980(5):19.]

(3) 张建荣医案：张某，女，24岁，1994年7月初诊。患者因狂躁住某精神病医院治疗1周余，给内服西药、甘麦大枣口服液，并用电击疗法多次，仍狂躁不已，病情未见好转。其主管医生是余学生，邀余用中药治疗。患者发病起因于夫妻吵架后服农药，经当地医院抢救，脱离危险，在1994年1月后出现精神异常。

诊时见患者神情狂躁，坐卧不宁，语无伦次，自喻为"孙大圣"下凡，一会儿言已故父之亡灵在寻找她，一会儿说要自杀。舌尖红赤，舌体糜烂少苔，有口疮，口里常含冰糖，口渴饮水多，脉细数有力。诊为百合病，证属心肺阴虚内热，治宜养阴清热安神，方用百合地黄汤合酸枣仁汤加减。百合30g，生地黄30g，沙参15g，麦冬10g，玄参10g，栀子10g，连翘15g，知母10g，酸枣仁15g，茯神10g，郁金10g。6剂，水煎服。

6剂药服完后，神情稳定，思绪渐清，口疮好转，脉数象已去，诸症大有改观，家属要求带中药出院回家治疗。续用上方去玄参、栀子、连翘，加川芎8g，处12剂药，继续治疗，巩固疗效。此后患者精神正常，能料理家务，下地干活。越两年后，因情绪受刺激，又有小犯，仍用百合地黄汤加味治疗而效。[张建荣.经方观止.北京:中国中医药出版社,2016:449.]

百合知母汤

【原文】

百合病，发汗后者，百合知母汤主之。（三：2）

百合知母汤方

百合七枚（擘）　　知母三两（切）

上先以水洗百合，渍一宿，当白沫出，去其水，更以泉水二升，煎取一升，去滓；别以泉水二升煎知母，取一升，去滓，后合和，煎取一升五合，分温再服。

【功效配伍】

百合知母汤补虚清热，养阴润燥。方中百合养阴润肺；知母清心除烦，滋阴润燥；泉水清热利尿，导热下行，用之煎药以增强清热作用。

本方煎服方法同百合地黄汤。

【方证论治辨析】

百合知母汤治百合病误汗，心肺阴虚燥热证。症见心烦，口燥，小便赤。

百合病，若误认为其如寒无寒，如热无热，为表实证而发汗，其辛温发散药既可使津液表散，又可添热增燥，则心肺之阴更损，使虚热加重，出现心烦、口燥者，方用百合知母汤补虚清热，养阴润燥。

【用方思路】

百合知母汤治百合病，其清热除烦作用较百合地黄汤强。临证若虚热甚者，可与栀子豉汤合方化裁。

滑石代赭汤

【原文】

百合病，下之后者，滑石代赭汤主之。（三：3）

滑石代赭汤方

百合七枚（擘）　滑石三两（碎，绵裹）　代赭石如弹丸大一枚（碎，绵裹）

上先以水洗百合，渍一宿，当白沫出，去其水，更以泉水二升，煎取一升，去滓；别以泉水二升煎滑石、代赭，取一升，去滓；后合和重煎，取一升五合，分温服。

【功效配伍】

滑石代赭汤养阴清热，和胃降逆。方中百合清养肺胃之热；代赭石降逆和胃；滑石、泉水清热利尿。诸药相伍，清养心肺，降逆利尿，使邪热从小便解。

上药，先以水洗百合，渍一宿，出白沫后，去其水，再用泉水煎煮，去滓；另用泉水煎滑石、代赭石，去滓；再将两药汁合和重煎，分次温服。

【方证论治辨析】

滑石代赭汤治百合病误下，肺胃阴虚内热证。症见呕逆，口渴，小便赤。

若将百合病误认为里实证而攻下，其苦寒攻下之药既可损伤津液，使内热加重，又可耗伤胃气，使胃气上逆，故可见呕逆、口渴等症。治用滑石代赭汤养阴清热，和胃降逆。

【用方思路】

滑石代赭汤治百合病，其清热降逆作用较百合地黄汤强。临证若胃气上逆甚者，加竹茹、橘皮、半夏。

【医案举例】

魏龙骧医案：用百合滑石代赭汤治疗溺后眩厥，疏方两剂，药仅三味，皆能获效，已成袖中之秘。溺后眩厥，详细说是平常人小便排空后，当站起或抬头时，突然感到头部眩晕，一片空白，身体失去控制，猛然栽倒，随即清醒，爬起后一如常人。这种症状如果偶尔发生，也许患者不太在意，但数日内连续发生，则会引起恐惧和留意，也担心栽倒后头部碰伤酿成大祸。这样的"阴阳气不相顺接"的一时性眩厥，其病机是阴虚阳燥，动静乖违的"百合病"病机。因此，仲景叙述了百合病有"每溺时头痛"；"若溺时头不痛，淅然者"和"若溺快然，但头眩者"等较轻浅的症状……在治疗上用主药百合，润燥安神；用滑石利尿泄热，通下窍之阳以复阴气；用代赭石镇敛上逆，下潜浮动之气，以助百合完成滋阴镇逆通神之功，打乱了病态的气血逆乱，也就恢复了分之为百脉，合之为一宗的原有生理性的经络循环协调作用，眩厥即可停止发作而向愈。[李俊龙．中国百年百名中医临床家丛书·魏龙骧．北京：中国中医药出版社，2001：71.]

百合鸡子黄汤

【原文】

百合病，吐之后者，用后方主之。（三：4）

百合鸡子黄汤方

百合七枚（擘）　鸡子黄一枚

上先以水洗百合，渍一宿，当白沫出，去其水，更以泉水二升，煎取一升，去滓，内鸡子黄，搅匀，煎五分，温服。

【功效配伍】

百合鸡子黄汤养阴清热，和胃润燥。方中百合清养心肺；鸡子黄滋阴润燥，和胃安神；泉水清热利小便。

上药，先以水洗百合，渍一宿，出白沫后，去其水，再用泉水煎煮，去滓，入鸡子黄，搅匀再煎，温服。

【方证论治辨析】

百合鸡子黄汤治百合病误吐，肺胃阴虚燥热证。症见虚烦不安，胃中不和。

若误认百合病为痰涎壅塞而催吐，吐则耗津伤胃，致肺胃之阴损伤，和降功能失常，出现虚烦不安、胃中不和、嘈杂、干呕等症。治宜滋养肺胃之阴，方用百合鸡子黄汤。

【用方思路】

百合鸡子黄汤治百合病，其滋阴清热作用较百合地黄汤弱，但偏润肺胃之燥，可作为百合病的平时调养方。

《金匮要略》与《伤寒论》所谓误用汗、下、吐之法，应灵活理解。一是有其症存在，但不是主要矛盾而误治；二是认证不准，无其证而误治；三是有假借意，即假借汗、下、吐之名，揭示其病有津伤或阳虚等病理存在，因吐下伤津，汗出伤阳。

栝楼牡蛎散

【原文】

百合病，渴不差者，用后方主之。（三：7）

栝楼牡蛎散方

栝楼根　牡蛎（熬）等分

上为细末，饮服方寸匕，日三服。

【功效配伍】

栝楼牡蛎散生津止渴，清降肺胃。方中栝楼根甘苦微寒，生津止渴，清肺胃之热；牡蛎咸寒质重，潜降虚热，能阻止上浮之炎，引热下行。二味药合用则阴复热降。

上二味药，研细末，每次服方寸匕，一日三服。

【方证论治辨析】

栝楼牡蛎散治百合病，肺胃阴虚伤津证。症见百合病，口渴不瘥者。

百合病若用百合洗方外洗，口渴仍不解除者，为阴虚内热较甚。其症在口苦、小便赤、脉微数基础上又增口渴，为热盛津伤较重。治用栝楼牡蛎散生津止渴，清降肺胃。

【用方思路】

百合病若内热较甚，方用百合洗方（见经方外用剂），或用栝楼牡蛎散除热，但其作用尚不及主方百合地黄汤，故可将百合洗方与栝楼牡蛎散外洗与内服并用，则疗效更佳。

百合滑石散

【原文】

百合病，变发热者，一作发寒热，百合滑石散主之。（三：8）

百合滑石散方

百合一两（炙[1]）　　滑石三两

上为散，饮服方寸匕，日三服。当微利者，止服，热则除。

注释：

[1] 炙：不作今之蜜炙，而作炒、烘、晒，使百合焦燥易于研末用。

【功效配伍】

百合滑石散滋养肺阴，清热利尿。方中百合滋养肺胃；滑石清实热利尿。两味合用，则阴复热退。

上二味药，研细末，每次服方寸匕，日服三次。

【方证论治辨析】

百合滑石散治百合病，里热外达肌肤。症见全身肌肤发热者。

百合病若热盛于里，外达肌肤，变为全身肌肤发热者，方用百合滑石散养阴清热利尿。

【用方思路】

百合滑石散治百合病，是在养阴的基础上，用滑石清热利尿，使郁热从小便解。临证可加生地黄、沙参、麦冬等药。

桂枝救逆汤

【原文】

火邪[1]者，桂枝去芍药加蜀漆牡蛎龙骨救逆汤主之。（十六：12）

桂枝救逆汤方

桂枝三两（去皮）　甘草二两（炙）　生姜三两[2]　牡蛎五两（熬）　龙骨四两
大枣十二枚　蜀漆[3]三两（洗去腥）

上为末，以水一斗二升，先煮蜀漆，减二升，内诸药，煮取三升，去滓，温服
一升[4]。

注释：

[1] 火邪：指用艾灸、热熨、熏蒸、烧针等引起的火热邪气。

[2] 生姜三两：《伤寒论》为生姜三两（切）。

[3] 蜀漆：常山之幼苗。

[4] 温服一升：《伤寒论》此方后语后有："本云桂枝汤，今去芍药，加蜀漆、牡
蛎、龙骨。"

【功效配伍】

桂枝救逆汤温补心阳，涤痰镇惊，安神定志。本方即桂枝汤去芍药，加蜀漆、牡
蛎、龙骨组成。桂枝汤去酸寒阴柔之芍药，则方性偏辛甘温，利于阳气恢复。桂枝与炙
甘草相合，辛甘化阳，以温通补益心阳；生姜与大枣相合，辛甘温补益中焦阳气，以启
化源，以助心阳；心阳虚损，易生痰浊，加蜀漆味辛苦性温，涤痰化浊，开窍定志；加
龙骨、牡蛎重镇安神定惊，潜敛浮越之心神。诸药合用，以温心阳，祛痰浊，镇惊悸，
安神志。本方是为救治火逆而设，故名救逆汤。

上七味药，先水煮蜀漆，再入其他药同煮，去滓，温服。

【方证论治辨析】

桂枝救逆汤治火邪致惊。症见惊狂，卧起不安。

火邪者，指使用艾灸、热熨、熏蒸、烧针等强迫发汗，导致心阳损伤，内生痰浊，神

气浮越。方用桂枝救逆汤温补心阳，涤痰镇惊，安神定志。《伤寒论》112 条："伤寒，脉浮，医以火迫劫之，亡阳必惊狂，卧起不安者，桂枝去芍药加蜀漆牡蛎龙骨救逆汤主之。"此文对惊狂病因病机与症状表现论述较为全面，可供参考。

【用方思路】

桂枝救逆汤治疗惊狂病证，不必具备有无误治之经历，只要有心阳虚夹有痰浊的病机，便可应用。临证若心阳虚者，重用桂枝；痰浊甚者，除用蜀漆外，亦可加远志、石菖蒲、茯神，或用后三味替代蜀漆；惊狂甚者，重用牡蛎、龙骨，亦可加磁石。凡用贝壳矿石之类药物，均可适当加神曲、山楂、麦芽以防碍胃。

桂枝救逆汤临床用于治疗惊恐、精神分裂症、癔症、更年期综合征、癫痫、心律失常、遗精等疾病。

【医案举例】

（1）张建荣医案：张某，女，18 岁，聋哑人。1988 年 9 月 18 日诊。其母代诉：言其女两天前独身一人串亲戚，路遇一疯子追赶受惊，回家后惊哭不已，夜卧不能入寐。刻诊：精神稍差，面色苍白，两眼显示出惊恐神态，舌淡苔薄，脉短促结代。检查：心率 84 次/分，律不齐，未闻及杂音，两肺（－）。证属惊悸，治宜温心阳，养心血，安神定志。处方桂枝救逆汤加减：桂枝 12g，炙甘草 9g，龙骨 30g（包煎），牡蛎 30g（包煎），磁石 30g（包煎），酸枣仁 20g，柏子仁 10g，当归 10g，生地黄 20g，阿胶 12g（烊化），党参 10g，大枣 6 枚，生姜 3 片。2 剂，水煎服。

数日后见其母，询问其女病情，言其 2 剂药尽，神志、睡眠恢复如常。［张建荣.金匮证治精要. 2 版.北京:人民卫生出版社,2010:330.］

（2）王云凯医案：张某，男，47 岁。患者热病之后，体力未复，常感气短乏力，口淡食少，夜寐欠佳，多梦易醒，曾服健脾化湿剂，食欲稍振，余症不减。近因遇事不遂，而觉心中惊惕不安，梦寐呼叫。舌淡苔薄，脉动而弱。辨证治疗：此属热病之后，心气未复，复因情志不遂，郁而生痰，心虚痰乘，故作此证。治应温复心阳，潜镇豁痰，方用桂枝去芍药加蜀漆牡蛎龙骨救逆汤化裁：桂枝 10g，龙骨 20g，牡蛎 20g，菖蒲 10g，合欢皮 15g，郁金 10g，茯苓 15g，甘草 10g，大枣 5 枚。每日 1 剂，水煎 2 次，早晚分服。以本方出入，共服 20 余剂，病获痊愈。［吕志杰.仲景方药古今应用. 2 版.北京:中国医药科技出版社,2016:751.］

第十二章　经方理气剂

经方理气剂，指具有治疗气滞、气逆作用的方药。《素问·至真要大论》曰"抑者散之""结者散之""逸者行之""高者抑之"；《素问·六元正纪大论》曰"木郁达之"。此为经方理气剂组方立法的理论依据，属"八法"中的"消法"。

人体脏腑气机在运动过程中，由于七情不遂，或劳倦过度，或饮食失节，或寒温不适等因素，易出现脏腑失调，肝肺脾胃气机升降出入逆乱，或气滞不通，或气逆不降。治疗气滞者宜通，气逆者宜降，通降协调，气血调达，则五脏和平。

第一节 行气剂

桂枝去芍药加麻黄细辛附子汤

【原文】

气分，心下坚，大如盘，边如旋杯[1]，水饮所作[2]，桂枝去芍药加麻辛附子汤主之。（十四：31）

桂枝去芍药加麻黄细辛附子汤方

桂枝三两　生姜三两　甘草二两　大枣十二枚　麻黄二两　细辛二两　附子一枚（炮）

上七味，以水七升，煮麻黄，去上沫，内诸药，煮取二升，分温三服，当汗出，如虫行皮中，即愈。

注释：

[1] 心下坚，大如盘，边如旋杯：《金匮要略译注》曰："心下坚，即心中坚硬；大如盘，取义在大；边如旋杯，取义在圆。旋杯，又称复杯，在此形容心下坚而中高边低之状。"

[2] 水饮所作：水饮结聚所致。作，起也，即引起。

【功效配伍】

桂枝去芍药加麻黄细辛附子汤温阳散饮，通利气机。方中用桂枝汤去芍药以振奋卫阳；用麻黄细辛附子汤以温里发表。两方相合，可通彻表里，使阳气通行，阴凝解散，水饮自消。

上七味药，先水煮麻黄，去上沫，后入诸药煎煮，分三次温服。服药后有汗出、虫行皮中状，为服药有效之征，病当愈。

【方证论治辨析】

桂枝去芍药加麻黄细辛附子汤治水气之气分病。症见心下痞坚，大如盘，边如旋杯或旋盘。

本证为阳虚寒凝，气机不通，水饮寒气搏结于气分。心下痞坚，大如盘，边如旋杯之症，是既有水饮停留，又有气机升降阻滞；既有阳气不通，又有阴气不散，乃阴阳失调，寒气水饮凝结之甚也。治用桂枝去芍药加麻黄细辛附子汤温发通达表里之阳，使气机通畅，阴阳协调，则水饮下行，心下痞坚自除。即《金匮要略·水气病脉证并治》第30条所谓"阴阳相得，其气乃行，大气一转，其气乃散"之理。

【用方思路】

桂枝去芍药加麻黄细辛附子汤在里温脾肾之阳以行水饮，在外调和营卫以散水饮，故能通彻表里，调畅气机，通行阳气，使气行水行。此方未用利水药则水能行，未用行气药则气能通，发人深思。王渭川《金匮心释》曰："仲景治气，不是直接助气，而是以辛散甘温之药以行阳化气，温煦营卫，发散寒邪而使病愈。"将本方置于经方行气剂，与后方枳术汤前后呼应，以领略仲景治水气病气分证的治法与用药奥妙。

桂枝去芍药加麻黄细辛附子汤临床用于治疗急慢性肾炎、特发性水肿、肺心病、肝硬化腹水、风湿性关节炎等疾病。

【医案举例】

朱良春医案：曾治一妪，61岁。夙患肺源性心脏病，3个月前，因咳喘、心悸、腹水而住院治疗月余，诸恙均已平复。近因受寒、劳累，诸恙复作，咳喘较剧，夜难平卧，心下坚满，按之如盘如杯，腹大如鼓，下肢浮肿，小便量少，面色灰滞，舌质紫苔薄，脉沉细。此心阳不振，大气不运，水邪停聚不化之患，予桂枝去芍药加麻黄细辛附子汤原方。连进5剂，咳喘遂平，心下坚满已软，腹水稍退，但下肢依然浮肿。续予原方加黄芪、防己、椒目，连进8剂，腹水退净，下肢浮肿亦消十之七八。再以温阳益气、调补心肾之剂以善其后。

水气病"气分证"并非一般寒邪凝聚，气滞不通之候，实因心阳式微，心气内结，在肺源性、风湿性心脏病发作期最易发生。凡心阳不振引起的饮停心下（胃脘部），用一般健胃消痞剂无效，必须强心利水，始可奏功，而桂枝去芍药加麻黄细辛附子汤主要作用即在于此。这种审因论治的方法乃是仲景学说的特色之一。[朱良春.对金匮两个方证之我见.江苏中医，1982（5）：33.]

枳术汤

【原文】

心下坚，大如盘，边如旋盘[1]，水饮所作，枳术汤主之。（十四：32）

枳术汤方

枳实七枚　白术二两

上二味，以水五升，煮取三升，分温三服，腹中软，即当散也。

注释：

[1] 边如旋盘：《金匮要略译注》曰："旋盘与旋杯，不同在于盘大杯小，盘浅杯深，皆因水饮结聚所致。"

【功效配伍】

枳术汤行气散结，健脾利饮。方中枳实行气散结消痞；白术健脾淡渗水饮。二味药配伍，行消不伤正，补益不恋邪，为消补兼施之法。

上二味药，水煮去滓，分三次温服。服药后腹中松软者，是水饮当散，为药已中病。

【方证论治辨析】

枳术汤治水气病之气分证。症见心下痞坚，大如盘，边如旋盘。

本证为脾弱气滞，气机不通，水饮失于转输。其病理是心下胃脘既有气滞不行，又有水气内停，故心下痞坚，大如盘，边如旋盘。治宜行气散结，健脾利水，方用枳术汤。

【用方思路】

枳术汤是补消兼施之剂。吴谦《医宗金鉴》曰："李杲法仲景以此方倍白术，是以补为主也；此方君枳实，是以泻为主也。然一缓一急，一补一泻，其用不同，只此多寡转换之间耳。"临证用枳术汤，若脾虚甚者，加党参、茯苓；若胃寒者，加干姜、砂仁；若恶心欲吐者，加橘皮、半夏；纳呆食少者，加炒麦芽、莱菔子、鸡内金；若气滞甚者，加木香、枳壳、佛手；若水饮甚者，加桂枝、茯苓；若水气甚者，加防己、猪苓、木通、大腹皮等。

枳术汤临床用于治疗胃下垂、慢性胃炎、肝硬化、子宫脱垂、小儿肝脾肿大等疾病。

【医案举例】

郭剑新医案：患者，女，36岁，农民。自诉左上腹不适，时有疼痛2年余，食欲明显下降，食后腹胀，尤以小腹为甚，经常恶心嗳气，晨起肠鸣辘辘，手按胃部则有振水声，舌淡红苔白，脉细弱。胃肠道钡餐造影示：胃下界在两侧髂嵴连线下13cm，诊为胃下垂。拟枳术汤加味：枳实15g，生白术18g，升麻5g，茯苓12g，桂枝9g，半夏10g，甘草6g。6剂，水煎服，每日1剂，分早、晚两次服用，嘱咐患者注意饮食调养。

复诊，药后腹胀明显好转，纳增，原方继投32剂，诸症均除，体重增加2kg。胃肠道钡餐造影示：胃下界在两侧髂嵴连线以上1cm。改服香砂枳术丸，每日1次，每次9g，以调理善后，巩固疗效。［郭剑新.枳术汤加味治疗胃下垂34例临床观察.天津中医,1996,13（1）:30.］

第二节　降气剂

奔豚汤

【原文】

奔豚[1]气上冲胸，腹痛，往来寒热，奔豚汤主之。（八：2）

奔豚汤方

甘草　芎劳　当归各二两　半夏四两　黄芩二两　生葛五两　芍药二两　生姜四两甘李根白皮一升

上九味，以水二斗，煮取五升，温服一升，日三夜一服。

注释：

［1］奔豚：病名，又称奔豚气。豚，小猪。《诸病源候论》曰："奔豚者，气上下

游走，如豚之奔，故曰奔豚。"

【功效配伍】

奔豚汤养血疏肝，清热降逆。方中甘李根白皮性味咸寒，可清热降逆，平冲下气，《长沙药解》谓："下肝气之奔豚，清风木之郁热。"生姜、半夏和胃降逆，协助甘李根白皮平冲逆。黄芩苦寒，苦以降逆气，寒以清肝热。生葛甘辛凉，生津护阴，升发清阳，透解邪热。甘草、芍药缓急迫，止腹痛。当归、川芎养血疏肝。诸药合用，降逆气、清肝热、养肝血、和肝胆、调肝脾、治奔豚。

上九味药，水煮，去滓，温服，昼日服三次，夜晚服一次。

【方证论治辨析】

奔豚汤治奔豚气病，肝郁气逆证。症见奔豚气上冲胸，腹痛，往来寒热。

本证为素日情志不遂，或猝受惊恐恼怒，导致肝气郁结化热上冲。肝之郁热随冲脉之气上冲时，自觉有逆气从少腹起，如豚之奔突，上冲心胸。肝气横逆，乘犯脾土，则腹痛。又肝与胆相表里，其气相通，肝郁则少阳胆气不和，枢机不利，故往来寒热。治宜养血疏肝解郁，清热降逆平冲，方用奔豚汤。

【原文】

师曰：奔豚病，从少腹起，上冲咽喉，发作欲死，复还止，皆从惊恐得之。(八：1)

奔豚气病属发作性疾病，其发作时，自觉有气从少腹上冲心胸及咽喉，犹如豚之向上奔突状，痛苦异常，但复还平息后，犹如常人，故命名为奔豚气病。其发生与惊恐刺激关系甚为密切，因惊伤心神，恐伤肾志。奔豚病之发作，从少腹起，上冲咽喉之理，是因冲脉起于下焦，冲脉为病有上冲及时发时止的特征。

【用方思路】

奔豚汤是治肝郁气逆奔豚的良方，有较好的养阴清热，疏肝降逆作用。临证若肝郁甚者，重用川芎，加郁金、川楝子；郁热甚者，重用黄芩、葛根，加栀子；肝阴虚甚者，重用白芍，加酸枣仁、五味子；冲逆甚者，重用甘李根白皮，加代赭石、牛膝。

奔豚汤临床用于治疗胃肠神经官能症、焦虑性神经官能症、抑郁症、更年期综合征、慢性肝炎、胆汁反流性胃炎、肠易激综合征、慢性结肠炎等疾病。

【医案举例】

（1）萧伯章医案：肾水上逆之奔豚，见之最多，以桂枝加桂与之，百发百中。惟肝火上逆之奔豚，患者极少。一日偶从友人闲谈，其同居有妇人前来，云其媳患气痛，口苦咽干，寒热往来，余曰：可取方往，不必临诊，意谓必小柴胡证也。其妇要求过诊，友人亦从旁敦劝。询知痛从少腹上冲胸及咽喉，顷之即止，已而复发如初，脉之弦数，舌苔白。即谓友人曰：此证幸临视，否则方虽无妨碍，病必不除。此乃肝火上逆之奔豚，为生平所罕见，当用《金匮要略》奔豚汤，即疏方与之，一剂知，三剂已。［萧伯章. 遯园医案. 北京：学苑出版社，2013：69.］

（2）张振辉医案：林某，男，32 岁，农民，1974 年 10 月间门诊。主诉：近日来，晚间欲睡时，常先从少腹结一肿块，恶心欲吐，后觉有股气从少腹开始，直冲咽喉，胸闷异常，喉间似有痰，呼吸困难，张口喘气，且大汗淋漓，面唇脱色，手足逆冷，不能言语，几乎丧失活动能力。但过一段时间，少腹肿块渐消，胸闷渐解，呼吸等也逐渐恢复正常，越日只感精神不振，其余如常人。经心、脑电图检查未能确诊，治疗无效而求中医诊治。察患者体壮，左下肢因枪伤行截肢。舌质偏红，苔薄微黄，脉弦。病因术后忧思过度，致成此证。长期情志郁结，使气结不行，气郁化火，郁火上逆，随冲脉直上胸咽，即气病奔豚也。崇仲景法，拟疏肝清热，降逆平冲，选《金匮要略》奔豚汤加减：生姜、生葛根、半夏、甘草、川芎、当归、黄芩、酸枣仁各10g，芍药 15g，代赭石 21g，远志 8g。水煎服。服药后当夜似有欲发之征，然未发病。

二诊：原方代赭石加至 30g，服后该夜安睡如常，连服 4 剂而愈，至今未复发。［张振辉. 奔豚验案三则. 陕西中医，1986（1）：22.］

桂枝加桂汤

【原文】

发汗后，烧针令其汗，针处被寒，核起而赤者，必发奔豚，气从小腹上至心，灸其核上各一壮[1]，与桂枝加桂汤主之。（八：3）

桂枝加桂汤[2]方

桂枝五两　芍药三两　甘草二两（炙）　　生姜三两　大枣十二枚

上五味，以水七升，微火煮取三升，去滓，温服一升。

注释：

[1] 灸其核上各一壮：核，即前文"核起而赤者"，指烧针部位出现的红肿硬核。一壮，把艾绒做成艾炷，灸完一个艾炷为一壮。

[2] 桂枝加桂汤：《伤寒论》方中为：桂枝（去皮）、生姜（切）、大枣（擘）；另外方后语有："本云桂枝汤，今加桂满五两。所以加桂者，以能泄奔豚气也。"

【功效配伍】

桂枝加桂汤温通心阳，平冲降逆。桂枝加桂汤是桂枝汤重用桂枝至五两组成。方中重用桂枝，配以甘草、大枣、生姜辛甘化阳，温心阳，降寒气，平冲逆；芍药酸寒，与甘草相配，酸甘化阴，敛阴和营，缓解急迫。诸药合用，共奏温通心阳，平冲降逆之功。

上五味药，用微火水煮，去滓，温服。

本方之"加桂"是加桂枝还是加肉桂，历代医家看法不一。仲景之方仅有桂枝之名。桂枝辛甘温，有温通阳气、散寒化饮、平冲降逆、通调血脉作用，与肉桂相比较，桂枝偏于走表走上，发汗解表，温通心胸阳气，并能降逆气；肉桂辛甘大热，偏于走里走下，温里散寒，助肾阳而补命门之火。冉雪峰《冉注伤寒论》曰："加桂或云加肉桂，矜矜于桂枝肉桂之辨，不知《神农本草》原系一桂字。桂枝温和，氤氲鼓荡，可内可外，可上可下。张锡纯《衷中参西录》疗肝胆气逆，兼天气下陷阴证，用一味桂枝救愈。升陷降逆，一物两擅其功，一方两收其效，得此而本方加桂之义，益以证明。"

【方证论治辨析】

桂枝加桂汤治奔豚气病，阳虚寒逆证。症见发汗后，烧针令其汗，针处被寒，核起而赤，自觉有气从少腹上冲心胸，如豚之奔突。

太阳病发汗后，医者又以烧针迫汗，一是寒邪乘虚由针孔袭入，导致寒闭阳郁而营血凝涩于局部，出现红肿硬核；二是一汗再汗，汗出太过，损伤心阳，引起下焦寒气上冲，发生奔豚。心居上焦，属阳主火，肾居下焦，属至阴之脏，主水；心肾相交，水火既济，人体上下阴阳平衡，则无病。今上焦心阳亏虚，不能下达温助肾阳，制约下焦寒气，导致寒气乘虚上冲，故见气从少腹上冲心胸，如豚之奔突，并伴见腹痛，心悸气短，胸闷气促，恐怖欲死，甚则冷汗淋漓等。本病治疗，外在红肿硬核处用艾炷灸治，以温经散寒，通阳散结；内在的奔豚气病服桂枝加桂汤温通心阳，平冲降逆。

【用方思路】

桂枝加桂汤治心阳虚，下焦寒气上冲之奔豚气病。此病实乃机体脏腑阴阳平衡失调所致，方用桂枝汤调理脏腑阴阳，加重桂枝之量以温通心阳，平冲降逆，发散寒气。临证若心阳虚者用桂枝，若肾阳虚者用肉桂。

桂枝加桂汤临床用于治疗神经官能症、癔症、阵发性心动过速、膈肌痉挛、脑外伤综合征、血管神经性头痛、顽固性呕吐等疾病。

【医案举例】

华文卿医案：一妇人，年过四十。自觉一股气流从两腿内侧沿阴股上行，于少腹而胀痛，至心下则悸而不安，甚则头出冷汗，胸中憋气，稍时，其气返往下行，症状随之减轻。日二三发，兼见肢体烦痛，恶寒发热，白带增多，面色不泽，舌质胖嫩，苔白而润，脉弦。病经月余。多次就医无效。师诊为"奔豚气"。谓：凡上犯之气，必因于上虚所致，以心阳虚而火不旺，肾之阴气待时以上犯，系阴来搏阳，凡阴气所过之处，则发胀痛，憋气，心悸不安。遂用桂枝加桂汤，温通心阳，平冲降逆，3剂而愈。[中华全国中医学会陕西分会,陕西省中医药研究院.陕西省名老中医经验荟萃·华文卿医案.西安:陕西科学技术出版社,1991:89.]

茯苓桂枝甘草大枣汤

【原文】

发汗后，脐下悸者，欲作奔豚，茯苓桂枝甘草大枣汤主之。（八：4）

茯苓桂枝甘草大枣汤[1]方

茯苓半斤　甘草二两（炙）　大枣十五枚　桂枝四两

上四味，以甘澜水一斗，先煮茯苓，减二升，内诸药，煮取三升，去滓，温服一升，日三服。甘澜水法：取水二斗，置大盆内，以杓扬之，水上有珠子五六千颗相逐，取用之。

注释：

[1] 茯苓桂枝甘草大枣汤：《伤寒论》方为桂枝（去皮）、大枣（擘）；另外，作甘澜水法："取水二升，置大盆内。"余同。

【功效配伍】

茯苓桂枝甘草大枣汤温通心阳，化气利水。方中重用茯苓为主药，淡渗利水，引水下行，并能宁心定悸；桂枝散寒降逆，通阳化气利水；大枣、炙甘草与茯苓相配，健脾益气，培土制水，与桂枝相配，辛甘合化，温通心阳，防水饮上逆。四味合用，共奏温通心阳，化气利水，降饮止逆，交通心肾。

上四味药，用甘澜水，先煮茯苓，再入其他药同煮，去滓，一日分三次温服。

甘澜水的制作法是将水扬数遍，以祛其水寒阴凝之性，用之煮药则不助阴而有益于阳。钱潢《伤寒溯源集》曰："用甘澜水者，动则其性属阳，扬则其性下走故也。"

【方证论治辨析】

茯苓桂枝甘草大枣汤治欲作奔豚，阳虚饮逆证。症见自觉脐下小腹部动悸不宁，似有向上冲逆之感。

太阳病发汗后，脐下动悸，欲作奔豚，乃发汗太过，表邪虽去，但心阳却随汗而外泄，故生变证。心阳虚损，不能温暖镇摄制约下焦水饮，则水饮欲动上逆，有欲作奔豚之兆。治用茯苓桂枝甘草大枣汤温通心阳，化气利水，防止奔豚发作。

【用方思路】

奔豚汤方证为肝气郁结化热上冲；桂枝加桂汤方证为心阳虚，肾中寒气上逆；茯苓桂枝甘草大枣汤方证为心阳虚，下焦水饮欲动上逆。奔豚气病，其病邪有热、寒、饮之异；病变有肝、心、肾之别，但逆气上冲之理均与冲脉有关。茯苓桂枝甘草大枣汤治欲作奔豚，或奔豚已发作，若心阳虚甚者，亦可重用桂枝；水饮甚者重用茯苓，再加白术、泽泻、猪苓。

茯苓桂枝甘草大枣汤临床用于治疗神经官能症、神经性心悸、假性癫痫、慢性胃炎、慢性肾炎等疾病。

【医案举例】

何任医案：孙某，40岁，幼儿园教师。于1986年10月6日初诊。1986年6月间，因其子升学事不悦后，突然昏厥，抽搐项强，角弓反张。经某医院诊断为癔症，功能性抽搐。曾住院治疗，服多种镇静类西药3个多月，无明显疗效。诊时项强背反，打呃不已，发作频繁，一日数次，作时四肢厥逆，但神志清晰，烦恚，悲怒无常，头额及后枕疼痛，脘腹胀滞，便闭，面色滞黯，舌质略黯紫、苔薄，脉细弦。先予柔肝止痉，方用百合地黄汤合甘麦大枣汤加味，药后症状有所缓解，但项强背反、呃逆、肢厥仍作。病不去者，必有其因，深思细察，发现患者发作前自觉腹部鼓动，有气自下腹上冲咽喉，胸中窒闷，随即呃逆、项强背反、四肢厥冷相继而作。据症辨析，乃属奔豚。予苓桂草枣汤加味：桂枝、炙甘草、红枣、炒僵蚕、天冬、麦冬、龙骨各9g，朱茯苓、牡蛎各12g，百合、干地黄各15g，怀山药30g，全蝎2g（研冲），保和丸18g（包煎）。7剂后，奔豚未见发作，项强背反、头痛已除，大便润下，心情舒适，唯因沐首偶尔呃逆，适时月经来潮，原方加黑蒲黄9g，续服7剂告愈。［何若苹.苓桂草枣汤的临床应用.浙江中医杂志,1987,22（4）:180.］

桂枝生姜枳实汤

【原文】

心中痞[1]，诸逆[2]心悬痛[3]，桂枝生姜枳实汤主之。（九：8）

桂枝生姜枳实汤方

桂枝　生姜各三两　枳实五枚

上三味，以水六升，煮取三升，分温三服。

注释：

[1] 心中痞：心中，作心下解，即指心下胃脘部痞闷不通。

[2] 诸逆：心下水饮或寒邪向上冲逆。

[3] 心悬痛：心窝部有上冲牵引作痛感。

【功效配伍】

桂枝生姜枳实汤温化痰饮，消痞平冲。方中桂枝通阳平冲降逆；生姜暖胃散寒，温化痰饮；枳实消痞除满，开结下气，并能增强桂枝平冲降逆之效。诸药合用，能使饮化痰消，阳气得复，胃气得和，上下气机通畅，诸逆得平。

上三味药，水煮，去滓，分三次温服。

【方证论治辨析】

桂枝生姜枳实汤治心痛，痰饮气逆证。症见心下痞，逆气上冲，心胸悬痛。

痰饮寒邪停聚心下，气机升降受阻，则胃脘痞塞不通；胃气不降，痰饮不得下行，反随胃气上逆心胸，故心窝部有向上冲击牵引作痛感。治宜温化痰饮，消痞平冲，调畅气机，方用桂枝生姜枳实汤。

【用方思路】

桂枝生姜枳实汤开痞、降逆、平冲，可治疗各种因中焦胃脘痞满或阻塞，气机升降失调，逆气不得下行，而致冲逆心痛、哕逆、呕吐、噎塞等病证。本方临证适当加入桂枝用量，以增强其温通阳气，平冲降逆之效；重用枳实行气消痞，开通结滞，使逆气下行，气机调畅；若痰饮气逆甚者，可与小半夏汤合用；若胃肠有燥屎阻塞者，可与大黄甘草汤合用。

桂枝生姜枳实汤临床用于治疗冠心病、胆汁反流性胃炎、浅表性胃炎、胃神经官能症等疾病。

【医案举例】

李聪甫医案：吴某，男，45岁。近年来自觉胸中郁闷，常欲叹息，胃中嘈杂，时有涎唾。最近病情加重，有胸前压痛感，心悬如摆，短气不足以息。闻声则惊，稍动则悸，心烦失眠，精神困倦，食纳尚可，口干不欲饮，小便频而短。察其体质肥胖，素贪甘脂。诊脉弦而数，舌胖苔白。此属脾失健运，痰饮上凌，以致心阳被遏，肺气郁滞而病胸痹。本案脉弦数，弦系痰饮上盛，数乃心阳不伸。病由脾气虚而不能散精，反化成痰。逆于肺则唾浊，聚于心则惊悸。治法当予祛痰饮为主，兼运脾胃。方用桂枝生姜枳实汤加味。处方：嫩桂枝5g，淡生姜5g，炒枳实6g，法半夏9g，鲜竹茹10g，云茯苓10g，广橘皮6g，全栝楼9g，薤白头6g，炙甘草5g。5剂。

复诊：数象转缓，苔呈薄腻，胸满略舒，心痛已止。但惊悸仍影响睡眠。津液布化不施，乃由脾气之虚。法当治以辛散，佐以苦温，化饮运脾，以护心阳，此为"子来救母"之法。处方：云茯苓 10g，漂白术 9g，嫩桂枝 5g，法半夏 6g，广橘皮 6g，炒枳实 6g，全栝楼 9g，薤白头 9g，炙甘草 5g，九节菖蒲 3g。本方服至 20 余剂，诸症若失。

［李聪甫.试论胸痹与脾胃辨证的关系.中医杂志,1983(1):13.］

橘皮汤

【原文】

干呕，哕，若手足厥者，橘皮汤主之。（十七：22）

橘皮汤方

橘皮四两　生姜半斤

上二味，以水七升，煮取三升，温服一升，下咽即愈。

【功效配伍】

橘皮汤通阳和胃。方中橘皮理气和胃通阳；生姜温胃散寒，止呕哕。二味相配通阳散寒和胃。方后指出服药"下咽即愈"，是病程短暂，病情较轻，易于治疗。

上二味药，水煮，去滓，温服。

【方证论治辨析】

橘皮汤治哕逆，胃寒气逆证。症见干呕，哕逆，兼见手足厥冷。

本证为胃寒气逆，阳气遏郁。寒邪袭胃，胃失和降，逆气上冲，则干呕而哕；寒邪遏郁脾胃阳气，其气不能达于四末，故手足厥冷。此厥逆病程短暂，病情轻浅，与四逆汤厥逆有别。干呕是胃失和降，其浊气径直上逆；哕逆是胃膈之气阻塞，升降不顺畅。治宜橘皮汤行气通阳，和胃降逆止呕哕。

【用方思路】

哕逆是由多种原因引起逆气上冲喉间，连续不断地发出呃呃作响。哕逆病变主要在胃，涉及胸膈。凡呃声高亢而短促，响亦有力，多属实热；呃声低沉而长，气弱无力，多属虚寒。平常突然出现打呃，多为食后偶触风寒，或因咽食急促所致，不属病态。橘皮汤治胃寒哕逆，临证宜用大剂量橘皮、生姜，否则作用难显，亦可随症加枳实、半夏、代赭石等。

橘皮汤临床用于治疗膈肌痉挛、妊娠呕吐等病。

【医案举例】

连建伟医案：1972 年秋，某日黄昏后，余自觉有气从胃部上冲，欲呕而不得，欲呃而不能，四肢微冷，病苦难以名状。窃思此乃水饮停于中脘，阻碍气机，欲升不得，欲降不能，阳气不达于四肢之故。遂搜寻橘皮、生姜二物（因时值深秋，已有鲜橘，食橘后留下橘皮，业已干燥；且秋令收获生姜，家有所藏），各取 6g 许，煎汤温服。药汤下咽须臾，诸症即愈，与数分钟前判若两人，真简便良方也。[何任.金匮方百家医案评议.杭州：浙江科学技术出版社，1991：319.]

橘皮竹茹汤

【原文】

哕逆者，橘皮竹茹汤主之。（十七：23）

橘皮竹茹汤方

橘皮二升　竹茹二升　大枣三十枚　生姜半斤　甘草五两　人参一两

上六味，以水一斗，煮取三升，温服一升，日三服。

【功效配伍】

橘皮竹茹汤补虚清热，和胃降逆。方中橘皮、生姜理气和胃降逆；竹茹甘寒清胃中虚热；人参、甘草、大枣补益胃气。诸药合用，可使胃气得补，虚热得清，气逆得降，哕逆解除。

上六味药，水煮，去滓，温服，一日三次。

【方证论治辨析】

橘皮竹茹汤治哕逆，胃虚夹热证。症见哕逆。

胃虚不降，虚热上冲，故哕逆。可伴见虚烦不安，少气无力，口干，舌红苔薄黄，脉虚数。因属胃虚夹热，故其伴发症是既有胃气虚弱象，又有虚热内扰象。治宜补胃虚，清虚热，和胃气，降逆止哕，方用橘皮竹茹汤。

【用方思路】

橘皮竹茹汤是治疗胃虚夹热引起哕逆、呕吐的良方，尤其方中竹茹甘寒清热而不伤胃，用其清虚热，和胃止哕，甚为合其证。此证若用黄连、石膏清胃热则有伤正之虑，用之不当则会加重哕逆。本方临证若呕吐气逆者，重用橘皮、生姜，加半夏；若虚热甚者，可用太子参，或用党参代替人参；气阴两虚者，加石斛、沙参、麦冬、山药；若胃中灼热者，加瓦楞子、海螵蛸。

橘皮竹茹汤临床用于治疗膈肌痉挛、神经性呕吐、顽固性呕吐、妊娠呕吐、幽门不全梗阻、碱性反流性胃炎等疾病。

【医案举例】

纪泽元医案：林某，男，34 岁。哕逆已 10 余年，时好时坏，经常发作，曾经治疗无效。此次发作加剧，哕逆频作，恶心吐涎，口渴，上腹部疼痛，大便秘结，小溲短赤，脉弦，舌质红苔黄浊。西医诊断为神经性呃逆。以橘皮竹茹汤加减：橘皮 4.5g，竹茹 9g，玉竹 9g，麦冬 6g，炙甘草 3g，石斛 9g，大枣 3 枚，生姜 3 片，柿蒂 4.5g。

二诊：呃逆已减，晚能入眠，胸前痞闷，前方去大枣、生姜、柿蒂，加生栀子、豆豉除胸脘痞闷，蔻仁宽中理气，连翘清热散结。

三诊：呃逆已止，诸症亦瘥，惟心中灼热，脉稍转缓，舌苔微黄。前方倍石斛以养胃阴，加知母滋阴清热泻火。连服 3 剂，痊愈出院。4 个月后追访未再发作。[纪泽元.橘皮竹茹汤加减治愈多年呃逆一例.福建中医药,1964(5):42.]

第十三章　经方理血剂

　　经方理血剂，指治疗出血、瘀血、癥积的方药。血是营养人体的重要物质，血行脉中，环周不休，充盈五脏六腑，灌溉四肢百骸。若血行发生异常，便可见出血、瘀血、癥积等病证。治疗则宜分别采用止血、活血、逐瘀、消癥之法。此除止血法外，其他均属"八法"中"消法"。

　　值得提出的是仲景所用止血方，并非皆用止血之药，而是究其因，以治其本，并非见血止血。另外，仲景治疗癥积病，多从消癥、逐瘀论治，或从痰瘀论治，中医学认为癥积是瘀血的进一步发展，或为痰瘀互结之结果。理血剂除本章介绍的方药外，经方妇人剂载理血方较多，如芎归胶艾汤、当归芍药散、桂枝茯苓丸、下瘀血汤、温经汤、抵当汤、大黄甘遂汤、红蓝花酒等。因妇人以血为本，其病则血易亏、易瘀、易结，故仲景多用养血或活血之剂。

第一节 止血剂

柏叶汤

【原文】

吐血不止者，柏叶汤主之。（十六：14）

柏叶汤方

柏叶 干姜各三两 艾三把

上三味，以水五升，取马通汁[1]一升，合煮取一升，分温再服。

注释：

[1] 马通汁：有认为是取马粪，用布包裹绞滤其汁液。《金匮要略直解》认为："马通者，白马尿也。凡尿必达洞肠乃出，故曰通，亦微温止吐血。"

【功效配伍】

柏叶汤温中止血。方中柏叶苦涩微寒，取其清降之性，可直折气血上逆之势，以收敛止血；干姜辛温，艾叶苦辛温，二药能温复中焦阳气，以统摄离经之血归源，并能兼制柏叶苦寒之性；马通汁微温，既能引血下行，又能止血，《神农本草经》曰："主妇人崩中……及吐下血鼻衄金创血。"诸药合用，温中以治本，止血以治标，标本俱治，但重在治本。

上三味药，用水与马通汁合煮，去滓，分二次温服。

【方证论治辨析】

柏叶汤治吐血，中气虚寒证。症见吐血不止。

本证吐血为中气虚寒，血不归经，血随胃气上逆而吐。吐血不止，并非大吐血，指时吐时不吐，时好时坏，血色淡红或暗紫，可伴精神萎靡不振，面色少华，舌淡，脉缓弱无力。吐血多源于胃，吐血日久不止，是属慢性吐血。治宜温中止血，方用柏叶汤。

【用方思路】

柏叶汤临证可将柏叶、干姜、艾叶三味药炒炭入煎，其性味则由辛温变为苦温，可达温而不散，止而不凝，提高止血效果。干姜、艾叶是治疗虚寒吐血、衄血、下血的常用对药。临证若胃气虚甚者，加人参、白术、山药等；若吐血或咯血甚者，加阿胶、三七粉、白及、藕节；马通汁可用童便代替。

柏叶汤临床用于治疗肺结核、支气管扩张、胃溃疡、十二指肠溃疡、肝硬化等。

【医案举例】

（1）蒲辅周医案：段某，男，38岁，干部，1960年10月1日初诊。旧有胃溃疡病，并有胃出血史。前20日大便检查潜血阳性，近因过度疲劳，加之公出逢大雨受冷，饮葡萄酒一杯后，突然发生吐血不止，精神萎靡。急送某医院检查为胃出血，经住院治疗两日，大口吐血仍不止，恐导致胃穿孔，决定立即施行手术，迟则将失去手术机会。而患者家属不同意，半夜后请蒲老处一方止血。蒲老曰："吐血已两昼夜，若未穿孔，尚可以服药止之。"询其原因由受寒饮酒致血上溢，未可以凉药止血，宜用《金匮要略》侧柏叶汤，以温通胃阳、消瘀止血。处方：侧柏叶9g，炮干姜6g，艾叶6g。浓煎取汁，兑童便60mL，频频服之。

次晨往诊，吐血渐止，脉沉细涩，舌质淡，无苔。原方再进，加西洋参12g益气摄血，三七6g（研末吞）止血消瘀，频频服之。

次日复诊，血止，神安欲寐，知饥思食，并转矢气，脉两寸微，关尺沉弱，舌质淡无苔。此乃气弱血虚之象，但在大失血之后，脉证相符为吉。治宜温运脾阳，并养荣血，佐以消瘀，主以理中汤，加当归、芍药补血，佐以三七消瘀。服后微有头晕耳鸣，脉细数。此为虚热上冲所致，于前方内加入地骨皮6g、藕节9g，浓煎取汁，仍兑童便60mL续服。

复诊：诸症悉平，脉亦缓和，纳谷增加，但转矢气而无大便，继宜益气补血、养阴润燥兼消瘀之剂，处方：白人参9g，柏子仁6g，肉苁蓉12g，火麻仁（打）12g，甜当归6g，藕节15g，新会皮3g，山楂肉3g。浓煎取汁，清阿胶12g（烊化）和童便60mL兑入，分4次温服。服后宿粪渐下，食眠俱佳，大便检查潜血阴性，嘱其停药，以饮食调养，逐渐恢复健康。[中国中医研究院.蒲辅周医案.北京：人民卫生出版社，2005：34.]

（2）管其健医案：谢某，男，32岁，农民，1972年6月19日入院。患肺结核8

年，痰中带血 8 个月。经用中西药治疗罔效。1972 年 10 月 10 日上午，患者突觉气紧、呼吸困难，随即咳出大量血痰（在 300mL 以上），阵咳甚剧，即复用止血类西药及艾灸涌泉穴，虽稍有好转，但小量、多次咳出血痰，气紧、发热、胸胀闷等均未缓解，烦而不能入寐。后邀余会诊：诊得患者神疲意懒，面色黄暗，但两颧嫩红，频频咳出满口暗红色血痰。主诉胸及上腹部阵阵疼痛，勉强能进少量粥饮，大便稀烂，口淡乏味，舌质胖而淡红，苔薄黄，脉弱数不任按，急以柏叶汤治之。干姜、艾叶各 9g，侧柏叶 15g，童便约 50mL 调入煎好的药液中，一次温服。

1972 年 10 月 13 日复诊：服上方 3 剂后，自觉精神好转，血痰量显著减少，仅在 11 日上午咳出约 10mL 血痰，大便已成形，余无特殊不适。照原方加阿胶 9g（烊化），以滋燥养营。

1972 年 10 月 17 日三诊：咯血基本停止，仅于间中有少许带血丝的白痰，但余热未清（体温 37.6℃），守方再服 1 剂，前后共服本方 8 剂，8 个月的出血才告消失，观察 10 多天，无复发而出院。［管其健.柏叶汤治疗肺结核咯血的体会.新中医,1975(4):35.］

黄土汤

【原文】

下血，先便后血，此远血也，黄土汤主之。（十六：15）

黄土汤方：亦主吐血、衄血。

甘草　干地黄　白术　附子（炮）　阿胶　黄芩各三两　灶中黄土[1]半斤

上七味，以水八升，煮取三升，分温二服。

注释：

[1] 灶中黄土：即灶心土，又称伏龙肝，是用多年烧杂草的土灶中心的焦黄土，有温中止血、止泻作用。

【功效配伍】

黄土汤温脾摄血。方中黄土性味辛温，入脾胃，温中涩肠止血为主药，配附子温阳健脾摄血；配干地黄、阿胶滋阴养血止血；甘草甘缓和中；黄芩苦寒坚阴，可佐制黄土、附子以防温燥动血。诸药配伍，刚中有柔，柔中显刚，刚柔相济，苦寒反佐，方性平和，温阳而不致伤阴动血，滋阴而不影响温脾摄血之主旨，君臣主次有序，佐使巧妙得当，实方中之良方矣。

上七味药，水煮，去滓，分二次温服。

【方证论治辨析】

黄土汤治远血，脾气虚寒证。症见先便后血，即先有粪便而后有下血。

凡先便后血，血来自直肠以上部位的称远血。本证为中焦阳气不足，脾气虚弱，不能统摄血液，致血不归经而下泄。远血为慢性胃肠道出血，因中焦虚寒，故其表现既有气虚象，又有阳虚象。除先便后血特征外，其证当见血色紫暗，或血液混同于粪便之中呈黑便，大便或软或溏泻，腹中冷痛或隐痛，喜按及热熨，短气乏力，舌淡白，脉虚弱。治宜温阳健脾，收摄阴血，方用黄土汤。

【用方思路】

黄土汤是治中焦脾气虚寒下血的良方，方中灶中黄土，一般药房不具备，用时亦可用赤石脂代替黄土，陈修园《金匮要略浅注》曰："以赤石脂一斤代黄土，取效更捷。"灶中黄土或赤石脂，均须用布包煎。临证脾虚甚者，加人参、黄芪、山药等；便血甚者，加白及、藕节、三七粉，或炮姜、焦艾叶等；若里寒不甚者，可减少附子用量。

黄土汤临床用于治疗上消化道出血，如胃溃疡、十二指肠溃疡；另外，可治疗慢性细菌性痢疾、血小板减少性紫癜、过敏性紫癜、功能性子宫出血等。

【医案举例】

（1）陈孝伯医案：周某，男，32岁。有胃痛史5年，经检查证实有十二指肠球部溃疡伴胃窦炎，于1975年至1977年连续出血3次，均住院治愈。近1周来，因劳累过度，今晨又出现黑便，于1980年2月20日入院。顷诊：面色㿠白，神疲乏力，胃脘隐痛，嗳气频作，谷食不馨，喜热饮，得按则舒，四肢发冷，大便发黑如柏油样，舌苔薄，根白腻，脉弦紧。检查：血压110/80mmHg。腹平软，大便隐血试验强阳性。中医辨证：此乃脾胃虚寒，不能统血归经。治宜温阳健脾，益气止血。方用黄土汤加减。处方：伏龙肝30g（先煎去滓），炮姜炭3g，白术9g，黄芩炭9g，阿胶9g（烊化），炒党参9g，云苓9g，白及9g，三七粉3g（分吞），陈皮6g，炙甘草6g。

二诊：前投温阳健脾益气止血之剂，大便已转黄色，胃脘痛已减，面色少华，精神尚可，舌苔薄腻，脉濡缓。大便隐血试验转阴性。前方合拍，再宗原方加减。原方去炮姜炭、阿胶，加胃痛散（砂仁、蔻仁、煅瓦楞），每日 3 次，每次 3g 吞服。

三诊：前方共进 6 剂后，胃脘隐痛基本已除，胃纳亦增，精神转佳，复查大便隐血试验连续 6 次阴性，病情稳定，共住院两周出院。[上海市中医文献馆.仲景方在急难重病中的运用.上海：上海中医学院出版社,1989：70.]

（2）张伯臾医案：毛某，男，18 岁。胃脘痛已七载，每逢冬春则发作。一周来，胃脘痛夜间较剧，反酸泛恶，便血色黑，苔白质淡，脉细。脾虚生寒不能摄血，肝虚生热不能藏血，统藏失职，血不归经，下渗大肠则为便血。拟《金匮要略》黄土汤，刚柔温清，和肝脾以止血。处方：党参 12g，炒白术 9g，熟附片 9g（先煎），熟地黄 12g，炒黄芩 9g，阿胶 9g（烊冲），仙鹤草 30g，灶心土 30g（包煎）。服 4 剂。大便隐血阴性。[严世芸.张伯臾医案.上海：上海科学技术出版社,2003：75.]

泻心汤

【原文】

心气不足[1]，吐血，衄血，泻心汤主之。（十六：17）

泻心汤方：亦治霍乱。

大黄二两　黄连　黄芩各一两

上三味，以水三升，煮取一升，顿服之。

注释：

[1] 心气不足：《千金》作"心气不定"，即心烦不安；另有作"心阴不足"亦通，即心阴不足，意谓心火亢盛。

【功效配伍】

泻心汤清热泻火，凉血止血。方中大黄、黄连、黄芩皆大苦大寒之品，可直清心火，心火清则血脉之热消除，血行脉道，故吐血、衄血自止。方名"泻心"，即泻心火。

上三味药，水煮，去滓，顿服。

【方证论治辨析】

泻心汤治吐血、衄血，心火亢盛证。症见心烦不安，吐血，衄血。

本证为心阴不足，心火亢盛，迫血妄行。心火亢盛，内扰神明，则心烦不安；火热盛灼伤脉络，迫血妄行则吐血、衄血。此证可伴面赤舌红，烦渴便秘，尿赤，脉数有力。治宜清热泻火，凉血止血，方用泻心汤。

【用方思路】

泻心汤治吐血、衄血，直泻心火，反能取间接止血之效。另外，心与小肠相表里，大黄可通腑泻实，釜底抽薪，以熄燎原之势，则吐衄之血不止自止。徐玉台《医学举要》曰："仲景泻心诸汤，虽曰泻心，实则泻胃，泻其子也，其腑为小肠，位居于下，通腑之法，又不可不讲也。"本方临证治心火亢盛吐衄，可加大剂量生地黄养心阴清心火；加牛膝、白茅根引气火下行。

泻心汤临床用于治疗鼻衄、舌衄、龈衄，以及溃疡病出血、上消化道出血、肺结核咯血、支气管扩张咯血、精神分裂症、复发性口腔溃疡、生殖器疱疹等疾病。

【医案举例】

（1）吴鞠通医案：史，五十岁。酒客，大吐狂血成盆，六脉洪数，面赤，三阳实火为病。与：大黄六钱，黄连五钱，黄芩五钱。泻心汤一剂而止，二剂脉平。后七日又发，脉如故，又二剂。［吴瑭.吴鞠通医案.北京：人民卫生出版社,1960：77.］

（2）刘渡舟医案：治一妇女患咯血病。自称在北京某大医院诊为"子宫内膜异位症"。每届经期则大口咯血不止。切其脉数而滑，舌质红绛，苔黄薄而干。余辨为心胃之火，迫阳络而上为咯血。此为倒经之证。为疏三黄泻心汤，仅服 5 剂，则经事通顺，咯血之病未见复发。［刘渡舟.漫谈三黄泻心汤及其临床应用.中医杂志,1987(3)：19.］

（3）张建荣医案：孙某，男，21 岁，学生，1993 年 4 月 28 日诊。鼻衄 3 天，病初有医给"止血宝"，鼻衄不见好转。刻诊：患者两颧红赤如醉汉，舌赤苔薄黄略燥，脉大而数。证属心火亢盛，迫血妄行；治宜清热降火。处方：黄连 8g，黄芩 12g，大黄 10g，生地黄 30g，白茅根 30g，牛膝 10g，仙鹤草 10g，茜草 10g。3 剂，水煎服。因患者无条件煎药，当时嘱其用开水将药浸泡广口罐头瓶内饮服。

月余追访，言其服药 1 剂未完，鼻衄即止。［张建荣.金匮证治精要.2 版.北京：人民卫生出版社,2010：337.］

王不留行散

【原文】

病金疮^[1]，王不留行散主之。（十八：6）

王不留行散方

王不留行十分（八月八日采）　蒴藋细叶十分（七月七日采）　桑东南根白皮十分（三月三日采）　甘草十八分　川椒三分（除目及闭口，去汗）　黄芩二分　干姜二分　厚朴二分　芍药二分

上九味，桑根皮以上三味，烧灰存性，勿令灰过；各别杵筛，合治之为散，服方寸匕。小疮即粉之，大疮但服之，产后亦可服。如风寒，桑根勿取之。前三物，皆阴干百日。

注释：

[1] 金疮：金属利器创伤。

【功效配伍】

王不留行散活血止血。方中王不留行性味苦平，主治金疮，有止血、祛瘀作用，《神农本草经》曰："主金疮，止血逐痛。"蒴藋细叶（异名接骨草）性味甘酸温，可续筋脉，疗折伤，活血散瘀，《长沙药解》谓："行血通瘀，消瘀化凝。"桑东南根白皮性味甘寒，《神农本草经》曰："主伤中，五劳六极，羸瘦，崩中，脉绝，补虚益气。"陈修园《金匮要略浅注》曰："桑根白皮最利肺气，东南根向阳，生气尤全，以复肌肉之生气。"前三味阴干烧灰存性，取其黑能入血止血止痛。黄芩、芍药清瘀热，和阴血；干姜、川椒和阳气，行瘀血；厚朴行滞利气，以助血行；甘草调和诸药，并能解百毒，生肌肤。诸药合用有消瘀、止血、镇痛及续筋脉之效。

上九味药，将前三味烧灰存性，共杵为细末，过筛，每次服方寸匕。治疗小创伤亦可用作外敷；大创伤亦可煎汤内服，或内外并用，一日二次。

【方证论治辨析】

王不留行散治金疮，血脉损伤。症见外伤局部肌肤出血、疼痛等。

金疮属刀斧等金属利器所致的外伤疾患。外伤致营血不能循经脉运行，故有出血，

疼痛。治用王不留行散活血止血疗伤。尤在泾《金匮要略心典》曰："金疮，金刃所伤而成疮者，经脉斩绝，营卫沮弛，治之者必使经脉复行，营卫相贯而后已，王不留行散，则行气血和阴阳之良剂也。"

【用方思路】

王不留行散是治外伤的祖方，既可内服，又可外用。此方止血疗伤，但非单纯止血方，方中包含祛瘀活血、温阳行瘀、清热凉血之法。临证可据寒、热、瘀之多寡，随机用药。另外，《金匮要略·杂疗方》有治马坠及一切筋骨损方：大黄、绯帛、乱发、炊单布、败蒲席、桃仁、甘草、童便。凡金疮及落马坠车等筋骨损伤者，总以逐瘀止血镇痛为当务之急，不能忽视活血药的应用，也不能单用止血药。

王不留行散临床用于治疗跌打损伤、骨折、伤口久不愈合、带状疱疹、痛风性关节炎等病。

【医案举例】

王付医案：钟某，女，53岁。1997年3月17日初诊。主诉：半年前因颈椎增生而行手术，有一小伤口至今未愈合，多次局部用药及内服药，但效果都不理想。刻诊：伤口处有渗出物，时流黄水，伤口颜色呈暗红，局部时有疼痛，舌苔无变化，脉细。辨证为金疮瘀毒，腐灼血脉，其法当化瘀敛疮，排脓托毒，处方以王不留行散加味：王不留行30g，蒴藋细叶30g，桑东南根白皮30g，甘草6g，川椒9g，黄芩6g，干姜6g，厚朴6g，芍药6g，当归12g，牡丹皮12g，黄芪18g，皂角刺10g。5剂，1日1剂，水煎2次，分3次服。

药用10剂后伤口由暗红变为嫩红，渗出物消除，局部有轻度发痒。之后又服药16剂，伤口愈合。［王付.经方实践论.北京:中国医药科技出版社,2006:342.］

第二节　活血剂

黄芪桂枝五物汤

【原文】

血痹阴阳俱微[1]，寸口关上微，尺中小紧，外证身体不仁，如风痹状，黄芪桂枝五

物汤主之。（六：2）

黄芪桂枝五物汤方

黄芪三两　芍药三两　桂枝三两　生姜六两　大枣十二枚

上五味，以水六升，煮取二升，温服七合，日三服。一方有人参。

注释：

[1] 阴阳俱微：指气血阴阳俱虚。

【功效配伍】

黄芪桂枝五物汤补气通阳，养血活血。此方是桂枝汤去甘草，重用生姜加黄芪组成。方中黄芪补气，桂枝通阳，阳气通行，则营卫协和调畅，因阳气得温则通，营血得气则行，此配伍取气为血帅，气行则血行之理。本方重用生姜至六两，取其辛温宣散之性以解除风寒，并协助桂枝走表通阳宣痹；大枣协助黄芪鼓舞卫气；芍药养血活血，与桂枝相配，可通血脉，调营卫，畅血行。本方是以通为用，故去甘草之甘缓，以防恋邪，并有利于血脉通畅。诸药配伍可和营血之涩滞，助卫气之通行。

上五味药，水煮，去滓，温服，日服三次。

【方证论治辨析】

黄芪桂枝五物汤治血痹，气血痹阻证。症见阴阳俱微，外证身体不仁，如风痹状，脉寸口关上微，尺中小紧。

此为血痹重证。阴阳俱微，即营卫气血俱不足，感受风寒，致局部阳气痹阻，血行涩滞。外证身体不仁，指身体局部肌肉麻木不仁，痛痒不觉，为气血运行痹阻，致局部肌肉失去营卫气血濡养，又因受邪较甚，故麻木之处伴有酸麻走痛，如风痹状，但实非风痹。寸口、关上脉微，为阳气不足；尺中脉小紧，是阴血涩滞及感受风寒较甚之象。治用黄芪桂枝五物汤补气通阳，养血活血。

【原文】

问曰：血痹病从何得之？师曰：夫尊荣人[1]骨弱肌肤盛[2]，重因疲劳汗出，卧不时动摇，加被微风，遂得之。但以脉自微涩[3]，在寸口、关上小紧，宜针引阳气，令脉和紧去则愈。（六：1）

注释:

[1] 尊荣人:养尊处优之人。

[2] 骨弱肌肤盛:筋骨脆弱,肌肤丰盛,为外强内虚之体。

[3] 脉自微涩:脉本来微弱涩滞。自,指原本、本来。

针引阳气治疗血痹轻证。症见尊荣人,骨弱肌肤盛,重因疲劳汗出,卧不时动摇,脉自微涩,在寸口、关上小紧。

血痹病发生,是因素体虚弱,感受风寒,血脉肌肤气血痹阻。如尊荣人,饮食肥甘,肌肤丰盛,缺乏体力劳动,筋骨脆弱,内在正气虚,稍事活动,则体疲汗出,卧难入睡,不时动摇,加之汗出阳虚,感受轻微风寒,引起血脉肌肤阳气痹阻,血行不畅。脉自微涩,在寸口、关上小紧,脉微为阳气微弱,涩为血行涩滞,小紧为外感风寒。治宜针引阳气。血痹血行不畅,实因阳气痹阻,针刺引动阳气,阳气通行,血行邪去,脉象和缓流利,紧象消失,病则自愈。

【用方思路】

血痹轻证宜针引阳气,而血痹重证用甘温药内服,即取理于《灵枢·邪气脏腑病形》所谓:"阴阳形气俱不足,勿取以针,而调以甘药也。"血痹重证虽气血营卫俱虚,但治疗并未气血并补,因阴柔滋腻及补益之品,一则碍其邪,二则滞其气,若用之,反而影响血脉通畅及邪气祛除;也未直接用活血化瘀法,因活血化瘀药可破气耗阴,若用之,不能行其瘀,反而损其阴血,使血脉更加涩滞不利。血痹重证是阳气损伤致血行涩滞,故以黄芪桂枝五物汤补气通阳为主,佐以养血活血之法。临证若气虚甚者,重用黄芪,加人参;若阳虚甚者,重用桂枝,加附子;若血虚甚者,可重用白芍,加当归;若血瘀甚者,可重用赤芍,加红花、丹参、鸡血藤;若麻木伴走痛者,加防风、秦艽、地龙、僵蚕。

黄芪桂枝五物汤临床用于治疗股外侧皮神经炎、末梢神经炎、血管闭塞性脉管炎、面神经麻痹、中风先兆、脑血管意外后遗症、雷诺综合征、颈椎病、肩周炎、坐骨神经压迫症、不安腿综合征、白细胞减少症、银屑病等。

【医案举例】

(1)赵达洪医案:张某,男,82岁,1988年8月4日诊。患腰椎骨质增生10余年。近2个月来,左腿疼痛麻木甚剧,不能行走。曾在地区某医院住院治疗半月余,不见好转。查患者血压正常，心肺无异，舌苔薄黄腻，舌质红瘀紫，脉沉弦。诊断为坐骨神经痛，证属气虚血瘀，经络痹阻。治以益气通络、活血化瘀法。重用黄芪桂枝五物汤加虫类药：黄芪 60g，桂枝 18g，当归、地龙各 15g，蜈蚣 2 条，土鳖虫、甘草各 12g，水蛭 8g，威灵仙、生地黄、白芍各 30g，淫羊藿、薏苡仁各 25g，牛膝 20g，细辛、川芎各 10g。

服 6 剂后，即能扶行来诊，服至 15 剂，能步行来诊。1988 年 8 月 29 日再诊，疼痛麻木症状消失，仅感小腿肌不适。原方酌加骨碎补、狗脊各 18g 以补肾强骨，巩固疗效。
[赵达洪.黄芪桂枝五物汤加虫类药治愈坐骨神经痛.四川中医,1989(2):35.]

（2）张建荣医案：郑某，女，51 岁，陕西彬州市人，农民，2019 年 11 月 23 日初诊。左上肢麻木 1 年余，伴左手指僵硬冰凉，有蚁行感，项不强，肩胛及双上肢不痛，有颈椎病史。舌淡苔薄，脉沉缓。检查：颈椎按压疼痛不明显，双手握力均等，血压 120/80mmHg。证属阳虚血痹，寒凝血脉。处方黄芪桂枝五物汤加味：黄芪 20g，桂枝 10g，赤芍 15g，炒白芍 15g，当归 10g，川芎 10g，丹参 15g，葛根 15g，焦杜仲 15g，续断 15g，怀牛膝 15g，鸡血藤 15g，地龙 10g，土鳖虫 10g，生姜 15g，大枣 4 枚。10 剂，1 日 1 剂，水煎，分 2 次服。

2019 年 12 月 3 日复诊：服上药有效，舌脉同前，继用上方 10 剂。2019 年 12 月 18 日，因失眠来诊，告知左上肢麻木等症已愈。

按语：黄芪桂枝五物汤具有益气温阳，调养营血，通利血脉之功，作用缓和，治疗血痹麻木重症，临证尚需加当归、川芎、丹参、鸡血藤等养血活血药，并用地龙、土鳖虫等虫类药通行脉络，方能取得满意疗效。

（3）张建荣医案：张某，男，30 岁，2021 年 3 月 2 日初诊。患面瘫 40 余天，曾在其他医院服中药，并针灸、外敷药膏，病情有所好转，而面瘫未见改善。经人介绍，延余诊治。现左眼不能闭合，口角㖞斜，左侧口唇活动度差，不流口水，两面颊触觉感相同。舌淡苔薄，脉沉细略滑。按中风血行痹阻论治，方用黄芪桂枝五物汤加味：黄芪 15g，桂枝 10g，赤芍 15g，白芍 15g，当归 15g，丹参 15g，鸡血藤 15g，地龙 10g，大蜈蚣 1 条，白附片 8g，防风 10g，双钩藤 12g，生姜 15g，大枣 4 枚。10 剂，水煎服。

2021 年 3 月 14 日复诊：服药偶有轻度腹泻。继用上方去地龙，当归改为 10g，另加红花 10g。10 剂，水煎服。

2021 年 4 月 27 日来诊：面瘫已痊愈，但仍觉左脸微肿，要求继续用药，继用上方加茯苓、白术以善后。

（4）张建荣医案：徐某，男，68 岁，2022 年 6 月 22 日初诊。患两大腿外侧肌肤麻木 1 个多月。曾在咸阳某医院就诊，核磁共振示：腰椎间盘 1-2、2-3、3-4 轻度膨出，服药无效。现症：每到下午肌肤麻木加重，傍晚外出活动受风冷，或遇阴雨天麻木尤甚，早上麻木较轻。舌暗红有瘀斑、苔白厚腻，脉沉缓。拟诊股外侧皮神经炎，中医诊断为血痹，证属阳虚血行痹阻。处方黄芪桂枝五物汤加味：黄芪 15g，桂枝 15g，赤芍 15g，白芍 15g，当归 10g，防风 10g，炒白术 12g，丹参 15g，川芎 10g，独活 12g，生姜 30g，大枣 6 枚。10 剂，水煎服。

2022 年 7 月 5 日复诊：右大腿外肌肤已不麻木，左大腿外肌肤麻木、僵硬较前减轻。继用上方加细辛 5g，鸡血藤 15g，以增强温散风寒，温通血脉之力。服 10 剂后，2022 年 7 月 19 日三诊：右大腿外肌肤麻木痊愈，左大腿肌肤搔抓稍有麻木感，对早晚寒冷已无反应。舌体瘀斑淡化，苔白略腻，脉沉缓。继用上方 10 剂以善后。

旋覆花汤

【原文】

肝着，其人常欲蹈[1]其胸上，先未苦时[2]，但欲饮热，旋覆花汤主之。臣亿等校诸本旋覆花汤方，皆同。（十一：7）

旋覆花汤方

旋覆花三两　葱十四茎　新绛少许

上三味，以水三升，煮取一升，顿服之。

注释：

[1] 蹈：蹈，当读作搯（tāo）。《国语·鲁语下》"无搯膺"，搯，叩也，即叩胸。

[2] 先未苦时：指病初尚未发生常欲蹈其胸上时。

【功效配伍】

旋覆花汤行气活血，通阳散结。方中旋覆花咸温，能理气解郁，宽胸开结，擅长通肝络而行气血；葱白辛温通阳散结；新绛活血化瘀通络。诸药合用，可气行血行，阳通瘀化，肝气条达。

上三味药，水煮，去滓，顿服。

关于旋覆花汤中的新绛，陈修园《金匮方歌括》曰："新绛查《本草》无此名，按《说文》'绛大赤也'；《左都赋注》'绛草也，可以染色'；陶弘景曰'绛茜草也'。"另外，带有赤色的中草药除茜草外，尚有红花、苏木、丹参等，此类药皆有活血通脉作用，临证用该方时可择用之。

【方证论治辨析】

旋覆花汤治肝着，气血郁滞证。症见其人常欲蹈其胸上，先未苦时，但欲饮热。

肝着为邪气侵袭于肝，肝之经脉气血郁滞，着而不行。肝主藏血，性喜条达，主疏泄，其经脉布胁络胸。肝着其人常欲蹈其胸上，指胸胁痞闷不舒，常用手按揉叩打胸部，甚至常欲人足蹈其胸上，为寒邪中于肝经，肝疏泄失职，气血郁滞，蹈其胸上能使气机舒展，气血暂通。本病初期但欲饮热，是邪气初郁气分，饮热亦能使气机稍通，缓解胸中苦闷。若肝之经脉气血凝瘀，虽饮热亦难以缓解其症。治宜行气活血，通阳散结，方用旋覆花汤。

【原文】

寸口脉弦而大，弦则为减，大则为芤，减则为寒，芤则为虚，寒虚相搏，此名曰革，妇人则半产漏下[1]，旋覆花汤主之。（二十二：11）

注释：

[1] 半产漏下：半产，指小产后下血；漏下，指非经期下血。

旋覆花汤治妇人半产漏下，气血瘀滞。症见半产或漏下，前阴下血淋沥不断，脉弦大芤减。

半产与漏下，为气血虚寒而夹瘀。气虚则不能推动血行，血虚则血脉不充而流动迟缓，故气血两虚者，亦能发生气血瘀滞。半产或漏下，症见下血淋沥不断，为血脉瘀滞不通；脉弦大芤减，指革脉的脉象表现，即脉虽弦大，但无弦大之势，按之如芤，力量不足，为气血虚寒。肝主藏血，气血瘀滞，则肝络不和，故半产或漏下，尚可伴胁腹胀痛，刺痛，善太息等症。治用旋覆花汤行气活血，调经止漏。

本条论弦大芤减之革脉为虚寒之脉，而旋覆花汤为行气活血之剂，脉与方药似不相符，故吴谦《医宗金鉴》认为本条"必是错简"。但徐忠可《金匮要略论注》云："半产漏下，血虚可知，不用补血药者，盖虚而兼寒，是有邪矣。故以开结为主，结开而漏止，其血自生，不必补也。若有邪而补，则邪盛而漏愈甚，未得益，先得损矣。"尤在泾《金匮要略心典》亦云："是以虚不可补，解其郁聚，即所以补；寒不可温，行其血气，即所以为温。"

【用方思路】

徐玉台《医学举要》曰："是方仲景治肝着及半产漏下，孙真人《千金方》亦采用之，后世罕用，近时王晋三、叶天士改用青葱管理气，新绛和血，治胁痛等症，开后人治络法门。"叶天士《临证指南医案》以旋覆花汤为基础方，治胁痛擅长用辛温通络（治阴邪居络）、温柔通补（治络虚有寒）、辛泄通瘀（治络瘀气滞）诸法。并认为络病用药应以辛为主，以润为辅，"酸苦甘腻不能入络"，补应通补，攻应缓攻，用药离不开流动活泼之品。

旋覆花汤临床用于治疗乳腺增生、肋间神经痛、冠心病、甲肝、乙肝、慢性胃炎、月经不调等疾病。

【医案举例】

（1）萧伯章医案：杨氏妇，年三十许，得一疾，医莫识之，人皆传为笑柄，在病者亦莫能言其所以。一日，其夫来云：拙荆现无他症，但云胸中窒塞无聊，短气，难以语言，有时呼吸亦殊坚阻，予偶以手按之，稍舒，后因卧以足抵其胸，觉甚快，后逐日夜不可刻离，甚以为苦。至今三个月，医药罔效。临诊，舌无苔而色暗，脉涩。

沉吟久之，偶忆《金匮要略》有肝着症，与之相合，即以旋覆花汤与之，方中新绛易以茜草，进三服，症不甚减。因念原方新绛，不知究系何物；药店茜草，是否真假，猝难辨别。乃用《医林改错》中通窍活血汤，三服，症减大半，又三剂而瘳。［萧伯章.遯园医案.北京:学苑出版社,2013:70.］

（2）李继路医案：戴某，女，社员。1975 年来我处就诊。自诉于去年小产后，阴道出血至今未净。诊脉细数，舌红润苔白，小腹部时有隐痛，下血量虽不多，但终日淋沥不净，其症显属半产后瘀血结聚，用旋覆花汤治之。处方：旋覆花 10g（布包），新绛（茜草）12g，青葱 10 根，生地黄 15g，当归 10g，白芍 6g，川芎 6g。3 剂。

二诊：服药后下血块数枚，血渐止，腹亦不痛，继以十全大补汤调理而愈。［李继路.半产露下.江苏中医,1981(3):19.］

硝石矾石散

【原文】

黄家日晡所发热，而反恶寒，此为女劳得之；膀胱急，少腹满，身尽黄，额上黑，足下热，因作黑疸，其腹胀如水状，大便必黑，时溏，此女劳之病，非水也。腹满者难治。硝石矾石散[1]主之。（十五：14）

硝石矾石散方

硝石　矾石（烧）[2]等分

上二味，为散，以大麦粥汁和服方寸匕，日三服。病随大小便去，小便正黄，大便正黑，是候也。

注释：

[1] 硝石矾石散：应顺接在"非水也"句后，属倒装句。

[2] 矾石（烧）：烧，即煅烧。矾石经煅烧后即枯矾。

【功效配伍】

硝石矾石散消瘀化湿。方中硝石味苦辛大寒而咸，入血分，可清瘀热，消瘀血，又能兼利湿邪；矾石性酸味寒，入气分可清热燥湿止血。因硝石与矾石有伤胃耗血之弊，故用大麦粥汁调服，取其甘平调中以保养胃气。

上二味药，研细为散，用大麦粥汁和服方寸匕，一日三次。服药后，若小便正黄，大便正黑，是湿热与瘀血从二便解除之兆。

【方证论治辨析】

硝石矾石散治女劳疸转为黑疸，兼有血瘀湿热证。症见黄家日晡所发热，而反恶寒，身尽黄，额上黑，膀胱急，少腹满，足下热，因作黑疸，其腹胀如水状，大便必黑，时溏。腹满者难治。

女劳疸肾气虚弱，则卫阳必亦虚，加之日晡时阳消阴长，故日晡反恶寒怕冷，此亦排除了阳明湿热证日晡所发热；肾虚内热，故额上黑，膀胱急，少腹满，足下热；瘀血内阻，湿热熏蒸，故身尽黄；若湿热灼伤血脉，瘀血内阻，流注肠道，则转为黑疸，故见腹胀如水状，大便必黑，时溏。因属瘀血湿热兼夹之黑疸，治宜消瘀化湿，方用硝石矾石散。

腹满者难治，指病延日久，出现水肿腹满者，为脾肾俱伤，预后不良。

【用方思路】

喻嘉言《医门法律》云："此女劳疸蓄积之血，必匪朝夕，峻攻无益，但取石药之悍，得以疾趋而下达病所，硝石咸寒走血，可消逐其瘀热之血，故为君药；矾石《本草》谓其能除锢热在骨髓，用以清肾及膀胱脏腑之热，并建消瘀除浊之功，此方之极妙可法者也。"又云："原方取用消石咸寒，壮水之主，以驱涤肠胃瘀壅之湿热，推陈致新。合之矾石能除锢热之在骨髓者，并建消瘀除浊之伟绩；以大麦粥为使，引入肠胃，俾瘀血分从二阴之窍而出。大便属阴其色黑，小便属阳其色黄，可互验也。"

硝石矾石散临证应用，若湿热重者，可与茵陈蒿汤合方化裁；若瘀血重者，可与下瘀血汤合方化裁；若为单纯女劳疸，可用肾气丸加减化裁。女劳疸转变为黑疸兼有瘀血湿热，也可用当归芍药散活血化瘀，健脾利水。

硝石矾石散临床用于治疗急性黄疸性病毒性肝炎、慢性肝炎、胆石症、囊虫病等疾病。

【医案举例】

（1）张羹梅医案：徐某，70 岁。初诊：右胁疼痛阵发，发作时痛不欲生，汗出如雨，精神疲乏。病已 2 个月，市二院胆囊造影为胆囊结石，脉弦滑，苔白腻。邪结于中，气机受阻，不通则痛，治以化坚祛积。处方：金钱草 60g，硝石矾石散 4g（分 3 次饭后吞服），京三棱 9g，莪术 9g，炙鸡内金 6g。

服药 7 剂后症情缓解，无不良反应。前法见效，不予更方，遂守方治疗 2 个多月，再复查胆囊造影，未见阳性结石，剧痛之胆结石症终于收到药到石消之效。［上海市中医文献馆. 仲景方在急难重病中的运用. 上海：上海中医学院出版社，1989：82.］

（2）张谷才医案：薛某，男，32 岁。去夏患黄疸性肝炎，经用清热利湿药治疗黄疸消退，常用疏肝理气药，疼痛稍轻。至冬再度出现黄疸，仍用中药调治，又服清热利胆药，黄疸始终未退，有时虽退，但不尽。今春黄疸加重，经某医院检查，确诊为早期肝硬化，用西药治疗一个时期，症状未减。

面色灰滞而黑，巩膜黄染，食少，便溏，有时大便呈灰暗，脘腹胀满，肝区胀痛不舒；有时牙龈出血，舌质右边有紫斑，舌苔白腻。此《金匮要略》之女劳疸。病因湿热内蕴，熏蒸为黄疸，黄疸日久不愈，邪由气分进入血分，血瘀湿滞内郁为病，治当化瘀燥湿，仿硝石矾石散法，汤散并用。明矾 3g，硝石 3g，研细胶囊装，分 3 次服，大麦粥汤送下。柴胡 6g，鳖甲 15g（先煎），白芍 10g，桃仁 6g，红花 6g，白术 12g，茯苓、牛膝各 10g，茵陈 12g。1 日 1 剂，连服 15 剂。

黄疸渐退，面色由灰黑渐转灰滞，脘腹胁部胀痛减轻，饮食增多，原方既效，当加减继服。再进 20 剂，黄疸基本消退，面色由灰滞渐转红润，腹胁胀满轻微，大便正常，食欲如常，血瘀湿滞渐化将尽，脾气健运，病情日趋稳定，改用鳖甲煎丸与硝石矾石散常服，以善其后。［张谷才.从金匮方来谈瘀血证治.辽宁中医杂志,1980(7):2.］

猪膏发煎

【原文】

诸黄，猪膏发煎主之。(十五：17)

猪膏发煎方

猪膏半斤　乱发[1]如鸡子大三枚

上二味，和膏中煎之，发消药成，分再服。病从小便去。

注释：

[1] 乱发：经炮制后即血余炭，见滑石白鱼散注释。

【功效配伍】

猪膏发煎润燥化瘀。方中猪膏补津液，消枯燥，通秘结；乱发消瘀血，散结滞，利小便。二药合用，使胃肠津液充足，气血流畅，大便通调，黄从小便而去。

上二味药，先将猪膏煎煮消熔，再将乱发入猪膏中煎熬，以乱发焦化溶解为度，分二次服下。

【方证论治辨析】

猪膏发煎治黄疸诸黄，胃肠燥瘀证。症见诸黄，伴肤色萎黄，目多不黄，饮食不消，少腹急满，大便秘结等。

诸黄为黄疸病湿热已去，日久致津枯燥结，瘀血阻滞胃肠；或因湿热经久化燥，形成虚黄瘀燥病证。此为津血外不足以润泽肌肤而见萎黄，内不足以濡养胃肠而形成燥瘀。治宜补虚润燥，逐瘀通便，方用猪膏发煎。

【原文】

胃气下泄，阴吹[1]而正喧，此谷气之实也，膏发煎[2]导之。（二十二：22）

膏发煎方：见黄疸中。

注释：

[1] 阴吹：前阴之气流如矢气样，声响连续不断。

[2] 膏发煎：即猪膏发煎。

膏发煎治阴吹，胃肠燥结证。症见胃气下泄，阴吹而正喧，此谷气之实也。

阴吹为胃肠燥结，或瘀血致腑气不畅，导致浊气下泄，迫及前阴而发生阴中气流急促有声。亦有人认为本病发生原因为胃中津液枯涸，以致大便秘结，压迫阴道变窄，浊气通过狭窄之处发生连续不断声响。治用膏发煎润肠消瘀通便，使燥结得下，腑气通畅，浊气归于浊道，则阴吹自止。

【用方思路】

猪膏发煎润肠胃，通血脉，祛燥结，补消结合，实为润通之剂，尤宜于久病胃肠燥结瘀滞之证。黄疸虽多湿热，但病久亦可出现脾虚津亏、肝虚血瘀、胃肠燥瘀现象。此方立意鲜明，临证足以效法。若气虚者加黄芪；阳虚者加肉苁蓉；血虚者加当归。

有人认为本病多发生于生育后的妇女，体虚气血不足，气虚下陷是其根本因素，治疗可用补中益气汤。《温病条辨》提出："饮家阴吹，脉弦而迟，橘半桂苓枳姜汤主之。"

【医案举例】

（1）彭履祥医案：林某，女，40岁，营业员。自诉有肺结核病史。近1年来，经常喘咳，大便秘结及阴道排气。感冒则诸症加剧。服中药1年，喘咳鲜有发作，但阴吹不减，反有加重，多随大便秘结程度而起伏，甚则频发不已，旁人亦可闻及。自认为"怪病"，不愿就医，常服大黄一类泻下药物，偶尔大便得通，阴吹缓解，一旦停药，症复如故，以致行走坐卧，阴吹不已，方来就诊。所诉除便秘及阴吹之外，余无所苦。察其舌质、舌苔均属正常，脉细而数。宗仲景阴吹论治，予以膏发煎：生猪板油250g，净人发15g。

制法：将人发用肥皂水洗去油污，再以清水漂洗待净，干后备用。生猪板油切碎，如日常炼油之法，待出油后捞去油渣，纳入发，浸没油中，微火慢炼，至发溶解为度。若火候掌握不恰当，或发未完全浸没油中，不能尽溶，而油已见黄时，终止再炼，将残发捞出，冷后杵细，再拌入油中，即可服。用法：每日3次，每次约20mL，服后用开水净口。该患者如法服3日，便秘缓解，阴吹次数减少。至服1周，大便畅快，阴吹停止。随访3年，病未复发。[何国坚.彭履祥验案解惑记要.成都中医学院学报,1980(1):26.]

（2）张仲华医案：《爱庐医案》有用猪膏发煎治黑疸验案一则，录之如下以备参考：疸证多种，黑者属肾，肾气过损者曰女劳黑疸，今肌肤舌质尽黑，手指映日俱暗，强壮之年，肾阳早已不举（指阳痿），体虽丰腴，腰软不耐久坐，脉弱神疲，纳减足冷，显属肾脏伤残太甚。血余120g，猪油480g，熬至发枯，取油盛贮，一切食物中可以用油者俱用之。煎方：制附子2.1g，炒枸杞4.5g，炒黄柏3g，菟丝子4.5g，茯苓9g，牡蛎21g，茵陈4.5g，杜仲9g，熟地黄18g。再诊：前方已服20余剂，肌肤之黑半化，其势渐转阴黄，形神大振，胃纳加餐，且可耐劳理事矣，再拟补养脾胃。人参3g，沙苑子9g，杜仲9g，熟地黄30g，茯苓9g，白术4.5g，茵陈4.5g，枸杞子4.5g，川续断9g，菟丝子6g，泽泻4.5g。黄疸不止湿热黄疸一种，故也有可用补法的。即使湿热黄疸在恢复期或转入慢性病过程中，往往表现为"湿热余邪残未尽，肝郁脾肾气血虚"，也多用补法，但须寓消于补，消补兼施。[金寿山.金匮诠释.上海：上海中医学院出版社,1986:177.]

第三节 消癥剂

鳖甲煎丸

【原文】

病疟以月一日发，当以十五日[1]愈，设不差，当月尽解[2]；如其不差，当云何？师曰：此结为癥瘕[3]，名曰疟母[4]，急治之，宜鳖甲煎丸。（四：2）

鳖甲煎丸方

鳖甲十二分（炙）　　乌扇[5]三分（烧）　　黄芩三分　柴胡六分　鼠妇[6]三分（熬）　干姜三分　大黄三分　芍药五分　桂枝三分　葶苈一分（熬）　石韦三分（去毛）　厚朴三分　牡丹五分（去心）　瞿麦二分　紫葳[7]三分　半夏一分　人参一分　䗪虫五分（熬）　阿胶三分（炙）　蜂窝[8]四分（炙）　赤硝十二分　蜣螂[9]六分（熬）　桃仁二分

上二十三味，为末，取锻灶下灰[10]一斗，清酒[11]一斛[12]五斗，浸灰，候酒尽一半，着鳖甲于中，煮令泛烂如胶漆[13]，绞取汁，内诸药，煎为丸，如梧子大，空心服七丸，日三服。《千金方》用鳖甲十二片，又有海藻三分，大戟一分，䗪虫五分，无鼠妇、赤硝二味，以鳖甲煎和诸药为丸。

注释：

[1] 十五日：农历以五日为一候，三候为一气，即十五日。

[2] 当月尽解：指十五日不愈，再过十五日，共三十日，病可解除。

[3] 癥瘕：病名。腹内有积块，坚硬不移，痛有定处为"癥"；聚散无常，痛无定处为"瘕"。

[4] 疟母：疟邪潜伏日久形成痞块，相当于肝脾肿大。

[5] 乌扇：即射干。《神农本草经》曰："射干味苦平，主咳逆上气，喉痹咽痛不得消息，散急气，腹中邪逆，食饮大热。一名乌扇。"

[6] 鼠妇：为卷甲虫科平甲虫属动物普通卷甲虫或潮虫科鼠妇属动物鼠妇的全体。《神农本草经》曰："鼠妇味酸温，主气癃，不得小便，妇人月闭，血瘕，痫痓，寒热，利水道。"

[7] 紫葳：又名凌霄花。为紫葳科多年生蔓性落叶木本植物凌霄的花。《神农本草经》曰："紫葳，味酸，微寒，主妇人产乳余疾，崩中，癥瘕，血闭，寒热，羸瘦，养胎。"

[8] 蜂窝：又名露蜂房、蜂房、马蜂窝、蜂巢。为胡蜂科昆虫大黄蜂，或其同属近缘昆虫的巢。《神农本草经》曰："露蜂房，味苦平，主惊痫瘛疭，寒热邪气，癫疾，鬼精，蛊毒，肠痔。"

[9] 蜣螂：为金龟子科蜣螂属动物屎壳郎的全虫。《神农本草经》曰："蜣螂，味咸寒，主小儿惊痫，瘛疭，腹胀，寒热，大人癫疾狂易。"

[10] 灶下灰：又名灶心土、伏龙肝。为久经柴草熏烧的灶底中心的土块。有温中

涩肠止血作用。

[11] 清酒：无灰酒，用米制成。

[12] 斛（hú，音胡）：量器名，亦是容量单位。古代以十斗为一斛。

[13] 胶漆：形容将药物煎熬成黏稠状。

【功效配伍】

鳖甲煎丸扶正消癥，破积化痰。方中以鳖甲为主药软坚化积消癥，《神农本草经》曰："鳖甲味咸平，主心腹癥瘕坚积，寒热，去痞息肉，阴蚀，痔，恶肉。"大黄、桃仁、芍药、牡丹皮、紫葳、赤硝、蜣螂、䗪虫、蜂窝、鼠妇活血祛瘀通络；半夏、干姜、厚朴、葶苈子、石韦、瞿麦祛痰化浊利湿；乌扇、黄芩、柴胡、桂枝调寒热；人参、阿胶补益气血。另用灶下灰消坚积；清酒行药势。全方共奏软坚消癥，活血祛瘀，化痰利水，扶正逐邪之功。

上二十三味药，研为细末，取灶下灰，用清酒浸灰，待酒尽一半，再入鳖甲煮令泛烂如胶漆，绞取药汁，去滓，再入其他药物，煎炼为丸，如梧桐子大，空心服七丸，一日服三次。

【方证论治辨析】

鳖甲煎丸治疟母，痰瘀交结证。症见病疟以月一日发，当以十五日愈，设不差，当月尽解；如其不差，则结为癥瘕，名曰疟母。

尤在泾《金匮要略心典》曰："天气十五日一更，人之气亦十五日一更，气更则邪当解也，否则三十日天人之气再更，而邪自不能留矣。设更不愈，其邪必假血依痰，结为癥瘕，僻处胁下，将成负固不服之势，故宜急治。"据此可知，疟母为疟疾迁延日久，反复发作，致正气日衰，疟邪深入血络，假血依痰，痰瘀交结，形成痞块，居于胁下，触之有块，推之不移，寒热易作。治宜扶正消癥，破积化痰，方用鳖甲煎丸。

【用方思路】

鳖甲煎丸组方，药虽多而杂，但治法、组方用药思路清晰，凸现活血祛瘀通络与祛痰化浊利湿，给后世治癥瘕从痰瘀论治，以软坚散结的治法奠定了用药原则。

鳖甲煎丸临床用于治疗肝脾肿大、慢性肝炎、肝硬化腹水、肝纤维化、肝癌、血吸虫病、子宫肌瘤、卵巢囊肿等疾病。

【医案举例】

(1)赵明锐医案：郭某，女，52岁。脾肿大4至5年，5年前曾患定期发寒热，经县医院诊断为疟疾，运用各种抗疟疗法治疗症状缓解，而遗留经常发低热。半年后，经医生检查，发现脾脏肿大2～3cm，给予各种对症疗法，效果不佳，脾脏继续肿大。近1年来逐渐消瘦，贫血，不规则发热，腹胀如釜，胀痛绵绵，午后更甚。食欲不振，消化迟滞，胸满气促，脾大至肋下10cm，肝未触及，下肢浮肿，脉数而弱，舌胖有齿印。据此脉症，属《金匮要略》所载之疟母，试以鳖甲煎丸治之。

鳖甲120g，黄芩30g，柴胡60g，鼠妇（即地虱）30g，干姜30g，大黄30g，芍药45g，桂枝30g，葶苈子15g，厚朴30g，牡丹皮45g，瞿麦15g，凌霄花30g，半夏15g，人参15g，䗪虫60g，阿胶30g，蜂房（炙）45g，芒硝90g，蜣螂60g，桃仁15g，射干20g。以上诸药，蜜制为丸，每丸重10g，日服2丸。

服完1剂后，各种症状有不同程度的好转，下肢浮肿消失。此后又服1剂，诸症悉平，脾脏继续缩小，至肋下有6cm，各种自觉症状均消失，故不足为患。遂停药，自己调养。[赵明锐.经方发挥.太原:山西人民出版社,1982:153.]

(2)张琪医案：患者，男，62岁，1999年9月4日初诊。患者脾大平脐，面色黧黑，体质羸瘦，肝掌，蜘蛛痣，手足心热，齿龈出血，鼻衄，腹胀纳少，无腹水，大便一日一行，小便色黄，舌红、苔白厚，脉沉弦数。血常规：白细胞1.4×10^9/L，红细胞2.43×10^{12}/L，血红蛋白71g/L，血小板45×10^9/L，白蛋白25.7g/L，谷丙转氨酶125.31U/L，谷草转氨酶82.21U/L。辨证为肝胆血瘀，无力运化，湿邪困脾，郁而化热，水湿与邪热交互为患。

处方：柴胡15g，白芍25g，黄芪30g，红参15g，虎杖20g，郁金10g，茯苓20g，山茱萸15g，枸杞子15g，女贞子15g，炙鳖甲30g，牡丹皮15g，焦栀子15g，白术20g，茵陈30g，黄连10g。水煎服，日1剂。

以此方为主加减化裁，服药90余剂，B超显示脾脏已缩至正常，脾厚3.6cm。血常规：白细胞4.1×10^9/L，红细胞3.5×10^{12}/L，血红蛋白101g/L，血小板126×10^9/L，白蛋白30.4g/L，转氨酶（－）。患者可以上老年大学，正常学习健身，无明显不适。

按语：张老总结肝硬化病机为正虚邪实，正虚即肝虚、脾虚、肾虚；邪实即气滞、血瘀、痰浊、蓄水、湿热毒邪内蕴，正虚与邪实相互交织，错综复杂，变证百出，远非常规方药所能奏效。因此，张老治疗本病多用大法复方，补消兼施，以达"补而勿壅，消而勿伤"。对肝炎后肝硬化，以脾大为主者，张老通常以柔肝软坚与清热解毒合用，方以炙鳖甲软坚散结为核心，取法《金匮要略》鳖甲煎丸之意。［孙元莹，吴深涛，姜德友，等.张琪运用虫类药治疗疑难病经验介绍.中国中医药信息杂志，2007，14（3）:72-73.］

大黄䗪虫丸

【原文】

五劳[1]虚极羸瘦[2]，腹满[3]不能饮食，食伤、忧伤、饮伤、房室伤、饥伤、劳伤、经络营卫气伤，内有干血，肌肤甲错[4]，两目黯黑[5]。缓中补虚[6]，大黄䗪虫丸主之。（六：18）

大黄䗪虫丸方

大黄十分（蒸）　黄芩二两　甘草三两　桃仁一升　杏仁一升　芍药四两　干地黄十两　干漆[7]一两　虻虫[8]一升　水蛭[9]百枚　蛴螬[10]一升　䗪虫半升

上十二味，末之，炼蜜和丸小豆大，酒饮服五丸，日三服。

注释：

[1] 五劳：有三种不同认识。《素问·宣明五气》《灵枢·九针论》均以久视伤血、久卧伤气、久坐伤肉、久立伤骨、久行伤筋为五劳所伤；《诸病源候论》《备急千金要方》以志劳、思劳、忧劳、心劳、疲劳为五劳；《诸病源候论》又有肺劳、肝劳、心劳、脾劳、肾劳之说。

[2] 虚极羸瘦：极度虚损消瘦。

[3] 腹满：指自觉腹满，为瘀血所致。《金匮要略·惊悸吐衄下血胸满瘀血病脉证治》曰："腹不满，其人言我满，为有瘀血。"

[4] 肌肤甲错：皮肤枯燥如鳞甲。

[5] 两目黯黑：指白眼球呈青黯色；或指自觉视物黯黑不清。

[6] 缓中补虚：指治法，即补益与逐瘀结合之法。

[7] 干漆：为漆树科落叶乔木漆树的树脂，经加工后的干燥品。《神农本草经》曰："干漆味辛温，无毒。主绝伤补中，续筋骨，填髓脑，安五脏，五缓六极，风寒湿痹，生漆去长虫。"

[8] 虻虫：为昆虫类虻科复带虻的雌虫体。《神农本草经》曰："虻虫味苦微寒，

主逐瘀血，破下血积，坚痞，癥瘕，寒热，通利血脉及九窍。"

[9] 水蛭：为环节动物水蛭科的蚂蟥和水蛭及柳叶蚂蟥等的全体。《神农本草经》曰："水蛭味咸平，主逐恶血，瘀血，月闭，破血癥积聚，无子，利水道。"

[10] 蛴螬：又名土蚕。为金龟子科昆虫朝鲜黑金龟子及其近缘昆虫的幼虫。《神农本草经》曰："蛴螬味咸微温。主恶血，血瘀，痹气，破折血在胁下坚满痛，月闭，目中淫肤，青翳，白膜。"

【功效配伍】

大黄䗪虫丸补虚逐瘀。方中用大黄、䗪虫、桃仁、虻虫、水蛭、蛴螬、干漆活血逐瘀，通络攻下；芍药、干地黄滋阴养血；甘草、白蜜缓中益气补虚；杏仁苦泄润下，宣通气机；黄芩清除干血瘀久所生之瘀热。诸药合用既能缓逐瘀血，又能补益虚损，谓之"缓中补虚"。

上十二味药，共研细末，炼蜜和丸如小豆大，酒服五丸，一日服三次。

【方证论治辨析】

大黄䗪虫丸治虚劳干血。症见五劳虚极羸瘦，腹满，不能饮食，肌肤甲错，两目黯黑。

久病必瘀。虚劳干血证是由五劳虚极，或食伤、忧伤、饮伤、房室伤、饥伤、劳伤、经络营卫气伤等诸种劳伤因素，造成脏腑经络运行营卫气血功能障碍，以致气血凝滞成瘀，瘀久不解，结为干血。干血者，瘀血日久之谓也。羸瘦，指身体极度消瘦，为劳伤已久，阴液大伤，血脉凝瘀，不能充养肌肤；腹满，是瘀血阻滞，气机痞塞；不能饮食，是瘀血日久，脾胃运化失常；肌肤甲错，是瘀血内停日久，妨碍新血生成，致津血匮乏，不能濡养肌肤；两目黯黑，是肝血瘀滞，血不营目。治宜"缓中补虚"，方用大黄䗪虫丸。

【用方思路】

"缓中补虚"是对大黄䗪虫丸功效的概括。虚劳日久，病情则虚实互见，即所谓"大实有羸状，至虚有盛候"。本证乃多种虚损因素致脏腑经络运行营卫气血的功能障碍，使气血凝滞成瘀，结为干血，属虚劳夹瘀证。干血不同于蓄血，干血既有津枯、血枯，又有血瘀，乃瘀血日久之谓。本证多见于老年病、心脑血管病，以及久病血瘀。

《伤寒论》的太阳蓄血证乃新瘀之血，方用抵当汤、桃核承气汤以荡逐瘀血。而大黄䗪虫丸虽有大黄、䗪虫、桃仁、虻虫、水蛭、蛴螬等攻逐瘀血峻药，但配以干地黄、芍药滋阴补血，配甘草、白蜜甘缓补中，是寓补于消之剂，并采用峻剂丸服，且服量又小，可达扶正不留瘀，祛瘀不伤正，意在缓消瘀血，故曰"缓中补虚"。另外，大黄䗪虫丸亦是虫类药应用的范例，对后世用虻虫、水蛭等治疗血瘀重症影响深远。尤在泾《金匮要略心典》曰："此方润以濡其干，虫以动其瘀，通以去其闭，而仍以地黄、芍药、甘草和养其虚，攻血而不专主于血，一如薯蓣丸之去风而不着意于风也。"吴崑《医方考》曰："夫浊阴不降，则清阳不升者，天地之道也。小人不退，则君子不进者，家国之道也。故蒸热之久，内有干血，干血不去，则新血不生者，人身之道也……仲景为百代医宗，良有识矣。今世人一遇五劳羸瘦，用滋阴而不愈，则坐以待毙。呜呼！术岂止于此耶？"

大黄䗪虫丸临床用于治疗肝脾肿大、慢性活动性乙型肝炎、肝硬化、高脂血症、脂肪肝、冠心病、脑梗死、脑血栓形成、脑栓塞、静脉血栓、血栓闭塞性脉管炎等疾病。

【医案举例】

（1）岳美中医案：张某，男性，49 岁，机关干部。1968 年秋出现肝区疼痛不适，食欲减退，疲乏消瘦。1970 年 1 月突发高热，体温达 40℃，昏迷 24 小时，伴有呕吐、抽搐等症状，经驻京某医院诊断为肝昏迷，抢救后转入某医院住院治疗。入院检查：肝肋下 4.5cm，血压 110/56mmHg，黄疸指数 14 单位，谷丙转氨酶 220U/L。经治疗症状缓解出院。1 个月后，又因高热，昏迷，肝区疼痛，恶心，腹泻入院治疗。此后即经常反复发作，经中西医治疗无效。于 1972 年发现脾肿大，体有肝臭味，肝区疼痛，经某医院确诊为早期肝硬化。

于 1972 年 10 月来诊：脉大数有涩象，面黧黑，舌边尖红有瘀斑，目黄，胁痛。肝炎虽然多数由于湿热为患，但日久失治可以有多种转归，或肝肾阴虚，或脾虚肝乘，或阴损及阳，或气阴两虚。当求其本以治，不可概用清利湿热之剂。此例病久入络结合舌瘀、面黧黑、胁痛、肝硬、脉有涩象等，诊为血瘀气滞而肝硬化。处以大黄䗪虫丸，日 2 丸，早晚各服 1 丸，并用《冷庐医话》化瘀汤，日 1 剂。药后体力渐增，疼痛渐减，药病相符，遂以此法进退消息，计服大黄䗪虫丸 240 丸，化瘀汤 180 剂，其间服柴芍六君子汤加当归、瓦楞、橘叶，1 年后肝脾已不能扪及，肝功化验正常，面华神旺，恶心呕吐消失，纳佳食增，胁肋疼痛基本消失，至 1974 年 4 月基本痊愈，恢复工作。[中国

中医研究院西苑医院.岳美中医话集.2版.北京:中医古籍出版社,1984:71.]

（2）冉雪峰医案：陈镜湖，万县人，半业医，半开药铺，有女年十七，患干血痨。潮热，盗汗，咳逆，不安寐，皮肉消脱，肌肤甲错，腹皮急，唇舌过赤，津少，自医无效，住医院亦无效，抬至我处，困憊不能下轿，因就轿边诊视。脉躁急不宁，虚弦虚数。余曰：脉数，身热，不寐，为痨病大忌，今三者俱全，又加肉脱皮瘪，几如风消，精华消磨殆尽，殊难着手。渠乃为敷陈古今治痨方治，略以《金匮要略》以虚劳与血痹合为一篇颇有深意，仲景主小建中阴阳形气俱不足者调以甘药，唐·孙氏又从小建中悟出复脉汤，仲景用刚中之柔，孙氏用柔中之刚，功力悉敌，究之死血不去，好血无由营周，干血不除，新血无由灌溉，观大黄䗪虫丸，多攻破逐瘀之品，自注缓中补虚，主虚劳百不足，乃拟方：白芍18g，当归12g，生地黄12g，鳖甲15g，白薇9g，紫菀、百部各9g，甘草3g，大黄䗪虫丸10粒，煎剂分二次服，丸药即二次用药汁吞下。

十日后复诊，咳逆略缓，潮热、盗汗渐减，原方去紫菀、百部，加藏红花、琥珀末各八分，丸药米酒下。又十日复诊，腹皮急日渐宽舒，潮热、盗汗止，能安寐，食思渐佳，改用复脉汤嘱守服久服。越三个月，余在高笋塘闲步，在某药店门首见一女，酷似陈女，询之果然，系在渠家做客，已面有色泽，体态丰腴，不似从前尪羸。虚劳素称难治，然亦有短期治愈者。[冉雪峰.冉雪峰医案.北京:人民卫生出版社,2006:28.]

（3）刘强医案：刘某，男，64岁，1986年2月11日初诊。1个月前因脑血栓形成而中风，经救治好转，后遗左半身不遂症。面色少华，精神疲乏，语言低微，言语謇涩，口角时有流涎，纳呆，大便2~3天1行。舌质黯淡有瘀斑，苔薄白微腻，脉沉弦无力。证属气虚血瘀之中风，选用补阳还五汤合大黄䗪虫丸方加减：黄芪60g，当归、红花、䗪虫、虻虫、甘草各10g，赤芍、川芎、生地黄、熟地黄、水蛭各20g，地龙、桃仁各15g，大黄5g。并服大黄䗪虫丸，日3次，每次1丸。服20余剂后，左侧肢体已能活动，继服1个月，已能下地行走，又去汤药仅服丸药1个月，加之锻炼，偏瘫已见消失。[刘强.大黄䗪虫丸治疗血栓阻塞所致病证.浙江中医,1988(4):176.]

第十四章　经方祛痰化饮剂

　　经方祛痰化饮剂，指能祛痰、化痰、化饮、利饮的方药。痰饮属有形的病理产物，治疗以祛除化解为要，故属"八法"中的"消法"。痰饮的形成多为机体阳虚阴盛所致，如脾肾阳虚所致者最为多见，故祛痰化饮所用药物大多为温热之品，即温而消之，如《金匮要略》所谓："病痰饮者当以温药和之。"除此之外，尚有部分清热化痰化饮剂，即清而消之。若痰饮积聚甚者，祛痰化饮方力不胜任，当采用逐痰泻饮方，以荡涤之，此类方见经方泻下剂。

第一节　祛痰剂

蜀漆散

【原文】

疟多寒者，名曰牝疟[1]，蜀漆散主之。（四：5）

蜀漆散方

蜀漆（洗去腥）　　云母[2]（烧二日夜）　　龙骨等分

上三味，杵为散，未发前以浆水服半钱。温疟加蜀漆半分，临发时服一钱匕。一方云母作云实[3]。

注释：

[1] 牝疟：即寒疟。《说文》曰："牝，畜母也。"牝乃雌性鸟兽，《医方考》曰："牝，阴也，无阳之名，故多寒名牝疟。"

[2] 云母：为硅酸盐类矿物白云母的片状晶体。《神农本草经》曰："云母味甘平，主身皮死肌，中风寒热，如在车船上，除邪气，安五脏，益子精，明目。"

[3] 云实：又名草云母。为豆科植物云实的种子。《神农本草经》曰："云实味辛温，主泄利，肠癖，杀虫，蛊毒，去邪恶结气，止痛除热。"

【功效配伍】

蜀漆散祛痰截疟，助阳扶正。方中蜀漆即常山之幼苗，其性味苦辛温有毒，功能治疟，抗疟作用强于常山，与味酸之浆水配伍，涌吐痰涎之力更强，痰去则疟邪无所依附。云母甘温入阴分助阳逐邪，王子接《绛雪园古方选注》曰："云母在土中，蒸地气上升而为云，故能入阴分，逐邪外出于表。"龙骨甘涩顾护正气，防涌吐太过。在临发时服药效佳，因此时真邪异居，攻不伤正，邪气易去。其发作时，真邪相结，交混一起，难分难解，若攻之则反伤正气，邪气亦难解除。《素问·刺疟》曰："凡治疟，先发如食顷，乃可以治，过之则失时也。"《黄帝内经素问注·刺疟》曰："先其发时，真邪异居，波陇不起，故可治，过时则真邪相舍，攻之反伤正气，故曰失时。"

上三味药，共杵为细末，疟疾未发时以浆水服半钱；临发时服一钱匕，有临床意义。

【方证论治辨析】

蜀漆散治牝疟，阳虚痰阻证。牝疟即寒疟、阴疟。症见寒多热少。

喻嘉言《医门法律·疟证门》曰："疟多寒者，寒多于热。如三七、二八之分，非纯寒无热也。"牝疟为素体阳虚，感受疟邪后阳气难以与之抗争，或素有痰饮，疟邪入侵后与痰饮混结一起，机体阳气被阻遏而难以伸展，故见寒多热少。治用蜀漆散祛痰截疟，助阳扶正。

【用方思路】

蜀漆散中蜀漆有致吐的副作用，临证用时可用酒煎或姜炒熟后应用，也可加橘皮、生姜、半夏温阳化饮，降逆止呕。临床用于治疗疟疾、慢性气管炎。

【医案举例】

范文甫医案：徐师母，寒多热少，此名牝疟。舌淡白，脉沉迟，痰阻阳位所致，下血亦是阳陷也。秽浊蹢躅于中，正气散失于外，变端多矣。其根在寒湿，方拟蜀漆散。炒蜀漆9g，生龙骨9g，淡附子3g，生姜6g，茯苓9g。

按：先生拟方用《金匮要略》蜀漆散去云母，加附子、生姜、茯苓。凡逢寒痰阻遏，舌淡白，脉弦迟者，辄投之，屡获良效。[浙江省中医研究所,浙江省宁波市中医学会.范文甫专辑.北京:人民卫生出版社,2006:110.]

皂荚丸

【原文】

咳逆上气，时时吐浊[1]，但坐不得眠，皂荚丸主之。（七：7）

皂荚丸方
皂荚八两（刮去皮，用酥炙）
上一味，末之，蜜丸梧子大，以枣膏和汤服三丸，日三夜一服。

注释:

[1] 吐浊:指咳吐黏稠之浊痰。

【功效配伍】

皂荚丸利窍涤痰,宣壅导滞。方中皂荚性味辛咸温,有小毒,入肺、大肠经,利窍开闭,涤痰祛垢,软坚散结,善治顽痰;用枣膏和汤调服,既可缓皂荚剽悍峻猛之性,又可兼顾脾胃之气。皂荚酥炙可矫味并便于粉碎;蜜丸以解皂荚之毒。本方功在皂荚,其余皆为辅佐之药。

上一味药,研细末,刮去皮,用酥炙,炼蜜和丸如梧子大,以枣膏和汤送服三丸,日服三次,夜服一次。

【方证论治辨析】

皂荚丸治咳嗽上气,痰浊壅肺证。症见咳逆上气,时时吐浊,但坐不得卧。

本证为热居上焦,肺失清肃,痰浊壅塞,气逆不降,欲成痰壅气闭。其咳逆上气,但坐不得眠,均由痰浊壅塞所致;时时吐浊是肺中之痰浊,随逆气而上出,又因痰浊黏稠,胶固难拔,故虽时时吐浊,但症状仍不减轻,若不迅速扫除,则会发展成痰壅气闭。治用皂荚丸利窍涤痰,宣壅导滞,属急则治标法。

【用方思路】

皂荚丸用于痰壅气闭的急重症,有一定疗效。当今应用鲜竹沥等祛痰药,只能治疗一般痰浊轻症。皂荚丸临证用于治疗老痰、顽痰、燥痰等,若痰热甚者,加天竺黄、葶苈子、栝楼;痰阻不畅者,加桔梗、射干、礞石等。

皂荚丸临床用于治疗肺结核、慢性气管炎、慢性阻塞性肺病、支气管哮喘等疾病。

【医案举例】

曹颖甫医案:余尝自病痰饮,喘咳,吐浊,痛连胸胁,以皂荚大者四枚炙末,盛碗中,调赤砂糖,间日一服。连服四次,下利日二三度,痰涎与粪俱下,有时竟全是痰液。病愈后,体亦大亏。于是知皂荚之攻消甚猛,全赖枣膏调剂也。夫甘遂之破水饮,葶苈之泻痈胀,与皂荚之消胶痰,可称鼎足而三。惟近人不察,恒视若鸩毒,弃良药而不用,伊谁之过欤?[曹颖甫.经方实验录.上海:上海科学技术出版社,1979:54.]

葶苈大枣泻肺汤

【原文】

肺痈，喘不得卧[1]，葶苈大枣泻肺汤主之。（七：11）

葶苈大枣泻肺汤方

葶苈（熬令黄色，捣丸如弹丸大）　大枣十二枚

上先以水三升，煮枣取二升，去枣，内葶苈，煮取一升，顿服。

注释：

[1] 喘不得卧：指气喘不能平卧。

【功效配伍】

葶苈大枣泻肺汤开肺逐痰。方中葶苈苦辛寒，清邪热，涤痰饮，泻肺启闭，降逆平喘，利水消肿；配大枣安中，固护脾胃。二味相合，以祛痰水为主，兼以护胃安正。

上二味，先煮枣取汁，再入葶苈子于枣汁中同煮，一次服下。

【方证论治辨析】

葶苈大枣泻肺汤治肺痈，邪实气闭证。症见喘不得卧。

肺痈邪实气闭证，为风热病毒，痰饮水气，壅滞于肺。喘不得卧，为气机被阻，肺失肃降，肺气上逆，呼吸困难。治用葶苈大枣泻肺汤开通肺气，逐痰利饮。

【原文】

肺痈，胸满胀，一身面目浮肿，鼻塞清涕出，不闻香臭酸辛，咳逆上气，喘鸣迫塞，葶苈大枣泻肺汤主之。方见上，三日一剂，可至三四剂，此先服小青龙汤一剂乃进。小青龙方见咳嗽门中。（七：15）

葶苈大枣泻肺汤治肺痈，邪实气闭证。症见胸满胀，一身面目浮肿，鼻塞清涕出，不闻香臭酸辛，咳逆上气，喘鸣迫塞。

肺痈胸满胀，为痰饮壅塞，肺失宣降，肺气遏郁；一身面目浮肿，为肺气壅滞，通调失职，水气不能宣泄，反逆行于肌表；鼻塞清涕出，为肺窍不利；不闻香臭酸辛，为

肺气不和；咳逆上气，喘鸣迫塞，为痰饮阻塞气道，肺气出入不利，痰气相击有声。治用葶苈大枣泻肺汤开肺逐邪。

【原文】

支饮不得息，葶苈大枣泻肺汤主之。（十二：27）

葶苈大枣泻肺汤治支饮，邪实气闭证。症见呼吸困难。支饮是饮邪聚于胸膈，肺气遏阻，故见呼吸困难，喘息咳唾等症。方用葶苈大枣泻肺汤泻肺逐饮。

【用方思路】

葶苈大枣泻肺汤功能泻肺行水，尤宜于肺气郁遏，痰水蓄积者。临证若胸满胀，喘鸣迫塞，加栝楼、厚朴、枳实、杏仁等；若一身面目浮肿，加防己、车前子、木通等。

葶苈大枣泻肺汤临床用于治疗小儿肺炎、渗出性胸膜炎、支气管扩张症、肺脓疡、肺心病心衰、风心病心衰等疾病。

【医案举例】

（1）喻嘉言医案：喻嘉言治陆令仪母，平日持斋，肠胃素槁，天癸已绝，复淋沥不止，治之久瘥。值秋月燥金太过，湿虫不生，人多病咳。而血虚津槁之躯，受伤独猛，胸胁紧张，上气喘急，卧寐不宁，咳动则大痛，痰中带血而腥，食不易入，声不易出，寒热交作。申酉二时，燥金用事，诸苦倍增，脉时大时小，时牢伏，时弦紧，服清肺药无进退。告以肺痈将成，高年难任，以葶苈大枣泻肺汤，先通肺气之壅。即觉气稍平，食少入，痰稍易出，身稍可侧，大有生机。喻曰：未也。因见来势太急，不得已取快一时，暂开者易至复闭，迨复闭则前法不可再用矣。今乘其暂开，多方以图，必在六十日后，交立冬节，方是愈期。盖身中之燥与时令之燥，胶结不解，必俟燥金退气，肺金乃宁。后六十日间屡危屡安。大率皆用活法斡旋，缘病不可补，而脾虚又不能生肺，肺燥喜润，而脾滞又难于运食。今日脾虚，不思饮食，则于清肺中少加参、术以补脾；明日肺燥，热盛咳嗽，则于清肺中少加阿胶以润燥。日复一日，扶至立冬之午刻，病者忽自云：内中光景，大觉清爽，可得生矣。奇哉，天时之燥去，而肺金之燥遂下传大肠，五六日不大便，略一润肠，旋即解散，正以客邪易去耳。至小雪节，康健加餐，倍于曩昔。盖胃中空虚已久，势必复其容受之常，方为瘥愈也。［魏之琇.续名医类案.北京:人民卫生出版社,1957:863.］

（2）隋振寰医案：刘某，男，21岁。时值秋季于田间劳作，汗出乘凉后咽痛咳嗽，吐少许黏痰似脓，发热恶寒，头痛，继则身热不寒，颜面潮红，全身酸疼，咳嗽胸痛如刺，不敢深呼吸，痰中带血丝，一夜间吐血痰约300mL，如铁锈色，小便黄赤，大便干燥而3天未行，口渴，恶心呕吐。舌质绛，苔黄厚少津，脉数而有力。西医诊为大叶性肺炎，中医诊为肺胀。因风寒束肺，肺失宣降，郁而化热，风热毒邪壅塞肺气所致。方用葶苈大枣泻肺汤开泄肺中壅塞之实邪。药用葶苈子30g，大枣10枚，三七10g（为末，分两次冲服）。1剂咳减。2剂血痰减少，体温37.2℃。4剂胸痛、血痰均止，体温在37℃以下，除轻咳外，余症悉除。X线胸透复查：肺部阴影完全消失。［隋振寰.葶苈大枣泻肺汤的临床运用.国医论坛,1986(1):29.］

栝楼薤白白酒汤

【原文】

胸痹之病，喘息咳唾，胸背痛，短气，寸口脉沉而迟，关上小紧数。栝楼薤白白酒汤主之。（九：3）

栝楼薤白白酒汤方

栝楼实一枚（捣）　薤白半斤　白酒[1]七升

上三味，同煮，取二升，分温再服。

注释：

[1] 白酒：米酒初熟者称为白酒。有人认为白酒是醪糟、米酒，张璐《千金方衍义》曰："白酒熟谷之液，色白通胸中。"

【功效配伍】

栝楼薤白白酒汤通阳散结，豁痰下气。方中栝楼甘苦微寒而滑润，宽胸涤痰散结；薤白气味辛苦温，能通阳豁痰下气，善于散寒凝结滞之气；白酒辛温轻扬，辛可开痹，温能通阳，其轻扬之性既可行营卫，又可引药以达病所。诸药合用，则心胸阳气通畅，痰浊消散，逆气下行。

上三味药，酒煮去滓，分二次温服。

【方证论治辨析】

栝楼薤白白酒汤治胸痹，阳虚邪闭证。症见胸背痛，喘息咳唾，短气，寸口脉沉而迟，关上小紧数。

本证为上焦阳虚，胸阳不振，中焦痰饮上逆，痹阻胸中，使心阳不展，肺气不宣。痰饮闭塞，胸阳受遏，心阳不通，阳气不能转输于背，则胸背疼痛，短气；肺居胸中，痰浊壅塞，肺失宣降，肺气上逆，故喘息咳唾。寸口脉沉而迟，为上焦阳虚，胸阳不振；关上脉小紧数，小紧，即脉体细小，紧数相合，是形容脉象有紧急躁动之象，实乃弦紧之脉，为中焦停饮，阴寒内盛所致。由于上焦阳虚，则痰饮上乘，形成阳虚邪闭之胸痹。治用栝楼薤白白酒汤以通胸中之阳气，散痰饮之结滞，使浊阴之气下降。

【用方思路】

喻嘉言《医门法律》曰："盖胸中如太空，其阳气所过，如离照当空，旷然无外。设地气一上，则窒塞有加。故知胸痹者，阳不主事，阴气在上之候也。仲景微则用薤白白酒，以通其阳；甚则用附子干姜，以消其阴，以胸痹非同他患，补天浴日，在医之手眼耳。"胸痹阳虚邪闭证，指胸阳虚而痰浊闭塞，栝楼薤白白酒汤可标本俱治，方中栝楼祛痰以治标，薤白、白酒通阳以治本。薤白在《灵枢·五味》曰："心病者，宜食麦羊肉杏薤。"《灵枢·五味论》曰："辛入于胃，其气走于上焦，上焦者，受气而营诸阳者也，姜韭之气熏之，营卫之气不时受之，久留心下，故洞心。"洞心即心气洞然，因姜、韭、薤可开通解除心胸中的闷痛感。白酒也可用当今的低浓度白酒，适量酒能通阳活血脉。栝楼、薤白是治疗胸痹常用对药，后世称之为栝楼薤白剂。临证若心胸阳气虚甚者，加桂枝、炙甘草、黄芪等；血脉瘀阻者，加川芎、郁金、红花、三七、檀香等；气滞甚者，加厚朴、枳壳、旋覆花等；胸背痛甚者，加延胡索、五灵脂等。

栝楼薤白白酒汤临床用于治疗冠心病、急性心肌梗死、病毒性心肌炎、心律失常、病态窦房结综合征、慢性气管炎、支气管哮喘、肋间神经痛、非化脓性肋软骨炎、乳腺炎、乳腺增生等疾病。

【医案举例】

颜德馨医案：孙某，男，56岁。患者数年来经常心前区隐痛，有阵发性心动过速及心房颤动史，西医诊断为冠心病，曾用中西药治疗，效果不佳。初诊：胸骨后刺痛，时作时休，已用过硝酸甘油，心悸，胆固醇偏高，舌质淡紫，脉细涩结代。胸阳不振，气血痹阻，不通则痛。治宜通阳宽胸，活血化瘀，以栝楼薤白汤出入。全栝楼15g，薤白9g，制香附9g，广郁金9g，丹参9g，桃仁9g，延胡索9g，降香3g，炙甘草4.5g。

二诊：胸痛心悸已除，精神振作，舌胖有齿痕，脉细结代，原方加益气之品。守上方加黄芪15g，川桂枝4.5g。患者坚持服药，随访3年，病情稳定。

按：本例属冠心病缓解期，初诊即抓住"通"与"化"，而用通阳化瘀之法，用香附、降香畅利气机，7剂后症势即定，后加黄芪益气，此乃抓住"心气虚"这一病本，标本同治，故能取得明显疗效。[魏铁力.颜德馨教授治冠心病的独特经验.实用中医内科杂志,1996,10(1):2.]

栝楼薤白半夏汤

【原文】

胸痹不得卧，心痛彻背[1]者，栝楼薤白半夏汤主之。(九:4)

栝楼薤白半夏汤方

栝楼实一枚（捣）　薤白三两　半夏半升[2]　白酒一斗

上四味，同煮，取四升，温服一升，日三服。

注释：

[1] 心痛彻背：指心胸疼痛向背部透散。彻，即通、透意。

[2] 升：医统本作"斤"。

【功效配伍】

栝楼薤白半夏汤通阳散结，豁痰下气，逐饮降逆。本方即栝楼薤白白酒汤加半夏组成。加半夏以增强化痰降逆散结之效。戈颂平《金匮指归》曰："用酒一斗同煮，取其力壮易于转运也。"

上四味药，同煮去滓，温服，一日三次。

【方证论治辨析】

栝楼薤白半夏汤治胸痹，阳虚痰阻证。症见不得卧，心痛彻背。

胸痹由喘息咳唾发展为不得平卧，由胸背疼痛发展到心痛彻背，即为痰饮壅塞胸中，阳气痹阻较甚之征。此乃痰浊壅塞的胸痹重证，治用栝楼薤白半夏汤通阳散结，化痰降逆。

【用方思路】

栝楼薤白半夏汤应用同栝楼薤白白酒汤。临证痰浊壅塞甚者，重用半夏、栝楼、薤白，可再加石菖蒲、远志等；痰阻气滞者，加橘皮、厚朴、枳实、檀香等。临证用药加减及临床应用参栝楼薤白白酒汤。

【医案举例】

张伯臾医案：陈某，男，61岁。一诊：1974年2月7日。胸骨后刀割样疼痛频发4日，心电图提示急性前壁心肌梗死，收入病房。刻下胸痛引臂彻背，胸闷气促，得饮则作恶心欲呕，大便三日未解，苔白腻，脉小滑。阴乘阳位，清阳失旷，气滞血瘀，不通则痛。《金匮要略》曰："胸痹不得卧，心痛彻背者，栝楼薤白半夏汤主之。"治从其意。栝楼实9g，薤白头6g，桃仁9g，红花6g，丹参15g，广郁金9g，制香附9g，制半夏9g，云茯苓12g，橘红6g，全当归9g，生山楂12g。6剂。

二诊：1974年2月13日。胸痛5日未发，胸闷亦瘥，面部仍有灰滞之色，大便4日未通，苔薄腻微黄中剥，脉小滑。痰瘀渐化，心阳亦见宣豁之机，还宜通中寓补，以其本虚标实故也。前方去香附、郁金、山楂，加炒酸枣仁9g、生大黄3g（后入，后改用制大黄）。9剂。

三诊：胸闷胸痛已罢，便艰，苔腻已化，舌红，脉弦小。心电图提示：急性前壁心肌梗死恢复期，病后心阴耗伤，拟补中寓通，以图根本。太子参15g，麦冬9g，五味子3g，炒酸枣仁9g，淮小麦30g，炙甘草6g，丹参15g，当归9g，桃仁6g，红花6g，大麻仁12g（打）。10剂。

按：本例痰滞交阻，气滞血瘀，先用栝楼薤白半夏汤加味，通阳散结，豁痰化瘀，服15剂症状消失。后以生脉散益气养阴调治，共住院25日，未用西药。[严世芸.张伯臾医案.上海：上海科学技术出版社，2003：45.]

枳实薤白桂枝汤

【原文】

胸痹心中痞[1]，留气结在胸，胸满，胁下逆抢心[2]，枳实薤白桂枝汤主之；人参

汤[3]亦主之。（九：5）

枳实薤白桂枝汤方

枳实四枚　厚朴四两　薤白半斤　桂枝一两　栝楼一枚（捣）

上五味，以水五升，先煮枳实、厚朴，取二升，去滓，内诸药，煮数沸，分温三服。

注释：

[1] 心中痞：指心下胃脘痞塞不通。

[2] 胁下逆抢心：指胁下气逆上冲心胸。逆，上逆；抢，作碰、撞解。

[3] 人参汤：见经方补益剂。

【功效配伍】

枳实薤白桂枝汤通阳散结，泻满平冲。本方即栝楼薤白白酒汤去白酒加枳实、厚朴、桂枝组成。方中枳实消痞除满；厚朴宽胸利气；栝楼开胸中痰结；薤白通阳宣痹；去白酒而加桂枝，因酒性独升无降，用之反可助长胁下逆气上冲，用桂枝既可通阳化饮以治本，又可平冲降逆以治标，另外，桂枝又能温心阳，通血脉，是治胸痹之要药。《本经疏证》曰："桂枝其用之道有六：曰和营，曰通阳，曰利水，曰下气，曰行瘀，曰补中。其功最大，施之最广。"诸药合用，使痞结之气开通，气机条达，痰浊得以消降，从而使胸胃之阳恢复正常。

上五味药，先煮枳实、厚朴，去滓，再入薤白、桂枝、栝楼，煮数沸，去滓，温服，一日三次。

【方证论治辨析】

枳实薤白桂枝汤治胸痹，痰阻气滞证。症见心中痞，留气结在胸，胸满，胁下逆抢心。

本证为阳虚邪闭，痰阻气滞之胸痹。留气结在胸，胸满，为痰浊阻塞，气滞不通；心下胃脘痞塞，胁下逆气抢心，是胸中痰阻气滞，病势已由胸中向下扩展至胃脘两胁，致肝失疏泄，胃失和降，肝胃之气又反而向上冲逆。本证当有胸背疼痛，喘息咳唾，短气，大便不畅，舌苔厚腻，脉弦紧或弦滑，且胸脘痞满呈持续状。此证气滞与气逆为病之标，痰饮水湿结聚乃病之本。治用枳实薤白桂枝汤通阳散结，泻满平冲。

【用方思路】

栝楼薤白白酒汤、栝楼薤白半夏汤、枳实薤白桂枝汤三方是治疗胸痹"阳微阴弦"，本虚标实的主要方药，反映了通阳、温阳、祛痰、消痰的治法。枳实薤白桂枝汤治胸痹兼心下痞塞，并见逆气上冲，病及心肺肝胃。临证若胸中痰浊壅盛者，重用栝楼、薤白；胸满甚者，重用厚朴；心下痞满甚者，重用枳实；气逆甚者，重用桂枝；血脉瘀阻甚者，加赤芍、川芎、降香、牡丹皮、红花等。

枳实薤白桂枝汤临床用于治疗冠心病、急性心肌梗死、慢性气管炎、支气管哮喘、胃炎、胃及十二指肠溃疡、胰腺炎、乳腺增生等疾病。

【医案举例】

（1）赵守真医案：刘大昌，年四旬许，某店店员也。每日持筹握算，暑无寸闲。如俯伏时久，则胸极感不舒，寝至微咳吐痰，尚无若何异象。近以年关猬务丛集，收欠付欠，尤多焦劳，初觉胸膈满胀，嗳气时作，继则喘咳痰唾，夜不安眠，甚而胸背牵引作痛，服调气化痰药不效，乃走治于余。诊脉弦滑，舌苔白腻，不渴，喘咳，胸背彻痛不休，并无恶寒肢厥现象。此固《金匮要略》之胸痹证。非调气化痰之所能治也。盖胸痹一证，因缘阳气不振，阴寒乘之，浊痰上泛，弥漫胸膈，气机阻滞，上下失调，故前后攻冲，胸背剧痛。如属阴寒剧盛，胸痛彻背，背痛彻心者，则宜辛温大热之乌头赤石脂丸以逐寒邪；如内寒不甚而兼虚者，则当相其轻重分用人参汤或大建中汤以为温补。本证则阳未虚甚而寒亦不盛，既不合前者椒附之大温，亦不宜后者姜参之温补，仅应温阳祛痰，舒展中气，运用栝楼薤白半夏枳实桂枝汤调理，可谓方证切合，自当效如桴鼓，三剂可愈。数日病者来告，服药效验如神，果如所期。［赵守真.治验回忆录.北京:人民卫生出版社,2008:29.］

（2）张建荣医案：何某，男，70岁，2009年5月5日初诊。胸闷、心悸1个多月，偶见胸骨后及左上胸至腋窝刺痛，左手指麻木，头不晕，二便通畅。舌淡质暗，苔略滑腻，舌下络脉粗壮，脉沉弦有力。高血压病史30余年。近日24小时心电图提示：心律失常，有早搏。经查：心率72次/分，偶可闻及早搏；血压：200/100mmHg。中医诊断为胸痹，证属痰瘀阻滞。治宜化痰降浊，活血通脉。处方枳实薤白桂枝汤加减：全栝楼15g，薤白12g，厚朴12g，丹参15g，赤芍15g，川芎10g，降香10g，牡丹皮10g，石菖蒲15g，钩藤20g（后下），泽泻15g，车前子10g（包煎）。6剂，水煎服。

2009 年 5 月 11 日二诊：服上方后睡眠多，血压：142/80mmHg，舌淡苔薄，脉沉弦。续服上方去车前子，加延胡索 12g，6 剂。

2009 年 5 月 18 日三诊：胸痛及早搏基本消除，再守方进 12 剂，胸闷、心悸等症告愈。[张建荣.金匮证治精要.2 版.北京：人民卫生出版社，2010：175.]

（3）张建荣医案：李某，男，63 岁，2011 年 11 月 26 日初诊。胸闷疼痛间断发生多年，有冠心病史。最近左胸及胸骨柄后闷痛加重，有时疼痛波及右胸，劳累气短，进食后胃脘偶有痞满，不吐酸，二便正常。血压不稳定，有时偏高。舌淡胖质暗、苔薄略腻，脉弦。自诉心脏彩超提示"心脏瓣膜关闭不全"。检查：心脏未闻及早搏，杂音不明显，血压：150/90mmHg。中医诊断为胸痹，证属痰阻气滞，治宜化痰开结，佐以活血止痛。处方枳实薤白桂枝汤加味：全栝楼 10g，薤白 10g，半夏 10g，厚朴 15g，枳实 10g，桂枝 10g，白术 10g，炒白芍 15g，丹参 15g，川芎 10g，延胡索 10g，钩藤 15g（后下），生黄芪 15g，焦山楂 10g。7 剂，水煎服。

2011 年 12 月 5 日复诊：服上方胸闷疼痛减轻。现症：口干饮水多，舌脉同前。血压：140/90mmHg。续用上方去白术，加降香 12g，去白芍，加赤芍 15g，7 剂。

2011 年 12 月 12 日三诊：服上方胸闷疼痛好转，但仍劳累气短。续用前方 7 剂，以巩固疗效。2013 年 12 月 29 日来门诊看胃病，言及胸闷疼痛至今未犯。[张建荣.经方观止.北京：中国中医药出版社，2016：557.]

第二节　化饮剂

茯苓杏仁甘草汤

【原文】

胸痹，胸中气塞，短气，茯苓杏仁甘草汤主之；橘枳姜汤[1]亦主之。（九：6）

茯苓杏仁甘草汤方

茯苓三两　杏仁五十个　甘草一两

上三味，以水一斗，煮取五升，温服一升，日三服。不差，更服。

注释:

[1] 橘枳姜汤：见下。

【功效配伍】

茯苓杏仁甘草汤宣肺化饮。方中茯苓健脾化饮；杏仁宣肺利气；甘草健脾和中。三药合用，可使饮去气顺。

上三味药，水煮去滓，温服，一日三次。若无效，再服药。

【方证论治辨析】

茯苓杏仁甘草汤治胸痹，饮阻气滞证。症见胸中气塞，短气。

本证为胸痹轻证。胸痹饮阻与气滞可互为因果，饮邪阻塞气机，可致气滞，气滞亦能使水饮运行不利而停饮。但两者在因果关系上有先后主次之别，故其证有偏于气滞，或偏于饮邪之异。本证胸中气塞，短气，偏于饮邪，故可伴咳逆，吐涎沫，小便不利。治用茯苓杏仁甘草汤宣肺化饮。

【用方思路】

茯苓杏仁甘草汤治胸痹轻证，或为胸痹初期阶段。因其证尚无胸背痛，或心痛彻背；方亦无栝楼、薤白开痰结之品，故谓之轻证。临证轻证用轻药，重证用重药，方证对应，则可取效。

茯苓杏仁甘草汤临床用于治疗冠心病、风湿性心脏病、慢性气管炎、肺心病等疾病。

【医案举例】

陈津生医案：富某，女，56岁，干部，1985年4月5日就诊。症见：心动悸，脉结代。心电图示"频发室性早搏"。经中西药（中药如炙甘草汤；西药如氯化钾、乙氨碘呋酮等）治疗无效。伴胸闷窒塞，短气，脘闷，纳呆，恶心欲吐，一日中之大半倚卧床榻，动之稍剧，即短气动悸不已。观其体丰，面白，舌略胖苔薄白润。拟茯苓杏仁甘草汤加味：茯苓30g，杏仁10g，炙甘草10g，枳壳10g。水煎，日1剂。服1剂，短气窒塞大减，3剂毕，早搏消失，脉缓匀齐，纳增，追访至今未再发。[陈津生.运用经方治疗心律失常.北京中医,1988(3):19.]

橘枳姜汤

【原文】

胸痹，胸中气塞，短气，茯苓杏仁甘草汤[1]主之；橘枳姜汤亦主之。（九：6）

橘枳姜汤方

橘皮一斤　枳实三两　生姜半斤

上三味，以水五升，煮取二升，分温再服。《肘后》《千金》云："治胸痹，胸中愊愊如满，噎塞习习如痒，喉中涩燥，唾燥沫。"

注释：

[1] 茯苓杏仁甘草汤：见上。

【功效配伍】

橘枳姜汤行气化饮，和胃降逆。方中重用橘皮宣通气机，理气和胃；枳实消痰下气；生姜温阳散饮，和胃降逆。三药合用，能使气行饮消。

上三味药，水煮去滓，温服，一日二次。

【方证论治辨析】

橘枳姜汤治胸痹，气滞饮阻证。症见胸中气塞，短气。

本证为胸痹轻证，偏于气滞。胸中气塞，短气，是因气滞而停饮，胃失和降所致，故可伴见心下痞满，呕吐气逆。治用橘枳姜汤行气化饮，和胃降逆。

【用方思路】

临证橘枳姜汤可与茯苓杏仁甘草汤合用，治疗气滞与饮阻并存者。

橘枳姜汤临床用于治疗冠心病、慢性气管炎、肺气肿、急慢性胃炎等疾病。

【医案举例】

姚国鑫医案：何某，男，34岁，门诊号6372。主诉：咳嗽已5年。经中西医久治未愈。西医拟诊为支气管炎，屡用棕色合利、青霉素等药；中医诊为"久嗽"，用半夏露、麦金杏仁糖浆等，皆不效。细询咳虽久而并不剧，痰亦不多；其主要症状为入夜胸中似有气上冲至咽喉，呼呼作声，短气，胃脘胸胁及背部均隐隐作痛，畏寒，纳减，脉迟而细，苔薄白。颇似《金匮要略》"胸痹，胸中气塞，短气"证，乃以橘枳姜汤加味治之：橘皮12g，麸枳实9g，生姜15g，姜半夏12g，茯苓12g。

二诊：服药3剂后，诸症消退，胁背部痛亦止；惟胃脘尚有隐痛，再拟原方加减：橘皮12g，麸枳实9g，生姜12g，桂枝6g，陈薤白9g，全栝楼12g。

三诊：5年宿疾，基本痊愈，病亦缓解，再拟上方去薤白、栝楼、桂枝，加半夏、茯苓、甘草以善其后。［姚国鑫.橘枳生姜汤治疗胸痹的体会.中医杂志,1964(6):22.］

苓桂术甘汤

【原文】

心下有痰饮，胸胁支满，目眩，苓桂术甘汤[1]主之。（十二：16）

苓桂术甘汤方

茯苓四两　桂枝三两　白术三两　甘草二两

上四味，以水六升，煮取三升，分温三服，小便则利。

注释：

[1] 苓桂术甘汤：《伤寒论》称茯苓桂枝白术甘草汤，方中为桂枝（去皮）、甘草（炙），方后语无"小便则利"。

【功效配伍】

苓桂术甘汤温阳健脾，利饮平冲。方中茯苓甘淡性平，健脾气利水饮，引逆气下行；桂枝辛甘温，通阳化气，降逆平冲；白术甘苦温，健脾利水，燥湿化饮；炙甘草益气健脾。本方甘能补脾，淡能利饮，苦能燥湿，辛温能通阳，方性平和，共奏温阳健脾，利饮平冲之功。

上四味药，水煮去滓，分三次温服。

【方证论治辨析】

苓桂术甘汤治痰饮，脾虚停饮证。症见心下有痰饮，胸胁支撑胀满，目眩。

痰饮停留心下胃脘，波及胸胁，气机升降受阻，胃失和降，饮邪上逆，则见胸胁支撑胀满；脾虚饮阻，清阳不升，浊阴不降，则头目眩晕。治宜温阳健脾化饮，方用苓桂术甘汤。

【原文】

夫短气有微饮，当从小便去之，苓桂术甘汤主之；肾气丸[1]亦主之。（十二：17）

注释：

[1] 肾气丸：见经方补益剂。

苓桂术甘汤治微饮，脾虚停饮证。症见短气有微饮。

微饮，即饮邪轻微者，或指水饮潜伏而平时症状不显现。短气有微饮，短气是微饮之症，微饮是短气之因，饮虽轻微，但影响脾胃气机升降，呼吸之气出入不利，故短气。治当从小便祛除水饮，方用苓桂术甘汤温脾阳，利水饮；若肾气虚者，方用肾气丸温肾阳，利水饮。

【用方思路】

苓桂术甘汤是"病痰饮者，当以温药和之"的代表方，也是温阳化饮的代表方。本方药物看似平淡无奇，但功效不凡，此集温化、发散、健脾、利饮于一方，不用刚燥，不用柔补，和解之意尽显其中。苓桂术甘汤温阳健脾化饮，《外台》茯苓饮益气健脾消痰水。此二方皆为治饮良方，前者体现了温化法，后者体现了补消兼施法。临证治痰饮，若上焦胸中痰浊壅塞者，此二方可分别与栝楼薤白半夏汤合方化裁；中焦阳虚饮盛者，此二方可分别与人参汤，或后世《太平惠民和剂局方》二陈汤（半夏、橘红、白茯苓、炙甘草、生姜、乌梅）合方化裁。

苓桂术甘汤临床用于治疗慢性支气管炎、肺心病、高脂血症、冠心病、心包积液、慢性心功能不全、内耳性眩晕、慢性胃肠炎、急性羊水过多症等疾病。

【医案举例】

（1）谢映庐医案：王毅垣先生，平日操劳（劳倦思虑，俱伤脾气），素有痰饮，稍饮食未节，或风寒偶感，必气喘痰鸣。十余年来，临病投药，无非括痰降气之品。迩来年益就衰，病亦渐进。值今秋尽，天气暴寒，饮邪大发，喘息不休，日进陈、半、香、砂之属，渐至气往上奔，咽中窒塞，喉如曳锯，密室中重裘拥炉，尚觉凛凛，痰如浮沫，二便艰涩。余见其面赤，足胫冷，阳被阴逼外出。两人靠起扶坐，气逼咽嗌，不能发声，脉得左手沉涩，右手缓大。因思喘急沉涩，已属败症，且四肢虽未厥逆，而足胫已冷，实未易治。继思胸中乃大空阳位，今被饮邪阴类僭踞，阴乘于阳，有地气加天之象，急以仲景苓桂术甘汤加附子一两，连进二剂，病全不减。再诊，左涩之脉，已转滑象，而右大之形，仍然如昨。乃知中土大虚，不能制水，饮即水也。嘉言喻氏曰：地气蒸土为湿，然后上升为云，若中州土燥而不湿，地气于中隔绝矣，天气不常清乎。遂将原方加重白术，减附子，大剂再进，而阴浊始消，胸次稍展，溺长口渴。毅翁恐药过燥。余曰，非也，此症仲景所谓短气有微饮者，当从小便去之。况渴者，饮邪去也，何惧其燥耶？仍将前药迭进，乃得阳光复照，阴浊下行。其善后之计，仍仿嘉言崇土填臼之法。缘饮水窈踞，必有窠囊故耳。［谢映庐.谢映庐医案·痰饮门.上海：上海科学技术出版社，2010：117.］

（2）张建荣医案：严某，女，31 岁，干部。1990 年 6 月 1 日初诊。头昏眩 3 年，近两天昏眩加重，阵发，发作时视物旋转，起立后头昏眩更甚，伴恶心，乏力。劳累后下肢有轻度浮肿。检查：精神一般，舌淡苔薄滑，脉沉细略数，下肢无凹陷性水肿。血压 110/70mmHg。证属脾虚饮邪上犯之眩晕，治宜健脾利饮。处方苓桂术甘汤加味：茯苓 20g，桂枝 10g，白术 15g，泽泻 12g，半夏 10g，党参 12g，车前子 10g，甘草 6g，生姜 3 片。3 剂，水煎服。

二诊：服上药眩晕未发，舌淡苔薄而水滑象减，脉沉细而数象去。惟下肢浮肿偶发。原方有效，将党参量增至 15g，以加强健脾利饮功效。3 剂，水煎服，以善其后。［张建荣.金匮证治精要.2 版.北京：人民卫生出版社，2010：231.］

附方：《外台》茯苓饮[1]

治心胸中有停痰宿水，自吐出水后，心胸间虚，气满，不能食，消痰气，令能食。（十二：附方）

茯苓　人参　白术各三两　枳实二两　橘皮二两半　生姜四两

上六味，水六升，煮取一升八合，分温三服，如人行八九里进之。

注释：

［1］茯苓饮：《外台秘要·卷八·痰饮食不消及呕逆不食门》载"延年茯苓饮"，方后细注云"仲景《伤寒论》同"，故知此为仲景方。

【功效配伍】

《外台》茯苓饮益气健脾，理气消痰。方中人参、茯苓、白术益气健脾化饮；橘皮、枳实、生姜理气消痰降逆。诸药合用，补消兼施，可消除痰气，增强脾之运化功能，使饮食正常。

上六味药，用水煎煮，温服，一日三次，每次服药间隔，如人行走八九里路时间服一次。

【方证论治辨析】

《外台》茯苓饮治痰水脾虚证。症见胸胃有停痰宿水，自吐出痰水后，心胸间虚，气满，不能食。

胸膈胃脘有停痰宿水，肺气不利，则气滞胸满；胃失和降，则呕吐痰水，日久心胃胸间气虚，运化失常，导致不能食。方用茯苓饮消痰气，令能食。

泽泻汤

【原文】

心下有支饮[1]，其人苦冒眩，泽泻汤主之。（十二：25）

泽泻汤方

泽泻五两　白术二两

上二味，以水二升，煮取一升，分温再服。

注释：

[1] 支饮：应属狭义痰饮范畴。

【功效配伍】

泽泻汤补脾制饮。方中泽泻甘淡寒，取其淡渗利水除饮；白术甘苦温，燥湿利饮，并能健脾制饮邪上犯。此二味标本兼顾，可使脾气健旺，饮消逆降。

上二味药，水煮去滓，分二次温服。

【方证论治辨析】

泽泻汤治痰饮，脾虚饮逆证。症见心下有支饮，其人苦冒眩。

本证为饮停心下，脾胃升降功能失调。水饮停留于胃，故谓之心下有支饮；饮邪不得下行，反而上逆，则其人苦冒眩，亦为脾虚不能制约浊阴上犯，又不能升发清阳以滋润清窍。苦冒眩为一时性神志障碍，视物旋转，眼前发黑。尤在泾《金匮要略心典》曰：“冒者，昏冒而神不清，如有物冒蔽之也；眩者，目眩转而乍见玄黑也。”治用泽泻汤补脾利水，以制止饮邪上逆。

【用方思路】

泽泻汤补脾制饮，补消兼施，方虽简略，立法鲜明。临证若脾虚者，加党参、黄芪等；中焦阳虚者，加桂枝、干姜等；水饮甚者，加茯苓、猪苓等；心下痞满者，加枳实、半夏等。

泽泻汤临床用于治疗高脂血症、脂肪肝、高血压、内耳性眩晕、中耳积液、化脓性中耳炎、小儿腹泻等疾病。

【医案举例】

（1）刘渡舟医案：朱某，男，50岁，湖北潜江县人。头目冒眩，终日昏昏沉沉，如在云雾之中，且两眼懒睁，两手发颤，不能握笔写字。切其脉弦软，视其舌肥大异常，苔呈白滑，而根部略腻，颇以为苦。辨为“心下有支饮，其人苦冒眩”之证，疏《金匮要略》泽泻汤：泽泻24g，白术12g。

服第一煎后，因未见任何反应，患者对家属说：此方药仅两味，吾早已虑其无效，今果然矣。孰料第二煎后，覆杯未久，顿觉周身与前胸后背絷絷汗出，以手拭汗而黏，自觉头清目爽，身轻快之至。又服3剂，继续出微汗少许，久困之疾从此而愈。[陈明，刘燕华，李芳．刘渡舟临证验案精选．北京：学苑出版社，1996：84.]

（2）张家礼医案：1985年10月，余治广安县某女教师，年近50岁。自诉患高血压病已10余年，舒张压100mmHg，曾服用不少天麻、龙胆草、夏枯草、菊花之类的清热平肝药，效亦不佳，乃求诊治。症见头晕闷重且目眩，舌苔水滑，舌体大而胖嫩，切脉弦而缓。乃忆及《金匮要略》所云：“心下有支饮，其人苦冒眩，泽泻汤主之。”重用泽泻60g、白术30g利水健脾，合二陈汤温化痰饮。药后2剂，复诊时患者欣然谓曰：“服药多年，从未感到如此头目清爽。”余用泽泻汤加石菖蒲、甲珠等开窍药，治水饮性老年耳鸣甚效。[吕志杰.仲景方药古今应用.2版.北京:中国医药科技出版社,2016:760.]

茯苓泽泻汤

【原文】

胃反[1]，吐而渴欲饮水者，茯苓泽泻汤主之。（十七：18）

茯苓泽泻汤方：《外台》云：治消渴脉绝，胃反吐食之，有小麦一升。

茯苓半斤　泽泻四两　甘草二两　桂枝二两　白术三两　生姜四两

上六味，以水一斗，煮取三升，内泽泻，再煮取二升半，温服八合，日三服。

注释：

[1] 胃反：指反复呕吐水饮。

【功效配伍】

茯苓泽泻汤通阳化饮，和胃止呕。方中茯苓、白术、泽泻健脾利饮；桂枝通阳化饮；生姜、甘草和胃降逆止呕。诸药合用，能使脾胃阳复，气化饮消，呕与渴并解。

上六味药，水煮去滓，温服，一日三次。

【方证论治辨析】

茯苓泽泻汤治呕吐，水饮胃反证。症见胃反，吐而渴欲饮水。

胃反即反复呕吐，为饮邪停留，阳气亏虚，气化受阻。因胃有停饮，失其和降，则呕吐；饮邪耗伤中阳，气化障碍，脾既不能运化水饮下行，又不能输布津液上行，故口渴欲饮，但饮入之水不能气化运行，又复积为饮，更助长饮邪，再次出现呕吐。水饮胃反之症是愈吐愈渴，愈饮愈吐，所吐之物多为痰涎清水。此证是又出又入，又解又积，故致反复呕吐。究其根源，是水饮停留，脾胃阳虚，气化不利。治用茯苓泽泻汤通阳化饮，和胃止呕。

【用方思路】

茯苓泽泻汤与五苓散组方，共有茯苓、白术、泽泻、桂枝，均有温阳利水作用。而茯苓泽泻汤配有生姜、甘草，故偏重温通脾胃阳气以利饮；五苓散配有猪苓，偏重通膀胱阳气以利水。茯苓泽泻汤临证应用，若脾胃阳虚甚者，可加少量干姜、附子；呕吐甚者加橘皮、半夏。

茯苓泽泻汤临床用于治疗急性胃炎、胃窦炎、胃肠炎、胃神经官能症、幽门水肿、慢性肾炎、梅尼埃病、原发性低血压等疾病。

【医案举例】

王占玺医案：崔某，女性，37 岁，干部。眩晕呕吐 3 天，于 1981 年 12 月 3 日第一次来诊。患者平素有胸闷发憋，心慌气短，失眠少寐之症，曾做心电图和超声心动图均未发现心脏器质性疾病，X 线胸透拍片未发现异常。确诊为：自主神经功能紊乱、胃神经官能症。每遇情志稍有抑郁则病情加重。3 天前因生气饮冷而突然发病，呕吐频频，每次吐出清水约半痰盂。头晕目眩，摇摇欲倒，并见口干欲饮。舌苔白腻而厚，脉见弦滑。此乃水饮夹肝气上犯，法当健脾渗湿，温阳利水，行气降逆以止呕。投以茯苓泽泻汤加味：茯苓 15g，泽泻 15g，甘草 6g，桂枝 6g，白术 9g，生姜 9g，半夏 9g，厚朴 10g，合欢皮 15g，菖蒲 6g，郁金 9g。服上药 3 剂，呕吐，眩晕，口干欲饮等症消失，后以刺五加片、安神补心丸、加味逍遥丸调理肝脾、养心安神善其后。［王占玺.张仲景药法研究.北京:科学技术文献出版社,1984:588.］

猪苓散

【原文】

呕吐而病在膈上，后思水者，解，急与之，思水者，猪苓散主之。（十七：13）

猪苓散方

猪苓　茯苓　白术各等分

上三味，杵为散，饮服方寸匕，日三服。

【功效配伍】

猪苓散健脾利饮。方中猪苓、茯苓甘淡性平，淡渗利水饮；白术甘苦温，健脾补气，运化水饮。三味药合用，甘淡渗利，健脾助运。

上三味药，研细末，饮服方寸匕，一日三次。

【方证论治辨析】

猪苓散治呕吐，吐后思水证。症见病在膈上，呕吐后，口渴思水。

病在膈上，指饮停于胃，上逆于膈。呕吐后，口渴思水，为病情欲解，饮去阳复之兆。胃中停饮，上逆胸膈而呕吐，为阳气渐旺，胃气恢复，祛饮上行；口渴思水，为呕吐后阳气欲复，病情趋于好转，但非饮邪已尽去、阳气已全复。假若此时饮水过量，则因胃阳虚弱，不能运化，势必使未尽之饮与新入之水饮相并，致呕吐复作。猪苓散是处理呕吐后的善后调理方，即乘其病情好转之机，及时给予本方健脾利饮，以促使饮邪尽去，阳气全复，疾病痊愈。

【用方思路】

猪苓散方性平和，不燥不腻，健脾利饮。临证可用于水饮停留脾胃的轻浅之证。

【医案举例】

赵志壮医案：刘某，男，26 岁。忽然患腹痛如刀割，腹胀如鼓，大便不通，大渴，床头用釜盛茶水，每饮一大杓，饮下不久即呕出，呕后再饮，寝室满地是水，据西医诊断是"肠套叠"，须用大手术。病延至 3 日，医皆束手，危在旦夕。余诊脉沉紧而滑。首用白术、茯苓、猪苓各 15g。水煎服 1 剂，呕渴皆除，大便即通，继用附子粳米汤，腹痛、腹胀等症亦渐痊愈。［湖南省中医药研究所.湖南中医医案选辑·第一集.长沙:湖南人民出版社,1960;150.］

小半夏汤

【原文】

呕家本渴，渴者为欲解，今反不渴，心下有支饮故也，小半夏汤主之。《千金》云小半夏加茯苓汤。（十二：28）

小半夏汤方

半夏一升　生姜半斤

上二味，以水七升，煮取一升半，分温再服。

【功效配伍】

小半夏汤和胃止呕，散饮降逆。方中半夏辛温，燥湿化痰，和胃降逆；生姜辛温，温中散寒，化饮止呕。二味相合，温胃阳，降饮逆，止呕吐。

上二味药，水煮，去滓，分二次温服。

【方证论治辨析】

小半夏汤治痰饮，胃虚停饮证。症见呕家本渴，渴者为欲解，今反不渴。

本证为饮邪停胃，胃失和降而呕。呕吐多伤津液，津伤则作渴；若呕吐后，饮去阳复者，亦当作渴，是病情将趋于好转之象；若呕吐后，口反不渴，为胃中饮邪未解，阳气未复，治用小半夏汤和胃止呕，散饮降逆。

【原文】

黄疸病，小便色不变，欲自利，腹满而喘，不可除热，热除必哕。哕者，小半夏汤主之。（十五：20）

小半夏汤治黄疸误治之变证。症见小便色不变，欲自利，腹满而喘，哕逆。

黄疸若脾胃虚寒，则小便色不变，欲自利；脾土虚弱，不生肺金，则腹满而喘。治宜温运脾阳，散寒除湿，可用人参汤加茵陈，或四逆汤加茵陈。对寒湿证切忌不可除热，若误诊为湿热或实热，而用清热法，或清下法，必更伤脾胃之阳，使胃气上逆，则哕逆，此时可用小半夏汤和胃降逆止哕。

【原文】

诸呕吐，谷不得下者，小半夏汤主之。（十七：12）

小半夏汤治诸呕吐，胃寒停饮证。症见呕吐，食物不得下行。

呕吐种类较多，只要属胃寒停饮者，皆可用小半夏汤和胃降逆止呕。因胃寒停饮，胃失和降，寒饮随胃气上逆，故呕吐；胃以降为顺，胃气逆而不降，故饮食物不得下行，皆随呕吐而出。本证既有水饮停留，又有饮食物不得下达，故可伴口不渴、心下痞满等症。

【用方思路】

小半夏汤是治呕祖方，尤宜于寒饮呕吐，半夏与生姜亦是治呕吐的常用对药。临证治疗各种呕吐，在辨证施治前提下，皆可随机套入小半夏汤。

小半夏加茯苓汤

【原文】

卒[1]呕吐，心下痞，膈间有水，眩悸者，小半夏加茯苓汤主之。（十二：30）

小半夏加茯苓汤方

半夏一升　生姜半斤　茯苓三两（一法四两）

上三味，以水七升，煮取一升五合，分温再服。

注释：

[1] 卒：通猝，即突然；卒，亦作新病。

【功效配伍】

小半夏加茯苓汤利水蠲饮，降逆止呕。本方即小半夏汤加茯苓组成。方中半夏和胃降逆；生姜辛散饮邪；茯苓淡渗利水降逆，引领水饮下行，从小便而解。诸药合用，降逆利饮功能见长。

上三味，水煮去滓，分二次温服。

【方证论治辨析】

小半夏加茯苓汤治卒呕吐，胃寒饮逆证。症见卒呕吐，心下痞，膈间有水，头眩，心悸。

本证卒呕吐，心下痞满，为饮停于胃，上逆于膈间，胃膈之气俱逆；头眩，为浊阴上蒙清窍；心悸，为水饮上凌于心。治用小半夏加茯苓汤利水蠲饮，降逆止呕。

【原文】

先渴后呕，为水停心下，此属饮家[1]，小半夏加茯苓汤主之。（十二：41）

注释：

[1] 饮家：指水饮久停。家，即久病。

小半夏加茯苓汤治饮家呕吐。饮家先渴后呕，是久有水饮停留心下，脾胃运化失常，津液不能上承，故口渴；渴而饮水过多，脾不及运化，水饮更盛，胃失和降，饮邪上逆，故继见呕吐。治用小半夏加茯苓汤蠲利水饮。

【用方思路】

小半夏加茯苓汤治呕之力强于小半夏汤，加茯苓即增强降饮、利饮、引饮下行的作用。

【医案举例】

王子德医案：格桑某，女，30岁，牧民。患者饮食生冷诱发胃脘痛。1973年9月12日来诊。症见：胃脘痛，打呃，吐清水痰涎，畏寒，痛时喜温熨按，腹胀，食欲减退，吞酸嗳气，口不渴喜热饮，舌苔白，脉微沉紧。此为过食生冷，寒积于中，阳气不振，寒邪犯胃所致。治宜温胃散寒，祛痰止痛，引水下行。处方小半夏加茯苓汤：半夏40g（先煎半小时），茯苓30g，生姜30g。二诊：服药4剂后，诸症全部消失而愈。为巩固疗效，继服2剂，病情稳定，追访5年未复发。[王子德.小半夏加茯苓汤临床运用探讨.四川中医,1983(2):25.]

大半夏汤

【原文】

胃反[1]呕吐者，大半夏汤主之。《千金》云：治胃反不受食，食入即吐。《外台》云：治呕，心下痞硬者。（十七：16）

大半夏汤方

半夏二升（洗完用）　人参三两　白蜜一升

上三味，以水一斗二升，和蜜扬之二百四十遍，煮取二升半，温服一升，余分再服。

注释：

[1] 胃反：指朝食暮吐，暮食朝吐，宿谷不化。

【功效配伍】

大半夏汤和胃降逆，补虚润燥。方中重用半夏和胃降逆；人参扶正补虚；白蜜润燥生津。三味药配伍共奏和胃降逆，补虚润燥。方中半夏二升之用量，居所有用半夏方者之首，故名大半夏汤。

上三味药，先用水和蜜搅匀，再煎煮去滓，温服，一日二次。

【方证论治辨析】

大半夏汤治呕吐，虚寒胃反证。症见朝食暮吐，暮食朝吐，宿谷不化，心下硬满，所吐之物多呈未消化水谷。

胃反证为脾胃虚寒不能腐熟运化水谷。治用大半夏汤和胃降逆，补虚润燥。胃反证发生原因见下文所论。

【原文】

问曰：病人脉数，数为热，当消谷引食，而反吐者，何也？师曰：以发其汗，令阳微，膈气虚，脉乃数，数为客热[1]，不能消谷，胃中虚冷故也。

脉弦者，虚也，胃气无余，朝食暮吐，变为胃反。寒在于上，医反下之，今脉反弦，故名曰虚。（十七：3）

注释：

[1] 客热：即假热，是相对于真热而言。

胃反证因误用汗法致胃阳虚损。脉数，一般主热证，若为胃热，当消谷引食，脉数而有力。此证脉数却反见呕吐，不能消谷，乃胃中虚冷，此脉数必空乏无力，即所谓"客热"所致。由于医者误认客热为真热，而发其汗，损伤胃阳与膈气，以致胃膈虚冷，迫使虚阳外越，则不能消谷，脉数而乏力。

胃反证因误用下法致胃阳虚损。病本为胸膈阳虚内寒，迫使虚阳外越而脉数，医者误以为里实证而予苦寒攻下，复损胃阳，土虚木乘，故脉弦而无力，胃气无余，不能腐熟水谷，则朝食暮吐，暮食朝吐，形成宿谷不化之胃反。治宜大半夏汤。

【原文】

寸口脉微而数，微则无气，无气则营虚，营虚则血不足，血不足则胸中冷。（十七：4）

胸胃俱冷致胃反。因胃中虚冷，不能消谷，气血化源匮乏，则宗气生成不足，造成胸胃俱冷而胃反，治宜大半夏汤。寸口脉包含两手寸关尺三部，脉微而数，即脉数而无力，此脉除主"胃中虚冷"外，亦主胸中寒冷，宗气不足，卫气营血虚少。

【原文】

趺阳脉浮而涩，浮则为虚，涩则伤脾，脾伤则不磨，朝食暮吐，暮食朝吐，宿谷不

化，名曰胃反。脉紧而涩，其病难治。（十七：5）

脾胃阴阳俱虚致胃反。趺阳脉候中焦脾胃之气，脾以升为健，胃以降为顺。浮脉为阳候胃，涩脉为阴候脾。趺阳脉浮而涩，浮为胃阳虚浮，胃气不降；涩为脾阴虚损，脾失健运。胃阳不足，脾阴亏虚，不能消磨腐熟水谷，则见朝食暮吐，暮食朝吐，宿谷不化的胃反证。治宜大半夏汤。

胃反证，脉紧而涩者难治，因脉紧为阳虚寒甚，病易寒化；脉涩为津液亏损，病易燥化。此脉既紧且涩，必内生寒燥。寒燥治疗，若温阳则伤阴，滋阴则损阳，故难治。

【用方思路】

大半夏汤治疗胃反呕吐，多用于呕吐久病，脾胃气阴俱虚者。临证呕吐甚者，加橘皮、生姜；胃气虚弱者，加白术、山药、炙甘草；食滞者，加炒麦芽、焦神曲、焦山楂；胃脘胀满者，加木香、枳壳。

大半夏汤临床用于治疗神经性呕吐、急性胃炎、胃扭转、胃及十二指肠溃疡、贲门失弛缓症、幽门痉挛、妊娠恶阻等疾病。

【医案举例】

施啟蓉医案：蔡某，女，52岁。患噎膈病已6个月，咽下困难，吞至食管，则痰涎上涌，吐出食物，大便五六日1次，硬如羊粪，粒米不下已经3个月，汤水饮入，即吐过半，经中西医治疗无效。右脉浮，左脉弦滑，3天来寒热往来，先拟小柴胡汤加桂予之，一剂寒热退，脉转细滑，痰在上脘，再投大半夏汤甫2剂，痰涎就不上涌，咽下较顺。再进3剂，方中加旋覆花、代赭石，膈开吐止，大便通。再进5剂，诸病若失，后以六君子汤善其后。［施啟蓉.加味大半夏汤治疗噎膈症三例.福建中医药,1960(8):43.］

半夏干姜散

【原文】

干呕，吐逆，吐涎沫，半夏干姜散主之。（十七：20）

半夏干姜散方

半夏　干姜等分

上二味，杵为散，取方寸匕，浆水一升半，煮取七合，顿服之。

【功效配伍】

半夏干姜散温中散寒，降逆止呕。方中干姜温阳守中散寒；半夏和胃散饮，降逆止呕；用浆水煮服，取其甘酸调中止呕，并防干姜、半夏燥化太过。顿服，能使药力聚发，加强温中止呕。

上二味药，杵研细末，取方寸匕，用浆水煮药，一次服下。

【方证论治辨析】

半夏干姜散治呕吐，阳虚饮逆证。症见干呕，吐逆，吐涎沫。

本证呕吐为中焦阳虚，寒饮内停，胃气上逆。中焦阳虚，必寒自内生，脾失健运，水饮停聚，致胃失和降，胃气上逆，故干呕，吐逆，吐涎沫色白而清淡。治用半夏干姜散温中散寒，降逆止呕。

【用方思路】

半夏干姜散治呕吐，其温阳化饮作用优于小半夏汤、生姜半夏汤、大半夏汤。临证若阳虚甚者，加重干姜之量，或加附子、砂仁等；若饮邪甚者，加重半夏之量，或加白术、茯苓等。

半夏干姜散临床用于治疗急性胃炎、慢性胃炎、高血压等。

【医案举例】

秦伯未医案：吴某，女，42岁。患高血压病已3年，血压常波动在（190～140）/（110～100）mmHg之间，遍服中西药均无效，于1962年夏从南方赴京求治于秦老。观其服用的中药处方，大都是生石决明、灵磁石、生龙骨、生牡蛎、杭菊花、双钩藤、生白芍、桑寄生、怀牛膝等平肝降逆辈。秦老说：前医久治不效，更要详细审证求因，重新辨证论治。患者形体肥胖，自诉常头晕胀痛，眩晕甚时如坐舟车，颇欲吐，曾数次吐出大量清涎。饮食欠馨，胸脘部常有胀闷感，心悸，多梦，二便尚可。舌质淡，苔薄白腻，脉右寸关滑甚……秦老想到我们正在学习《金匮要略》，遂令回忆《金匮要略》："干呕，吐逆，吐涎沫，半夏干姜散主之。"观此患者之形证，乃中阳不足，寒饮上逆所致，且患者数年所服中药多系寒凉重降之品，更伤中焦，故当温中止呕，以半夏干姜散加味治之。处方：法半夏9g，淡干姜9g，云茯苓9g。水煎服。

两天后，亲友兴致而来，言几年来服药后从未如此舒服，因此，两天把3剂药痛快服完。嗣后以温中化饮法加减，治疗月余病愈，患者兴奋返里。[吴大真.秦伯未经方验案举隅.国医论坛,1986(2):20.]

生姜半夏汤

【原文】

病人胸中似喘不喘，似呕不呕，似哕不哕，彻心中愦愦然无奈者[1]，生姜半夏汤主之。（十七：21）

生姜半夏汤方

半夏半升　生姜汁一升

上二味，以水二升，煮半夏，取二升，内生姜汁，煮取一升半，小冷，分四服，日三夜一服。止，停后服。

注释：

[1] 彻心中愦愦然无奈者：指自觉胸中烦闷至极，痛苦不堪，有无可奈何之感，又不可言明其状。彻，即通、通彻。

【功效配伍】

生姜半夏汤辛散寒饮，宣畅气机。方中生姜汁用量较大，意在辛散寒饮，舒布胸中阳气；半夏降饮逆，破结滞，治呕哕。二药配伍可使寒散饮化，气机调畅。本方要求"小冷，分四服"，因寒饮遏郁阳气，服热药恐生寒热格拒，故将药液放凉，分四次少进频服。此即《素问·五常政大论》所谓"治寒以热，凉而行之"的服药方法。

上二味药，先水煮半夏，再入生姜汁同煮，去滓，放凉，昼日服三次，夜晚服一次。

【方证论治辨析】

生姜半夏汤治呕吐，饮盛遏阳证。症见病人似喘不喘，似呕不呕，似哕不哕，心中愦愦然无奈。

本证为寒饮搏结胸胃，胸阳闭塞，心肺之气遏郁，脾胃升降之机受阻。寒饮遏郁肺气，则似喘不喘；遏郁胃气，则似呕不呕；遏郁胸膈，则似哕不哕；遏郁心阳，则心中愦愦然无奈。其病理之关键为气机阻滞，阳气遏郁不畅。治宜辛散寒饮，宣畅气机，方用生姜半夏汤。

【用方思路】

生姜半夏汤与小半夏汤均用于治疗寒饮内停，药物也相同，但生姜半夏汤为寒饮盛而遏郁阳气，故重用生姜汁以辛散寒饮；小半夏汤为寒饮致胃失和降，故重用半夏以降逆止呕。生姜半夏汤治呕吐，偏于发散水饮，宣通阳气，调畅气机，临证应用必须突出生姜或生姜汁用量，方能达到发散以通阳气之目的。

半夏麻黄丸

【原文】

心下悸者，半夏麻黄丸主之。（十六：13）

半夏麻黄丸方

半夏　麻黄等分

上二味，末之，炼蜜和丸小豆大，饮服三丸，日三服。

【功效配伍】

半夏麻黄丸散饮降逆，宣发郁阳。方中半夏和胃降逆散饮结；麻黄能宣开肺气之郁闭，疏通心阳；炼蜜和丸，可制约半夏辛燥，麻黄辛散，防其耗伤心阳，且服量较小，以图缓治。本方半夏、麻黄一降一宣是其组方特色。

上二味药，研细末，炼蜜和丸小豆大，饮服三丸，一日三次。

【方证论治辨析】

半夏麻黄丸治心下悸，水饮遏郁证。症见心下悸动。

本证为水饮停于心下，上凌于心，使心阳遏阻，肺气郁闭，故见心下悸动，可伴见气喘、呕逆、舌淡苔滑、脉沉弦等症。治用半夏麻黄丸散饮降逆，宣发郁阳。宣降通阳法治疗水饮致悸，是独树一帜之法则。因本证为饮邪遏阻心阳与肺气，故用半夏、麻黄一降一宣以散饮结，宣阳气。

【用方思路】

水饮致悸除用半夏麻黄丸外，亦可用茯苓桂枝甘草大枣汤、苓桂术甘汤、五苓散等方。

半夏麻黄丸临床用于治疗支气管炎、支气管哮喘、肺心病、冠心病、贲门痉挛、幽门水肿等疾病。

【医案举例】

何任医案：顾某，男，58岁。患者夙有慢性支气管炎，入冬以来，自觉心窝部悸动不宁，久不减轻，心电图检查尚属正常。脉滑苔白，宜蠲饮治之。姜半夏、生麻黄各30g。上两味各研末和匀，装入胶囊中。每次服2丸，蜜糖冲水吞服。1日3次。胶丸服完后，心下悸动已瘥。又续配1方，以巩固之。

半夏麻黄丸主治心悸的病因是脾不健运，寒饮内停心下，水气上凌于心所致，同时存有上闭肺气、中停胃中的喘息短气，头晕目眩，呕吐，心下痞等症。半夏与麻黄，一宣一降，前者和胃降逆，以蠲寒饮，后者宣通肺气，以散水邪，俾阳气通，饮邪除则心悸可愈。[何若平.半夏麻黄丸的临床应用.浙江中医杂志,1988(4):178.]

木防己汤

木防己去石膏加茯苓芒硝汤

【原文】

膈间支饮，其人喘满，心下痞坚[1]，面色黧黑[2]，其脉沉紧，得之数十日，医吐下之不愈，木防己汤主之。虚者[3]即愈，实者[4]三日复发，复与不愈者，宜木防己汤去石膏加茯苓芒硝汤主之。（十二：24）

木防己汤方

木防己三两 石膏十二枚[5]（鸡子大） 桂枝二两 人参四两

上四味，以水六升，煮取二升，分温再服。

木防己去石膏加茯苓芒硝汤方

木防己二两　桂枝二两　人参四两　芒硝三合　茯苓四两

上五味，以水六升，煮取二升，去滓，内芒硝，再微煎，分温再服，微利则愈。

注释：

［1］心下痞坚：指胃脘部有痞塞坚实感。

［2］黧黑：指黑而晦暗。

［3］虚者：指心下由痞坚变为虚软。

［4］实者：指心下痞坚如故。

［5］十二枚：待考。

【功效配伍】

木防己汤扶正祛饮，寒热并调。方中防己苦辛寒，桂枝辛温，二者均入肺与膀胱，此一苦一辛，辛开苦降，可通阳散结行水饮；人参甘苦温，益气补虚，以兼顾病久与误治之虚；石膏辛寒清郁热、除烦躁，其沉降之性又可镇水饮上逆。诸药合用，虚实并治，寒热并调，以治支饮久病。

上四味药，水煮，去滓，温服，一日二次。

木防己去石膏加茯苓芒硝汤扶正祛饮，软坚散结。此方去石膏加茯苓、芒硝，使辛开苦降之法与软坚淡渗相结合，以加强破结逐饮，使水饮从二便排泄。

上五味药，水煮，去滓，后入芒硝，再微煎，分二次温服。

【方证论治辨析】

木防己汤治支饮，虚实错杂证。症见膈间支饮，气喘胸满，心下痞坚，面色黧黑，脉沉紧。

本证为饮停心下，上逆胸膈。胸膈支饮，致肺气不利，则气喘胸满；水饮停留心下，结聚不散，则心下痞坚；饮结阳郁，营卫运行不利，水色外现，则面色黧黑；饮邪内结，阳气不通，则脉沉紧。若饮盛遏阳，阳郁日久化热，则可见烦躁现象。本病发病数十日，水饮浸及胸膈胃脘，曾经吐下诸法治疗，反损正气，致病仍不愈，结果形成寒热虚实错杂之证。治用木防己汤扶正气，祛饮邪，调寒热。

服药后，若心下由痞坚变为虚软，是水去气行，结聚已散，为药已中病。若服药后仍心下痞坚胀满，为病根未除，虽药能应病，但数日后必然复发，此时原方已力不胜任，故用木防己去石膏加茯苓芒硝汤，以扶助正气，软坚散结，祛逐水饮。

【用方思路】

木防己汤治支饮久病，病情寒热虚实错杂互见，治法补虚泻实、寒热并调。膈间支饮，盖指胸膈间久有伏饮，久治不愈，或治不切法，形成此证。尤在泾《金匮要略心典》谓："痞坚之处，必有伏阳，吐下之余，定无完气，书不尽言，而意可会也。"木防己汤融补虚、散寒、化饮、清热为一方，顾此及彼，兼顾面较广；若支饮积结甚者，方用木防己去石膏加茯苓芒硝汤以逐饮。临证若心下痞满甚者，加半夏、枳实等；气虚甚者，加黄芪、白术等；寒饮甚者，加干姜、细辛等；水饮郁热甚者，加黄芩、鱼腥草等。

木防己汤临床用于治疗慢性支气管炎、渗出性胸膜炎、肺气肿、肺心病心衰、风心病、扩张型心肌病、冠心病、高血压心脏病等。

【医案举例】

（1）赵守真医案：刘翁茂名，年近古稀，酷嗜酒，体肥胖，精神奕奕，以为期颐之寿可至。讵意其长子在1946年秋因经商折阅，忧郁以死，家境日转恶化，胸襟以而不舒，发生咳嗽，每晨须吐痰数口，膈上始宽，但仍嗜酒，借资排遣。昨日饮于邻居，以酒过量而大吐，遂病；胸膈痞痛，时吐涎沫。医用涤痰汤有时少安，旋又复作，渐至面色黧黑，喘满不宁，形体日瘠；神困饮少，犹能饮，因循数月，始觉不支，饬价邀治。翁与吾为近戚，义不可却，买舟同往，至则鱼更三跃矣。翁见唏嘘泣下，娓娓谈往事不休。诊脉沉弦无力，自言胸膈胀痛，吐痰略松，已数日未饮酒，食亦不思，夜间口干燥，心烦难寐，如之何而可？吾再三审视，按其心下似痛非痛，随有痰涎吐出；再从其脉沉弦与胸胀痛而论，实为痰饮弥漫胸胃之间而作痛。又从病理分析，其人嗜酒则湿多，湿停于胃而不化，水冲于肺则发喘，阴不降则阳不升，水势泛滥故面黧，湿以久郁而化热，津不输布故口渴。统而言之，乃脾湿不运，上郁于肺所致。若言治理，如用小陷胸汤清热化痰，则鲜健脾利水之功；如用苓桂术甘汤温阳燥湿，则乏清热之力；欲求其化痰利水清热诸作用俱备，莫若《金匮要略》之木防己汤。方中防己转运胸中之水以下行，喘气可平；湿久热郁，则有石膏以清之；又恐胃气之伤，阳气之弱，故配人参益气，桂枝温阳，以补救石膏、防己之偏寒而助成其用，乃一攻补兼施之良法，极切合于本证者。方是：防己、党参各 12g，石膏 18g，桂枝 6g，另加茯苓 15g，增强燥脾利水功能而大其效。三剂喘平，夜能成寐，舌现和润，胸膈略舒，痰吐亦少，尚不思食。复于前方中去石膏增佛手、砂仁、内金调气开胃。又四剂各症递减，食亦知味，精神转佳，惟膈间略有不适而已。吾以事不能久留，书给《外台》茯苓饮调理而归。然病愈至斯，嗣后谅无变化，定可逐步而安。[赵守真. 治验回忆录. 北京：人民卫生出版社，2008：25.]

（2）朱进忠医案：耿某，女，38 岁。气短心悸数十年，喘咳气短不能平卧，全身水肿，腹大如鼓 2 年，某医院诊为风湿性心脏病，心力衰竭，心源性肝硬化，住院治疗 1 年多，虽然气短心悸好转，但腹胀、水肿、发绀不减，后请某医以真武汤、实脾饮等加减治之，诸症非但不减，反见口渴加重，审其全身水肿，腹胀如故。有青筋暴露，面颊、口唇、手足均紫暗而冷，呼吸困难，不能平卧，舌质紫暗，舌苔黄厚而干，脉虚大紧数而促或兼结涩。综合脉症，诊为水饮阻滞，心阳亏损，瘀血凝结，肺胃郁热之证。拟木防己汤加味化饮散结，活血清热。处方：防己 10g，桂枝 10g，人参 10g，生石膏 15g，茯苓 10g，杏仁 10g，苍术 12g，川牛膝 12g。

服药 4 剂，腹胀、水肿、气短均改善，食纳增加。继服 30 剂，腹水消失，水肿、发绀、气短等症亦大减。乃接上方继服 1 个月，诸症大部消失。[朱进忠. 木防己汤的临床应用. 山西中医，1989，5（4）：24.]

桂苓五味甘草汤

【原文】

青龙汤下已[1]，多唾口燥，寸脉沉，尺脉微，手足厥逆，气从小腹上冲胸咽，手足痹，其面翕热如醉状[2]，因复下流阴股[3]，小便难，时复冒者，与茯苓桂枝五味甘草汤，治其气冲。（十二：36）

桂苓五味甘草汤方

茯苓四两　桂枝四两（去皮）　甘草三两（炙）　五味子半升

上四味，以水八升，煮取三升，去滓，分温三服。

注释：

[1] 下已：服下小青龙汤之后。

［2］面翕热如醉状：颜面微热而泛红。

［3］阴股：大腿内侧。

【功效配伍】

桂苓五味甘草汤敛气平冲。方中桂枝、甘草辛甘化阳，平冲降逆；茯苓淡渗利饮，引逆气下行；五味子收敛耗散之气，使虚阳下归于肾。诸药合用，阳复饮化，逆气下行，虚阳还归，则冲逆平息。

上四味药，水煮去滓，分三次温服。

【方证论治辨析】

桂苓五味甘草汤治支饮服小青龙汤后，饮邪冲逆证。症见久咳之人，寸脉沉，尺脉微，服小青龙汤后，出现多唾口燥，气从少腹上冲胸咽，其面翕热如醉状，时复昏冒，手足厥逆，小便难。

本案例为服小青龙汤后的变证处理。久咳之人，寸脉沉，尺脉微，为上焦饮邪伏留，而下焦阳气素虚，因寸脉主上、主肺，尺脉主下、主肾。此证服小青龙汤后，出现多唾口燥，为上焦寒饮将去之象；但又因服温散药燥动下焦虚阳，并引发冲脉之气，使冲气夹虚阳一并上逆，则见气上冲胸咽，面热如醉，昏冒等症。由于下焦肾阳虚弱，故手足厥冷，小便不利。若冲脉之气下降，还纳于下焦，下流阴股，此时虚阳上逆之象亦随之平息。因本证以下焦虚阳与冲脉之气上逆为主症，故见时复昏冒。治当收敛虚阳，平息冲逆，方用桂苓五味甘草汤。

【用方思路】

桂苓五味甘草汤治支饮冲逆证，即服小青龙汤后的变证处理方。久咳之人，平素肾气虚弱，伏饮潜留胸膈，当外感诱发伏饮发作时，便形成肺实肾虚，服小青龙汤，虽能解表化饮治肺实，但易温散耗伤肾气，诱发冲脉之气上逆。临证对久咳者，应遵循发时治肺，平时治肾的原则，另外，要注意治肺勿耗及肾气，治肾勿恋邪。

桂苓五味甘草汤临床用于治疗支气管哮喘、慢性支气管炎、肺心病、自主神经功能紊乱等疾病。

【医案举例】

丁甘仁医案：申某，咳嗽气喘，卧难着枕，上气不下，必下冲上逆，脉象沉弦。谅由年逾花甲，两天阴阳并亏，则痰饮上犯，饮与气涌，斯咳喘矣。阅前方叠以清肺化痰，滋阴降气，不啻助纣为虐，况背寒足冷，阳气式微，藩篱疏撤，又可知也。仲圣治饮，必以温药和之，拟桂苓甘味合附子都气，温化痰饮，摄纳肾气。桂枝八分，云苓三钱，炙甘草五分，五味子五分，生白术五钱，制半夏二钱，炙远志一钱，炒补骨脂五钱，熟附块五钱，怀山药三钱，大熟地黄三钱，核桃肉二枚。［丁甘仁. 丁甘仁医案. 上海：上海科学技术出版社,1960：130.］

苓甘五味姜辛汤

【原文】

冲气[1]即低，而反更咳、胸满者，用桂苓五味甘草汤去桂加干姜、细辛，以治其咳满。（十二：37）

苓甘五味姜辛汤方

茯苓四两　甘草三两　干姜三两　细辛三两　五味半升

上五味，以水八升，煮取三升，去滓，温服半升，日三。

注释：

［1］冲气：指下焦冲逆之气。

【功效配伍】

苓甘五味姜辛汤温化寒饮，止咳消满。本方即桂苓五味甘草汤去桂枝，加干姜、细辛组成，因冲气已平，故去桂枝。方用茯苓、甘草、五味子健脾化饮，收敛肺肾之气；干姜、细辛温肺散寒化饮，止咳消满。诸药配伍既能温化上焦寒饮，同时也可顾护下焦阳虚。

上五味，水煮去滓，温服，一日三次。

【方证论治辨析】

苓甘五味姜辛汤治支饮，寒饮咳满证。症见服桂苓五味甘草汤后，冲气得平，而反更咳，胸满。

本证咳嗽、胸满为饮邪遏郁胸肺，肺气不利。治宜温化寒饮，方用苓甘五味姜辛汤。

【用方思路】

苓甘五味姜辛汤、苓桂术甘汤是"病痰饮者当以温药和之"的主治方，前方温而较燥，后方温而和缓。临证若需散寒燥化痰饮者用前方，若需温化和解痰饮者用后方。

苓甘五味姜辛汤临床用于治疗慢性支气管炎、哮喘、肺心病等。

桂苓五味甘草去桂加姜辛夏汤

【原文】

咳满即止，而更复渴，冲气复发者，以细辛、干姜为热药也。服之当遂渴，而渴反止者，为支饮也。支饮者法当冒，冒者必呕，呕者复内半夏以去其水。（十二：38）

桂苓五味甘草去桂加姜辛夏汤方

茯苓四两　甘草二两　细辛二两　干姜二两　五味子　半夏各半升

上六味，以水八升，煮取三升，去滓，温服半升，日三。

【功效配伍】

桂苓五味甘草去桂加姜辛夏汤散寒化饮，降逆止呕。本方即苓甘五味姜辛汤加半夏组成。方用苓甘五味姜辛汤以温化痰饮，加一味半夏以增强散饮降逆。

上六味，水煮，去滓，温服，一日三次。

【方证论治辨析】

桂苓五味甘草去桂加姜辛夏汤治支饮，饮逆眩冒证。症见眩冒，呕吐，口不渴。

饮邪遏郁胸肺，若因服干姜、细辛温燥之药，重新引起下焦虚阳与冲脉之气上逆者，可再服桂苓五味甘草汤以敛气平冲。若支饮咳嗽胸满得止，症见眩冒，呕吐，口不渴，此乃水饮内盛，攻冲于胃，上逆脑窍。治宜散寒化饮，降逆止呕，方用桂苓五味甘草去桂加姜辛夏汤。

【用方思路】

本证明确指出服细辛、干姜可致口渴，冲气复发；另外，明确指出半夏有降痰饮治眩冒、呕吐的作用。临证用药应注意扬长避短，合理配伍。

桂苓五味甘草去桂加姜辛夏汤临床应用同苓甘五味姜辛汤。

【医案举例】

欧阳履钦医案：宋某，素患喘证。遇寒即发，暑天因贪凉露卧，喘咳复作，心忡面浮，脘闷食少，时欲呕逆。医以喘系受凉而得，与小青龙汤，喘虽稍减，因汗多腠理开，着衣则烦，去衣则凛，受风则喘又大发。此病虽因受凉而得，但无伤寒表证，且干姜、细辛、五味子温肺则可，用麻黄、桂枝发汗不免有虚表之嫌。现胸胃间饮邪未净而表已虚，当用苓甘五味姜辛半夏汤，加桂枝、芍药以调和营卫，加黄芪以固表。服5剂，喘平，饮水仍泛逆欲呕，继与《外台》茯苓饮遂愈。［欧阳琦.介绍欧阳履钦先生的学术经验.中医杂志，1964（5）：1.］

苓甘五味加姜辛半夏杏仁汤

【原文】

水去呕止，其人形肿者，加杏仁主之。其证应内麻黄，以其人遂痹，故不内之。若逆而内之者，必厥，所以然者，以其人血虚，麻黄发其阳故也。（十二：39）

苓甘五味加姜辛半夏杏仁汤方

茯苓四两　甘草三两　五味半升　干姜三两　细辛三两　半夏半升　杏仁半升（去皮尖）

上七味，以水一斗，煮取三升，去滓，温服半升，日三。

【功效配伍】

苓甘五味加姜辛半夏杏仁汤散寒化饮，宣肺降逆。本方即苓甘五味加姜辛半夏汤再加杏仁组成。方用苓甘五味加姜辛半夏汤散寒化饮，降逆止呕；加杏仁宣降肺气，通调水道，消除水肿。

上七味药，水煮，去滓，温服，一日三次。

【方证论治辨析】

苓甘五味加姜辛半夏杏仁汤治支饮，形体浮肿证。症见支饮水去呕止，其人形肿者。

若支饮水去呕止，而见其人形肿者，为里气转和，表气未宣。治宜散寒化饮，宣肺利气。此证不宜用麻黄发汗散饮，是因其人气血已虚，用之恐发越虚阳；若逆而用之，必致阳气更亏，将导致厥逆。治宜散寒化饮，宣肺降逆，方用苓甘五味加姜辛半夏杏仁汤。

【用方思路】

本方证明确提出临证如何用麻黄与杏仁的思路，对临床参考意义较大，尤其对心阳虚的患者绝对不能用麻黄发其阳，否则心阳虚脱，病将危矣。此证用杏仁替代麻黄，甚为合乎证情之变化。

苓甘五味加姜辛半夏杏仁汤临床应用同苓甘五味姜辛汤。

苓甘五味加姜辛半杏大黄汤

【原文】

若面热如醉，此为胃热上冲熏其面，加大黄以利之。（十二：40）

苓甘五味加姜辛半杏大黄汤方

茯苓四两　甘草三两　五味半升　干姜三两　细辛三两　半夏半升　杏仁半升　大黄三两

上八味，以水一斗，煮取三升，去滓，温服半升，日三。

【功效配伍】

苓甘五味加姜辛半杏大黄汤寒热并调。本方即苓甘五味加姜辛半夏杏仁汤再加一味大黄清泄胃热组成。此方之配伍，具有寒热之药并用，寒热之气并调的精神。

上八味药，水煮，去滓，温服，一日三次。

【方证论治辨析】

苓甘五味加姜辛半杏大黄汤治支饮，胃中燥热证。症见胃热上冲熏其面，面热如醉等症。

若支饮形体水肿已消，而见面热如醉状者，是因多次用辛温的干姜、细辛、半夏燥化太过，或水饮郁久化热，致使水饮夹胃热上冲熏灼于面。治宜寒热并调，方用苓甘五味加姜辛半杏大黄汤。

【用方思路】

以上五首方证，是论服用小青龙汤后，病情发生变化及处理方法，也是一个较完整的病案。此案例以桂苓五味甘草汤为基础方，化裁出苓甘五味姜辛汤、桂苓五味甘草去桂加姜辛夏汤、苓甘五味加姜辛半夏杏仁汤、苓甘五味加姜辛半杏大黄汤。反映了临证用药，应结合全身情况，若只注意上焦饮盛，而忽视下焦阳虚，则会变证蜂起。并以此为例，对变证处理的原则性和灵活性做了示范性说明，告诫医者临证应谨守病机，药随证变。

【医案举例】

刘立新医案：王某，女，55岁，于1977年5月来门诊。主症：咳嗽喘累，临冬复发，冬至加重，惊蛰减轻，如此反复发作10余年。曾多次住院治疗，诊为：慢性气管炎；阻塞性肺气肿；疑似肺心病。经西医治疗，当时好转，如遇外邪病又复发。此次复发，除上述症状外，面热如醉，大便三日未解，即有解者，大便如羊屎状。每解便之后，喘累加重。脉细数，舌苔薄白，质红津乏。据此脉证，系水饮犯肺，通调失司，故大便秘，以苓甘五味加姜辛半杏大黄汤泄热消饮治之。处方：茯苓15g，甘草3g，五味子9g，干姜9g，细辛3g，半夏9g，杏仁12g，大黄12g（开水泡送服），全栝楼18g。

服1剂后，大便已解，面热如醉消失。前方去大黄，加北沙参24g，再服2剂，各症均减。后以生脉地黄丸善后而愈。［刘立新. 学习《金匮》用小青龙及其变方治喘咳的体会. 成都中医学院学报, 1982(2):40.］

第十五章　经方祛湿热剂

　　经方祛湿热剂，指能祛除脏腑、肌腠湿热的方药。湿邪既有内生，又有外来。外来之湿，多与风邪、寒邪相合，如湿病、历节病，见经方治风剂。本章所论以内生之湿为主，内生之湿亦非单一湿邪，其病易转化成寒湿，或湿热等。因湿邪属阴邪，易耗伤阳气，阳虚则生寒，故湿邪日久极易演变为寒湿证；湿邪性黏滞，易遏阻阳气运行，阳郁则生热，日久则易演变为湿热证。另外，内生之湿，又易招致外来风寒或风热。治则寒湿者宜温化，湿热者宜清利。痰饮水湿同源异流，经方祛痰化饮剂、利水剂、祛湿热剂是有一定区别的，但其联系又很紧密，其细微之处尚应结合临床实际以辨别差异。

第一节　温阳利湿剂

甘草干姜茯苓白术汤

【原文】

肾着[1]之病，其人身体重[2]，腰中冷，如坐水中，形如水状，反不渴，小便自利，饮食如故，病属下焦，身劳汗出，衣一作表里冷湿，久久得之，腰以下冷痛，腹重[3]如带五千钱，甘姜苓术汤[4]主之。（十一：16）

甘草干姜茯苓白术汤方

甘草　白术各二两　干姜　茯苓各四两

上四味，以水五升，煮取三升，分温三服，腰中即温。

注释：

[1] 着：附着留滞意。

[2] 身体重：指腰部重着。

[3] 腹重：即腰重。腹，俞本、《脉经》作"腰"。

[4] 甘姜苓术汤：《备急千金要方》称之"肾着汤"。

【功效配伍】

甘草干姜茯苓白术汤散寒除湿。干姜《本草纲目》曰："元素曰：干姜……其用有四：通心助阳，一也；去脏腑沉寒痼冷，二也；发诸经之寒气，三也；治感寒腹痛，四也。"方中干姜、甘草辛甘化阳，以温中阳，散寒气；茯苓甘淡渗湿，导水湿下行；白术苦温健脾燥湿，除皮间结肿。诸药合用，能使脾阳振奋，腰部肌腠水湿得以运化。

上四味药，水煮，去滓，分三次温服。服药以腰部温暖为有效。

【方证论治辨析】

甘草干姜茯苓白术汤治肾着，阳气痹阻证。症见身体重，腰中冷，如坐水中，形如水状，腰以下冷痛，腹重如带五千钱。反不渴，小便自利，饮食如故。

肾着之发病，多因身劳汗出，汗出阳虚，而久居潮湿之地，或涉水冒雨，或水中作业，使衣里冷湿，寒湿之邪侵入腰部肌腠，使阳气痹阻，着而不行。腰为冲任督带之要会，寒湿之邪侵入腰部，则影响督脉阳气通达，同时带脉约束诸脉的功能减弱，则寒湿之邪更易下注，故见身体重，腰中冷等症。本证病位在腰部，虽名肾着，但肾及其他脏腑尚无病变，仅为寒湿之邪痹着于肾之外府，所以口不渴，小便自利，饮食如故。治宜温阳散寒，健运脾土，以除腰部寒湿，方用甘草干姜茯苓白术汤。

【用方思路】

甘草干姜茯苓白术汤与苓桂术甘汤均有温阳散寒除湿作用，方仅姜、桂之异，显然干姜温脾阳散寒湿作用强于桂枝。肾着是以腰部肿胀沉重冰冷为其主要特征，寒湿尤盛，虽名肾着，但治疗却从脾论治，盖脾主肌肉，主运化水湿，故用甘草干姜茯苓白术汤以温运脾土。临证寒湿重者，加独活、木瓜、薏苡仁等；腰痛者，加杜仲、续断、桑寄生等。

甘草干姜茯苓白术汤临床用于治疗鹤膝风、阳痿、遗尿、带下、泄泻，以及腰肌劳损、腰椎增生、坐骨神经压迫症、慢性盆腔炎等。

【医案举例】

（1）邓鹤芝医案：杜某，女，52岁，1958年10月20日诊。腰痛，腰部重倦，有冷痹感，两侧髋关节痛，行动拘急痛，俯仰困难，四肢无力，患已5个多月，经治无效。诊其脉沉迟，此肾着也。肾虚为寒湿所侵，腰受冷湿着而不去。治宜温通祛寒湿，方用肾着汤：白术30g，云茯苓30g，干姜30g，炙甘草15g。以清水3盅煎至1盅，温服，连服2剂。

二诊：腰及髋关节痛减轻，行动及俯仰好转，照前方加桂枝尖15g，温通阳气，连服3剂。

三诊：腰及髋关节痛大减，行动及俯仰如常，仍感四肢无力，照前方加杜仲30g，补肾坚筋骨为治，连服3剂。［邓鹤芝.医案数则.广东中医,1962(7):31.］

（2）何任医案：汤某，男，42岁，工人，1993年9月初诊。腰痛重滞3年余，面浮足肿，两脚逆冷。自谓缘于抬重物汗出受冷后，经中西医诊治日久无效。血、尿等多项检查无明显异殊。近来症状有增无减，不能正常工作。纳常，便溏，溲利而不多。舌苔白根腻，脉沉缓。析前医之治，或以肝肾不足之风湿痹论治而投独活寄生汤之类；或用麻黄连轺赤小豆汤清利水湿等，终因方不对证而罔效。何老诊之，即谓此肾着之为病。寒湿滞着肾府，阳气不得伸行。治宜《金匮要略》甘姜苓术汤温行阳气，散寒除湿，暖土胜水。干姜9g，茯苓皮30g，白术20g，生甘草6g，陈葫芦壳15g，川续断、杜仲各9g。服药4剂，诸症若失。续进7剂，痊愈而上班工作。3年顽疾竟然冰释。

按语：何老认为，仲景方历千百年不衰，良为历代医家习用，关键在于其疗效确切。而究仲景制方配伍之确定，精髓在于其屡经实践实验，推敲至再而成方。组方有法，配伍有制，药精用专。一方一法，各有所主，法度严谨。[金国梁.何任研究和运用仲景方一席谈.江苏中医,1994,15(7):3-4.]

（3）李晓光医案：谢某，女，30岁，1979年9月26日初诊。患者自诉两年前生产第一胎时，胞衣滞留，当时屋冷身寒，历三时许，强努而下，汗出湿被。自此感腰以下冷痛，如坐水中，少腹重坠，小便不禁。素日谈论水，想到水，洗手洗脸，过河逢水，室外下雨，或闻水声，见小儿撒尿，茶壶倒水等，皆小便不能控制而自行排出。在当地医院多次检查泌尿系统无器质性病变，久服调节神经类西药无效。昨晚坐浴后症状加重，小便滴沥不断，一夜不能离便盆。遂远途就诊。患者两年来形体衰弱，面色无华，神疲畏寒，饮食如故，大便正常，月经以时下。问诊间谈水则小便淋沥。切两脉寸关弦，尺沉虚，舌质正常，苔薄白布津。证属下焦虚寒，寒湿着而不去，故腰以下冷痛；肾阳虚惫，膀胱失约，故小便失禁。治宜肾着汤加味：茯苓20g，白术60g，炙甘草20g，干姜15g，制附子20g，水煎服。

1979年9月30日复诊：诉服上方3剂后，腰以下冷痛除，小腹已无重坠感。虽闻水声、见水时微有尿意，但已能控制。原方加益智仁30g、乌药12g。带药3剂喜归。最近信访，痼疾悉除，未见复发。

按：此例甘姜苓术附温脾以壮水，取暖土缩泉以制水。脾肾兼顾，使膀胱制约之功得复，故获捷效。[李晓光.遗尿怪证.山东中医学院学报,1980(3):64.]

第二节 清热利湿剂

蒲灰散

【原文】

小便不利，蒲灰散主之；滑石白鱼散[1]、茯苓戎盐汤[2]并主之。（十三：11）

蒲灰散方

蒲灰[3]七分　滑石三分

上二味，杵为散，饮服方寸匕，日三服。

注释：

[1] 滑石白鱼散：方见下。

[2] 茯苓戎盐汤：方见下。

[3] 蒲灰：为香蒲科香蒲属植物狭叶香蒲、宽叶香蒲、东方香蒲、长苞香蒲的花粉。蒲灰有消瘀血、利小便的功效。

【功效配伍】

蒲灰散清泄湿热。方中蒲灰清热利湿，凉血消瘀；滑石清热泻湿利窍。二药相配，共奏清瘀热、利小便之效。

上二味药，杵研细末，每次服方寸匕，一日三次；亦可作汤剂煎服。

【方证论治辨析】

蒲灰散治小便不利，膀胱湿热证。症见小便不利。

本证为气分湿热搏结于膀胱，难分难解，故见小便不利，可伴见尿赤，尿道涩痛，有灼热感，或小腹拘急疼痛。治用蒲灰散清湿热，利小便。

【原文】

厥而皮水者，蒲灰散主之。（十四：27）

蒲灰散治皮水，湿热内郁证。症见手足厥冷，四肢皮腠水肿，按之没指。

此证为水气盛于外，湿热郁于内，阳气格阻不伸。水湿遏阻阳气通达，不能温养四肢，则手足厥冷；皮水以"外证胕肿，按之没指"为其主症，因皮腠水气壅盛，则按之没指；水湿内郁化热，可伴见小便黄赤短少，舌体胖大，舌苔黄润。治用蒲灰散清除湿热，利水消肿。热清肿退，阳气通达，则手足厥冷自除。

【用方思路】

蒲灰散是清热利小便祖方，用于治疗小便不利、水气病夹热者。临证治疗小便不利，若湿热甚者加小蓟、海金沙、琥珀、金钱草等；若伴血尿者加白茅根、生地黄等；

若水肿甚者加茯苓、泽泻、猪苓、木通等；若血瘀甚者加丹参、赤芍、牡丹皮、桃仁等。

蒲灰散临床用于治疗泌尿系统感染、肾小球肾炎、前列腺炎、血精、肾结石、产后尿潴留等疾病。

【医案举例】

张谷才医案：郑某，男，32岁。5天来发热，体温38.5℃，口渴思饮，小便不畅，尿色深黄，有时夹有血尿，尿痛，尿频，少腹拘急，脉象滑数，舌苔黄腻。尿常规检查：红细胞（＋＋＋＋），脓细胞少量。病乃湿热下注，膀胱不利，邪在血分。治当清热利尿，佐以通淋化瘀。方拟蒲灰散、导赤散加味：蒲黄3g，滑石12g，生地黄20g，木通5g，竹叶10g，甘草5g，小蓟15g。连服4剂，发热渐退，体温37.3℃，小便较前通畅，血尿已止。尿检：红细胞（＋）。湿热渐去，膀胱通利，原方去木通，加藕节，再服3剂，小便清利，邪热退清，病即痊愈。［张谷才.从金匮方来谈瘀血的证治.辽宁中医杂志,1980(7):2.］

滑石白鱼散

【原文】

小便不利，蒲灰散[1]主之；滑石白鱼散、茯苓戎盐汤[2]并主之。（十三：11）

滑石白鱼散方

滑石二分　乱发[3]二分（烧）　白鱼[4]二分

上三味，杵为散，饮服方寸匕，日三服。

注释：

[1] 蒲灰散：方见上。

[2] 茯苓戎盐汤：方见下。

[3] 乱发：为健康人的头发，经加工煅成的炭化物，即血余炭，有消瘀止血作用。

[4] 白鱼：即衣鱼，又称衣中白鱼、蠹鱼。为衣鱼科衣鱼属动物衣鱼和栉节衣鱼属动物毛衣鱼的全体。《本草崇原》谓："生衣帛及书纸中，故名衣鱼，形似鱼身有白粉，其色光亮如银，故又名白鱼。"

【功效配伍】

滑石白鱼散清热利湿，止血消瘀。方中滑石清热利湿滑窍。白鱼化瘀行血利尿，《神农本草经》曰："气味咸温，无毒。主妇人疝瘕，小便不利。"乱发烧灰可止血消瘀治淋。三味药合用则湿热去除，瘀消血止，小便通利。

上三味药，杵研细末，每次服方寸匕，日服三次。

【方证论治辨析】

滑石白鱼散治小便不利，血分湿热证。症见小便不利。

本证为膀胱湿热不解，由气分陷入血分，损伤血络，则致小便不畅利。本证可伴小腹拘急胀满，尿道涩痛，时有血尿等症。治宜清热利湿，止血消瘀，方用滑石白鱼散。

【用方思路】

滑石白鱼散治血尿，临证可加蒲黄、三七粉、牡丹皮、牛膝、白茅根。

【医案举例】

贺昌医案：文某，男，49岁。自诉从3月份起，小便微涩，点滴而出，至4月上旬溺时疼痛，痛引脐中，前医投以五淋散，5剂无效。诊其脉缓，独尺部细数，饮食正常。治疗方法：余踌躇良久，忽忆及《金匮要略》淋病篇有云"淋之为病，小便如粟，痛引脐中"等语，但有症状未立治法，经查阅余无言《图表注释金匮要略新义》主张以茯苓戎盐汤主之、滑石白鱼散并主之。遂将二方加减变通，处方：茯苓24g，白术6g，戎盐6g，滑石18g，鸡内金6g，冬葵子9g。嘱患者连服8剂，日服1剂，每剂2煎，每次放青盐3g，煎成一小碗，每碗2次分服，忌鱼腥腻滞辛辣之物。

治疗结果：据患者自诉，服8剂后，中午忽觉小便解至中途突有气由尿道中冲射而出，尿如涌泉，遂痛止神爽。再诊其脉已缓和，尺部仍有弦数，此属阴亏之象，继以猪苓散（汤）合芍药甘草汤育阴利小便而愈。［贺昌.膀胱结石三例治验.江西中医药,1959(10):30.］

茯苓戎盐汤

【原文】

小便不利，蒲灰散[1]主之；滑石白鱼散[2]、茯苓戎盐汤并主之。（十三：11）

茯苓戎盐汤方

茯苓半斤　白术二两　戎盐弹丸大一枚

上三味[3]。

注释：

[1] 蒲灰散：方见上。

[2] 滑石白鱼散：方见上。

[3] 上三味：《四部备要》本"右三味"后，有"先将茯苓、白术煎成，入戎盐再煎，分温三服"。宜从。

【功效配伍】

茯苓戎盐汤健脾利湿，益肾清热。方中茯苓、白术健脾利湿；戎盐（即青盐）咸寒入肾，益精气，清热利湿。张志聪《本草崇原》曰："戎盐主助心神而明目，补肝血而治目痛，滋肺金而益气，助脾肾而坚肌骨。"诸药合用，则脾肾得益，湿热得清。

上三味药，先煮茯苓、白术，后入戎盐再煎，日服三次。

【方证论治辨析】

茯苓戎盐汤治小便不利，脾虚湿盛证。症见小便不利。

本证小便不利，为中焦脾虚湿盛，下焦肾虚生热，膀胱气化不利。因湿重热轻，可伴心下悸动，小腹微胀，口不渴，尿后余沥不尽，尿色白而不甚热，尿道刺痛不明显。治宜健脾利湿，益肾清热，方用茯苓戎盐汤。

【用方思路】

茯苓戎盐汤治脾肾俱虚，湿重热轻。临证可与猪苓汤合方化裁。茯苓戎盐汤与滑石白鱼散加减可治疗膀胱结石。

黄芪芍桂苦酒汤

【原文】

问曰：黄汗之为病，身体肿，一作重。发热汗出而渴，状如风水，汗沾衣，色正黄如柏汁，脉自沉，何从得之？师曰：以汗出入水中浴，水从汗孔入得之，宜芪芍桂酒汤主之。（十四：28）

黄芪芍桂苦酒汤方

黄芪五两　芍药三两　桂枝三两

上三味，以苦酒[1]一升，水七升，相和，煮取三升，温服一升，当心烦，服至六七日乃解。若心烦不止者，以苦酒阻故也。一方用美酒醯代苦酒。

注释：

[1] 苦酒：即米醋。

【功效配伍】

黄芪芍桂苦酒汤调和营卫，清泄湿热。方中桂枝、芍药调和营卫，配苦酒以清泄营分郁热；黄芪鼓舞卫气，祛散肌表水湿，同时又可利尿消肿。诸药合用，可调营卫，泄湿热，通血脉，以消除黄汗。

上三味药，用苦酒与水合煮，去滓，温服。苦酒较酸敛，初服有碍湿热排泄，故可见心烦，待服六七日后，营卫调畅，湿热外泄，则心烦自解。

【方证论治辨析】

黄芪芍桂苦酒汤治黄汗，湿热交蒸证。症见身体肿，发热汗出而渴，状如风水，汗沾衣，色正黄如柏汁，脉自沉。

黄汗病即以汗出色黄而得名。本证为营卫郁滞，湿热交蒸。其病之发生，因汗出入浴，水湿从汗孔浸入肌肤，致使汗出不透，湿热交蒸，汗液蕴蒸发黄。当汗出毛窍开张之际，入水淋浴，或入水作业，使体外水湿乘隙浸入，遏阻毛窍腠理，同时又致体内离经之汗液排泄障碍。水湿与汗液遏郁肌腠，营卫运行不利，卫郁不能行水湿，水湿滞留肌腠，故身肿；营郁不行而化热，故见发热，汗出，口渴。湿热交蒸，汗液遏郁日久，故汗色正黄如柏汁。营卫不利，水湿停留，压迫脉道，故脉自沉。治宜调和营卫，清泄湿热，方用黄芪芍桂苦酒汤。

【用方思路】

仲景列黄汗于水气病中，盖因其有四肢头面肿之故，其实黄汗是一个比较独立的疾病。黄汗西医学称之为色汗，为大汗腺分泌着色的汗液，以黄汗多见。

黄芪芍桂苦酒汤治疗湿热黄汗，临证可与茵陈蒿汤合方化裁。临床用于治疗色汗症、臭汗症、急性黄疸性病毒性肝炎等疾病。

【医案举例】

董汉良医案：丁某，女，农民。患者素体尚健，夏月田间劳动，经常汗出入水中，以贪图一时之快，于求诊前1个月发现汗出色黄如山栀子色，整件白衬衫黄染成黄衬衫。汗出时用毛巾擦之亦同样黄染。因汗出色黄，持续不愈，恐患黄疸病而来院求治。据诉：自出黄汗以来，自觉全身骨节酸痛，尤以腰背为甚。容易烦躁，无故发怒，胸闷烦热，而风吹之又觉畏寒，伴头晕目眩，心悸怔忡，口淡无味，纳谷不馨，脉细带数，舌淡红少苔。查其衣衫汗渍，色正黄如黄柏汁。检查：尿胆质阴性，血常规正常，肝脾未及，心肺正常。辨证为气阴两亏伴湿热内蕴，属《金匮要略》黄汗病。选用芪芍桂酒汤加味：黄芪30g，白芍20g，桂枝10g，黄酒1匙（冲），牡蛎30g，青蒿10g。5剂。服药后，汗出已无黄染。至今未再发。[董汉良.黄汗治验.上海中医药杂志.1984（1）:6.]

茵陈蒿汤

【原文】

谷疸之为病，寒热不食，食即头眩，心胸不安，久久发黄为谷疸，茵陈蒿汤主之。（十五：13）

茵陈蒿汤[1]方

茵陈蒿六两　栀子十四枚　大黄二两

上三味，以水一斗，先煮茵陈，减六升，内二味，煮取三升，去滓，分温三服。小便当利，尿如皂角汁状[2]，色正赤。一宿腹减[3]，黄从小便去也。

注释：

[1] 茵陈蒿汤：《伤寒论》方为：栀子十四枚（擘）、大黄二两（去皮），方后煎煮用水为"以水一斗二升……分三服"。

[2] 尿如皂角汁状：即小便发黄。

[3] 一宿腹减：服药后很快腹满减轻。

【功效配伍】

茵陈蒿汤清热利湿，逐瘀通腑。方中茵陈、栀子、大黄皆为苦寒祛邪之品，苦能利湿，寒能清热，三者相合，清热利湿退黄。其中茵陈味苦微寒，清热利湿，疏肝利胆退黄，能使湿热从小便解；栀子苦寒清热除烦，清泻三焦，导湿热亦从小便去；大黄苦寒通腑泄热，活血逐瘀，推陈致新，使瘀热从大便下走。三药合用则二便通调，湿热瘀可下行排泄，黄疸自然消除。

上三味药，先煮茵陈，后入栀子、大黄同煮，去滓，分三次温服。"小便当利，尿如皂角汁状，色正赤，一宿腹减，黄从小便去也"。此乃服药后效验之兆。

【方证论治辨析】

茵陈蒿汤治谷疸，湿热俱盛证。症见寒热不食，食即头眩，心胸不安，久久发黄为谷疸。并见腹满，小便不利，尿色黄而赤。

谷疸为湿热蕴结脾胃，郁蒸发黄。脾为营之源，胃为卫之本，湿热交蒸于脾胃，营卫之源壅塞不利，故寒热不食，此非太阳外感寒热；饮食之水谷精微可加重脾胃湿热，湿热之邪上冲脑窍，故食谷即眩，心胸不安；湿热瘀壅滞于中焦，肝胆疏泄不利，脾土壅滞，故腹满；湿热下行则小便不利，色黄而赤；若湿热熏蒸日久，波及血分，血脉瘀阻，胆汁不循常道而外溢，则久久发黄为谷疸。治用茵陈蒿汤清泄湿热，活血逐瘀退黄。

【用方思路】

茵陈蒿汤清热利湿退黄，服之能保持二便通畅，使湿热有去路，为治疗湿热俱盛发黄的首选方，大凡湿热交蒸而引起的各种黄疸，无论急、慢性均可用之加减治疗。临证应重用茵陈，轻用大黄，若腹满，大便不通者，取生大黄后下，并加厚朴、枳实；若湿热瘀滞甚者，取酒大黄，再加郁金、桃仁、赤芍、川芎、丹参、虎杖；若湿毒重者，加滑石、败酱草、土茯苓、薏苡仁等；若热毒重者，加板蓝根、重楼、白花蛇舌草等；若恶心、呕吐者，加生姜、陈皮、半夏；纳呆者加炒麦芽或生麦芽、焦山楂、焦神曲。

茵陈蒿汤临床用于治疗急性黄疸性病毒性肝炎、乙型肝炎、胆囊炎、胆石症、新生儿高胆红素血症、妊娠合并肝内胆汁淤积症、急性胰腺炎、肠伤寒等疾病。

【医案举例】

姜春华医案：康某，男，32 岁。患者于 1 周前即感中脘胀满不适，发热曾至38.5℃，服西药 4 天后热退，巩膜及皮肤出现黄疸，经某医院检查：谷丙转氨酶300U/L，黄疸指数 80 单位，西医诊断为黄疸性肝炎，现住院治疗。不思饮食，泛泛欲吐，小便色深似浓茶，大便 3 日未解，舌红苔黄，脉弦数。证属湿热俱重型黄疸。投茵陈蒿汤及栀子柏皮汤加味。生大黄 18g，山栀、田基黄各 15g，黄柏、木通各 9g，川黄连 6g，茵陈、鲜茅根各 30g。7 剂。服 1 剂后，大便即通，小便亦利。

治疗 1 周后，遍身黄疸大减，胸闷烦恶亦舒。查：谷丙转氨酶 70U/L，黄疸指数 40单位。减大黄，加重健脾利湿药物。继续服药 14 剂后，黄疸全退，黄疸指数为 10 单位，谷丙转氨酶下降至 30U/L，食欲增加，于住院 3 周后出院。［戴克敏.姜春华教授运用茵陈蒿汤的经验.辽宁中医，1989（6）:1.］

栀子大黄汤

【原文】

酒黄疸，心中懊憹[1]或热痛，栀子大黄汤主之。（十五：15）

栀子大黄汤方

栀子十四枚　大黄一两　枳实五枚　豉一升

上四味，以水六升，煮取二升，分温三服。

注释：

[1] 懊憹：懊，懊恼不宁；憹，郁闷不舒。

【功效配伍】

栀子大黄汤清心除烦，泄热退黄。本方为栀子豉汤加大黄、枳实组成。方中栀子、豆豉清心除烦，透发郁热；大黄、枳实泄胃肠瘀热积滞，导引邪热下行。诸药合用具有清上、开中、导下之功。

上四味药，水煮去滓，分三次温服。

【方证论治辨析】

栀子大黄汤治酒疸，热胜于湿证。症见心中懊恼，或热痛。

酒疸，指发病与嗜酒过度有关，酒为膏粱厚味，易酿湿生热。本证因嗜酒过度，湿热内蕴脾胃，扰及于心，则心中懊恼而热；若热壅气滞，则心中热痛。治宜清心除烦扰，通腑泄瘀热，方用栀子大黄汤。

【原文】

心中懊恼而热，不能食，时欲吐，名曰酒疸。（十五：2）

酒疸，脾胃湿热，升降受阻，故心中懊恼而热，不能进食，时时恶心欲吐。治疗可用栀子大黄汤。

【原文】

夫病酒黄疸，必小便不利，其候心中热，足下热[1]，是其证也。（十五：4）

注释：

[1] 足下热：指足背发热。而女劳疸"手足中热"，指手足心热。

酒疸，湿热蕴积脾胃，上熏于心，故心中热；湿热下注，膀胱不能气化排泄，则小便不利而赤，足背发热。治疗可用栀子大黄汤。

【原文】

酒黄疸者，或无热，靖言了了，腹满欲吐，鼻燥；其脉浮者先吐之，沉弦者先下之。（十五：5）

酒疸，若湿热郁滞胃肠，而未扰及心神者，可见神情安静，语言不乱；若酒疸以心中热为主症，兼见腹满，鼻燥，欲吐，脉浮者，是病势趋于上，据"在上者，因而越之"，采用催吐法，以清心除热，方可用栀子豉汤，或瓜蒂散；若以腹满，鼻燥，脉沉弦为主症，是病势趋向于下，据"在下者，引而竭之"，采用攻下法，以通腑泄热，方用栀子大黄汤。

【原文】

酒疸，心中热，欲吐者，吐之愈。（十五：6）

酒疸，酒热蕴积脾胃，胃气上逆，熏灼于心，故心中热，欲呕吐，用吐法治疗，以顺其病势，祛酒热外解。

【用方思路】

栀子大黄汤治疗酒疸以心中懊侬为特征，病位偏于心胸；茵陈蒿汤治疗谷疸以食谷即眩为特征，病位偏于胃肠。临证据此病变特征择长而用。临证加减用药参茵陈蒿汤。

栀子大黄汤临床用于治疗病毒性肝炎、黄疸重症、急性胰腺炎等疾病。

【医案举例】

秦书礼医案：吴某，男，45 岁，工人，1971 年 8 月 5 日就诊。病者心中懊侬，发热身黄已 2 周。自诉 25 年来嗜酒成癖，酒后则少食或不食。上月中旬，酒后心中烦扰热闷，小便不爽。次日身热瘙痒，腹满，恶心，继而发现全身微黄，经市医院诊断为"急性传染性肝炎（黄疸期）"。因患者对西药过敏而求助中药治疗。现症：巩膜、周身皮肤黄染如橘子色，大便秘结，小便不利，舌红苔黄腻，脉沉弦。体温：38.2℃，血压：160/110mmHg。血检：白细胞 21000/mL，肝功能和黄疸指数均有明显改变。据症诊为酒疸。治以清泄实热。方用栀子大黄汤加味：栀子 15g，大黄 10g，枳实 15g，豆豉 10g，黄芩 15g，葛花 5g。

服上方 17 剂，大便通，小便利，热降黄退，思食神安。继以上方加减服用 35 剂，诸症悉除，肝功能基本恢复正常。嘱其断酒自养。［秦书礼. 金匮清法临证运用举隅. 江苏中医杂志,1987(2):8.］

茵陈五苓散

【原文】

黄疸病，茵陈五苓散主之。一本云茵陈汤及五苓散并主之。（十五：18）

茵陈五苓散方

茵陈蒿末十分 五苓散五分（方见痰饮中）

上二物和，先食饮方寸匕，日三服。

【功效配伍】

茵陈五苓散清利湿热退黄。本方即五苓散加茵陈组成。方中重用茵陈苦寒清热利湿退黄；五苓散淡渗水湿，并能通调营卫，兼以解表。诸药合用，重在利湿退黄。

上方共研细末为散，每次空腹服方寸匕，一日三次；或水煎服。

【方证论治辨析】

茵陈五苓散治黄疸，湿胜于热证。症见全身面目皆黄，并见形寒发热，腹部胀满，倦怠纳呆，恶心欲呕，口渴少饮，小便色黄不利，舌淡胖苔滑润。

本证为湿热相互搏结，而湿邪偏胜。湿热遏阻脾胃，熏蒸于肌肤，故可见全身面目皆黄等症。水湿内郁，营卫不利，兼有表证，故有形寒发热等症。治宜清热利湿退黄，兼以解表，方用茵陈五苓散。

【用方思路】

茵陈五苓散治黄疸，利湿作用较强，若脘腹胀满，纳呆，小便不利，舌淡苔滑，脉沉缓或细缓，用之较适宜。临证湿邪甚者，重用茵陈、茯苓、泽泻，热邪甚者加金钱草、虎杖、垂盆草等。

茵陈五苓散临床用于治疗心源性黄疸、病毒性肝炎、肝炎后胆红素增高、代谢综合征、高脂血症、急性痛风性关节炎等疾病。

【医案举例】

刘渡舟医案：姜某，男，26 岁。久居山洼之地，又值秋雨连绵，雨渍衣湿，劳而汗出，内外交杂，遂成黄疸。前医用清热利湿退黄之剂，经治月余，毫无功效，几欲不支。就诊时，黄疸指数 85 单位，转氨酶高达 500U/L。察其全身色黄而暗，面色晦滞如垢。问其二便，大便溏，日二三次，小便甚少。全身虚浮似肿，神疲短气，无汗而身凉。视舌质淡，苔白而腻，诊脉沉迟。脉证合参，辨为寒湿阴黄之证。治宜温阳化湿退黄。疏方：茵陈 30g，茯苓 15g，泽泻 10g，白术 15g，桂枝 10g，猪苓 10g，附子 10g，干姜 10g。初服日进 2 剂，3 天后诸症好转。继则日服 1 剂，3 周痊愈。化验检查：各项指标均为正常。［陈明，刘燕华，李芳. 刘渡舟临证验案精选. 北京：学苑出版社，1996：63.］

大黄硝石汤

【原文】

黄疸腹满，小便不利而赤，自汗出，此为表和里实，当下之，宜大黄硝石汤。（十五：19）

大黄硝石汤方

大黄　黄柏　硝石各四两　栀子十五枚

上四味，以水六升，煮取二升，去滓，内硝，更煮取一升，顿服。

【功效配伍】

大黄硝石汤攻下瘀热，通腑泻实。方中栀子、黄柏清泄湿热；大黄、硝石攻下瘀热积滞。本方能使热清便通，湿利瘀消黄退。此方湿、热、瘀、燥俱除之功，有别于承气辈。

上四味药，先煮大黄、栀子、黄柏，后入硝石煎煮，一次服下。

【方证论治辨析】

大黄硝石汤治黄疸，热盛里实证。症见腹满，自汗出，小便不利而赤，此为表和里实。

表和里实，指表邪已解，邪热传里，里热瘀积成实。热邪入里伤津，肠腑中糟粕与热邪相结，腑气不通，故腹满，可伴疼痛拒按，大便秘结；里热熏蒸，故自汗出；湿热瘀搏结而燥化，故小便不利而赤。此证既有汗出，又有里实，宜于早下，否则汗出津伤，则燥结愈甚。治用大黄硝石汤攻下瘀热，通腑泻实。

【用方思路】

治疗湿热黄疸方证鉴别。茵陈蒿汤治湿热俱盛；茵陈五苓散治湿胜于热；栀子大黄汤、大黄硝石汤均治热胜于湿，但前者以清心除烦为主，后者以通腑泻实为主；《伤寒论》栀子柏皮汤治湿热发黄，其病变重心在肌肤。茵陈蒿汤、栀子大黄汤、大黄硝石汤三方均有大黄，大黄既能通腑泄热，又能活血逐瘀；茵陈五苓散有桂枝，可活血通脉。大黄、桂枝虽然药仅二味，但反映了活血逐瘀法在黄疸病中应用，临证可随机加桃仁、赤芍、丹参等活血药。

大黄硝石汤临床用于治疗急性黄疸性肝炎、亚急性重症肝炎、胆囊炎、胆石症等疾病。

【医案举例】

李哲夫医案：郭某，男，48 岁。患者开始发热，恶寒，头眩恶心，继而但热不寒，惟头汗出，心下烦闷，口干渴欲饮，下腹胀满，两胁下胀拒按，大便 4 日未解，一身面目尽黄，光亮有泽，小便短少，如栀子汁，脉滑数有力。肝功能：黄疸指数 52 单位、硫酸锌浊度 22U/L、谷丙转氨酶 480U/L。脉证合参，系热瘀于内，湿热熏蒸，热胜于湿之"阳黄"。遂投大黄硝石汤合茵陈蒿汤，清泄胆胃湿热，更佐茯苓、扁豆淡渗利湿健脾：茵陈 18g，栀子 18g，大黄 9g，黄柏 9g，芒硝 9g，茯苓 18g，扁豆 18g。

二诊：服 5 剂后，大便通利，小便转淡黄，腹部微胀，其他症情亦有好转。肝功化验检查：黄疸指数 7U/L、硫酸锌浊度 15U/L、谷丙转氨酶 185U/L。上方微事增损，去芒硝、大黄，加柴胡 6g、龙胆草 5g，以平肝泄热，勿使乘土，续服 8 剂。

三诊：诸症已愈，以栀子柏皮汤合参苓白术散，清余邪而调脾胃，续服 5 剂善后，半月后访，已上班工作。[李哲夫.黄疸湿热辨.湖北中医杂志,1981(6):27.]

白头翁汤

【原文】

热利[1]下重[2]者，白头翁汤主之（十七：43）

白头翁汤方

白头翁二两　黄连　黄柏　秦皮各三两

上四味，以水七升，煮取二升，去滓，温服一升；不愈，更服[3]。

注释：

[1] 热利：热邪引起泄泻或痢疾。热，既指病因，也指病性；利，指下利，有时指

泄泻，有时指痢疾。

[2] 下重：即里急后重。

[3] 更服：《伤寒论》为"更服一升"。

【功效配伍】

白头翁汤清热燥湿，凉血止利。方中白头翁性味苦寒，入大肠与肝经，清热解毒，凉血止利，擅长清胃肠湿热及血分热毒，为本方之君药；黄连、黄柏大苦大寒，清热解毒，燥湿止利，坚阴厚肠为臣；秦皮苦涩寒，归肝、胆、大肠经，清泄肝胆及大肠热毒，收涩止利为佐。本方之药皆大苦大寒之品，相合清热燥湿，凉血解毒，涩肠止利，是治湿热下利要方。

上四味药，水煮，去滓，温服，不愈者再服药。

【方证论治辨析】

白头翁汤治下利，湿热胶结证。症见热利下重。

热利下重，热利指湿热下利，下重指里急后重，急迫欲下，肛门重坠，大便不爽，或便脓血。热利与下重并见，当属湿热痢疾。病由湿热蕴结大肠，气机壅滞，湿热毒邪欲出不得，伤及脉络，蒸腐营血所致。治宜清热燥湿，凉血止利，方用白头翁汤。

【用方思路】

仲景所论下利，指泄泻或痢疾。白头翁汤既可治湿热泄泻，又可治湿热痢疾。若为热性泄泻，必见泄下急迫，粪便稀黄臭秽，肛门灼热等症；若为湿热痢疾，必下痢脓血黏液，赤白相间，伴腹痛，里急后重等症。临证若下利腹痛者加白芍、延胡索等；若里急后重者加槟榔、木香、枳壳等；下痢便脓血者加牡丹皮、地榆、槐米等；热毒重者加蒲公英、金银花、连翘等；夹食滞者加山楂、神曲等。

白头翁汤临床用于治疗急性细菌性痢疾、阿米巴痢疾、急性坏死性肠炎、急慢性结肠炎、溃疡性结肠炎、蚕豆病、肝脓肿、急性泌尿系感染、慢性盆腔炎等疾病。

【医案举例】

佘蔚南医案：居某，女，85岁，住院号26906。高年患痢，曾有发热昏迷，神志不清，下利赤白，日夜无度，腹痛口燥泛恶，苔腻带黄，症重防噤口之变。治以苦辛宣通以运中州，冀其转危为安。处方：白头翁 9g，北秦皮 9g，川黄柏 9g，小川黄连 3g，白芍 9g，陈皮 4.5g，地榆炭 12g，马齿苋 15g，石莲肉 9g。

服药 3 剂，腹痛缓解，痢下赤白大减，精神衰惫现象大为改善，已从危险期转入佳境。此时症见口干，舌质红，乃伤及阴液之征，法宗前意出入，续服 6 剂，病乃愈。
[佘蔚南.略述痢疾的辨证论治与临床经验.上海中医药杂志,1963(7):17.]

一物瓜蒂汤

【原文】

太阳中暍，身热疼重，而脉微弱，此以夏月伤冷水，水行皮中所致也。一物瓜蒂汤主之。（二：27）

一物瓜蒂汤方

瓜蒂二十个

上剉，以水一升，煮取五合，去滓，顿服。

【功效配伍】

一物瓜蒂汤祛湿行水。方中瓜蒂味苦性寒，宣泄水湿，兼以清暑热。本方能使水湿去，暑邪无所依附，则暑邪自解。

取适量瓜蒂，水煮，去滓，顿服。本方有毒，不能多服、久服。

【方证论治辨析】

一物瓜蒂汤治中暍，暑热夹湿证。症见太阳中暍，身热疼重，脉微弱。

太阳中暍，为夏月伤冷水，水行皮中，阳气被阻，复感暑邪，或暑热夹湿浸渍皮腠。此身热为暑邪内扰；身体疼重为暑邪夹湿；脉微弱为暑邪耗伤阳气。治宜祛湿行水，方用一物瓜蒂汤。

【用方思路】

一物瓜蒂汤治中暍，一般临床应用较少，多用《太平惠民和剂局方》的香薷饮（香薷、白扁豆、厚朴）解表祛暑除湿。

【医案举例】

许叔微医案：毗陵一时官得病，身疼痛，发热，体重，其脉虚弱。人多作风湿，或作热病，则又疑其脉虚弱，不敢汗也。已数日矣。予诊视之，曰：中暍证也。仲景云：太阳中暍者，身热体疼，而脉微弱。此以夏月伤冷水，水行皮中所致也。予以瓜蒂散治之，一呷而愈。[许叔微.许叔微伤寒论著三种·伤寒九十论.北京：人民卫生出版社，1993：165.]

第十六章　经方利水剂

经方利水剂，指能淡渗水湿，通利小便的方药，以治疗水气病、小便不利、泄泻等病。经方利水剂，其用药多为淡渗之品或温阳之品。淡渗药可渗利下行，引邪外出；温阳药可温通水道，通化膀胱阳气，使水湿畅行下走。利水属"八法"中的"消法"，《素问·汤液醪醴论》曰："平治于权衡，去宛陈莝……开鬼门，洁净府。""洁净府"，即利小便法。逐水剂见经方泻下剂。

第一节　淡渗利水剂

五苓散

【原文】

假令瘦人脐下有悸，吐涎沫而癫眩[1]，此水也，五苓散主之。（十二：31）

五苓散[2]方

泽泻一两一分　猪苓三分（去皮）　茯苓三分　白术三分　桂枝二分（去皮）

上五味，为末，白饮服方寸匕，日三服，多饮暖水，汗出愈。

注释：

[1] 癫眩：即头眩。癫，通颠。

[2] 五苓散：《伤寒论》方为："猪苓十八铢（去皮），泽泻一两六铢，白术十八铢，茯苓十八铢，桂枝半两（去皮）……捣为散……如法将息。"余同。

【功效配伍】

五苓散化气利水，兼以解表。方中茯苓、猪苓、泽泻淡渗利水，通利小便；白术甘苦温，健运脾土，燥湿利水；桂枝辛温通阳，化气行水，温通膀胱水道，兼以解表散邪。吴崑《医方考》曰："《经》曰：膀胱者，州都之官，津液藏焉，气化则能出矣。此用桂之意也。"诸药相配，共奏化气利水，通里达表之功。药用五味，以苓为主，共为散剂，故名五苓散，散剂可发散水湿邪气。方后曰："白饮服……多饮暖水"，可和胃气，助胃阳，辅助五苓散以助正祛邪。

上五味药，捣细末为散剂，用白饮和服方寸匕，一日服三次，并多饮暖水。服药后小便通利，里气调和，表气亦和，故肌表有微微汗出者则病愈。

【方证论治辨析】

五苓散治痰饮癫眩证。症见瘦人，脐下悸动，吐涎沫，癫眩。

瘦人为病情较久，饮食精微变为痰饮，不能充养肌肤；水饮停于下焦，膀胱气化不利，水饮反而上逆，则脐下悸动，口吐涎沫；水饮上逆清窍，浊阴不降，清阳不升，则癫眩。治用五苓散化气行水。

本证之癫眩，吐涎沫，不能排除癫痫之癫。所谓涎沫，连绵不断谓之涎，清浮而白谓之沫。吐涎沫也是癫痫主要特征。五苓散能祛风化痰饮，可用于治风痰引起的癫痫。

【原文】

脉浮，小便不利，微热消渴者，宜利小便、发汗，五苓散主之。（十三：4）

五苓散治小便不利。身微热，脉浮为风寒表邪未尽解；小便不利，为膀胱气化受阻，水液亦不得气化而出；口渴，为津液不能输布上承。本证外感风寒未解，邪循足太阳之经内入膀胱，寒水互结，气化受阻。治用五苓散利小便发汗。

【原文】

渴欲饮水，水入则吐者，名曰水逆，五苓散主之。（十三：5）

五苓散治水逆证。本证为水蓄下焦，气化不利，津不上布，水不下行，上逼于胃，致胃失和降，胃气上逆，故渴欲饮水，水入则吐。治用五苓散通阳利水。

【用方思路】

五苓散是经方渗利小便的代表方，其方性虽平和，但利小便的功能较强，尤其桂枝通阳利小便，促进膀胱气化功能，其作用绝不可小觑。临证凡小便不利、腰以下肿，或头面肿、四肢肿，属膀胱气化功能障碍者，皆可取用之。

五苓散临床用于治疗梅尼埃病、胸腔积液、急慢性肾性水肿、肝硬化腹水、脑积水、尿潴留、泌尿系结石、睾丸鞘膜积液等疾病。

【医案举例】

（1）张家礼医案：吴某，4岁。因头颅增大曾多方求医诊治。患儿1个月前曾来诊治，以五苓散加味治之，服药后病情好转。

本次为复诊：患儿舌质淡苔白润，脉道狭小，细直而软，形态消瘦，面色㿠白，头颅较大，目无神采，眼睛有太阳落山之象（这是脑积水患儿所特有的体征之一）。患儿以前小便黄少，食欲不佳，表情呆滞，经常感冒，服药后小便量、次明显增加，食欲增强，神志与智商均有改善，且很少感冒，只是最近一两天有些轻微咳嗽和流涕，大便还有些干燥。效不更方,守方:桂枝 8g,茯苓 10g,泽泻 10g,猪苓 10g,白术 10g,法半夏 10g,白芷 8g,葶苈子 6g,杏仁 10g,石菖蒲 10g,炙甘草 3g。中医学认为,脑积水可由肾气亏损,脾虚水湿停止等所致。五苓散温阳化气,利水渗湿。加上葶苈子强心利水消肿,降低颅内压;法半夏燥湿化痰;白芷通窍,兼活血引经,兴奋中枢神经;石菖蒲开窍醒神,改善智力低下;杏仁宣肺,提壶揭盖,诸药加强了五苓散的功效。《金匮要略》曰:"假令瘦人脐下有悸,吐涎沫而癫眩,此水也,五苓散主之。"现代医家经验以五苓散治疗水痫,余用之治疗脑积水,这些扩展,加深了对《金匮要略》中条文的理解,拓宽了五苓散临床运用的思路。[吕志杰. 仲景方药古今应用. 2 版. 北京:中国医药科技出版社,2016:761.]

(2)张建荣医案:杜某,女,47 岁,2013 年 10 月 11 日初诊。眩晕半月余,服药无效,延余诊治。眩晕以卧床后尤甚,视物旋转,伴泛泛欲吐。平时血压正常。刻诊:患者体格瘦弱,精神一般,面色㿠白,舌淡苔薄,脉细弱。检查颈椎 1~7 椎体无压痛,项亦不强,排除颈椎病。拟诊为梅尼埃病,辨证为痰饮上蒙清窍,治宜利饮降逆,方用五苓散加味:桂枝 15g,茯苓 15g,白术 10g,泽泻 30g,猪苓 10g,党参 10g,半夏 10g,橘皮 10g,生姜 3 片,5 剂,水煎服。患者服药 1 剂知,3 剂轻,5 剂病痊愈。[张建荣. 经方观止. 北京:中国中医药出版社,2016:636.]

猪苓汤

【原文】

脉浮发热,渴欲饮水,小便不利者,猪苓汤主之。(十三:13)

猪苓汤方

猪苓(去皮) 茯苓 阿胶 滑石[1] 泽泻各一两

上五味,以水四升,先煮四味,取二升,去滓,内胶烊消,温服七合,日三服。

注释:

[1]滑石:《伤寒论》为:滑石(碎)。

【功效配伍】

猪苓汤清热利水,育阴润燥。本方即五苓散去温燥之桂枝、白术,加育阴清热的阿胶、滑石组成。方中用猪苓、茯苓、泽泻甘淡渗湿，利水泄热；阿胶甘平，育阴润燥；滑石甘淡性寒，清热通窍利小便。诸药相合，育阴而不碍利水，利水而不伤阴，清热而不劫阳，水去则热无依附，则热亦自散，如此功效乃本方之优势。

上五味药，先用水煮猪苓、茯苓、泽泻、滑石，去滓，再入阿胶烊消。温服，一日三次。

【方证论治辨析】

猪苓汤治阴虚水热互结证。症见脉浮，发热，渴欲饮水，小便不利。

水热互结膀胱，外应皮毛则发热，脉浮，此并非表证；水热互结，郁热伤阴，津不上承，则渴欲饮水；小便不利，为水热互结，难以分离。本证热结则渴欲饮水，水结则小便不利，故水热互结是病之关键。治宜清热育阴利水，方用猪苓汤。

【用方思路】

五苓散与猪苓汤均为外邪与水互结膀胱，前者是邪初入而阴未伤，表邪尚未尽解，寒水互结膀胱；后者是水郁日久化热，抑或热入久而阴已伤，纯系里证。两方均以猪苓、茯苓、泽泻利水为主，其区别在于前方配以桂枝通阳化气利水，兼以发汗解表，故曰"利小便发汗"；后方配以滑石清热利窍，阿胶滋阴润燥，共奏育阴利水之功。临证用猪苓汤，若为热淋加蒲黄、萹蓄、瞿麦；若血尿明显者加大蓟、小蓟、白茅根；若尿频、尿急、尿痛、尿浊加连翘、鱼腥草、败酱草、土茯苓；若阴虚者加生地黄、女贞子、旱莲草等。

猪苓汤临床用于治疗急慢性肾盂肾炎、肾病综合征、肾结核、肾盂积水、肝硬化腹水、乳糜尿、泌尿系感染、泌尿系结石、前列腺肥大、流行性出血热等疾病。

【医案举例】

易聘海医案：阚某，23岁，业医。新产未久，小便癃闭，小腹胀痛拘急，心烦渴饮，但以尿闭故，不敢稍饮。病急投诊，先是西医利尿剂，无显著效果，惟导尿方可缓解一二。越三日，又因导尿所致尿道口肿大，痛苦难当，乃邀余会诊。视其舌质红而无苔，脉来洪数无伦。据悉，初由失利而胀急，继转胀急而拘痛。病系产后血虚，阴阳失调，膀胱气化不利，水热搏结使然。取育阴利水法，宗仲景"猪苓汤"意，加乌药、小茴香以行气，俾使阴阳互根，小便自然通利无阻。顿服一剂溲利；再服，尿溲如注，胀痛除；3剂病乃瘥。[湖南省中医药研究所.湖南省老中医医案选·易聘海医案.长沙:湖南科学技术出版社,1980:81.]

防己茯苓汤

【原文】

皮水为病，四肢肿，水气在皮肤中，四肢聂聂动^[1]者，防己茯苓汤主之。（十四：24）

防己茯苓汤方

防己三两　黄芪三两　桂枝三两　茯苓六两　甘草二两

上五味，以水六升，煮取二升，分温三服。

注释：

[1] 聂聂动：指肌肉轻微走动，犹如虫行皮中状。

【功效配伍】

防己茯苓汤通阳化气，表里分消。方中防己、黄芪补肺宣肺，使水气从表而解；茯苓、桂枝通阳利水，使水气从小便而解。又，黄芪既能从表托邪外出，又能利水退肿，桂枝外能开发腠理发散水气，内能通化膀胱阳气以利小便，故黄芪与桂枝配伍能使水湿之邪表里分消，并能通阳行痹，鼓舞卫气。另外，黄芪、茯苓、甘草健脾制水，并能防止肾水泛滥。

上五味药，水煮，去滓，分三次温服。

【方证论治辨析】

防己茯苓汤治皮水，阳气遏郁证。症见四肢皮腠水肿，肿处聂聂动，如虫行皮中状。

皮水肿势较明显，如《金匮要略·水气病脉证并治》曰："皮水，其脉亦浮，外证胕肿，按之没指，不恶风。"本证为皮腠水气壅盛，致卫阳遏郁不畅。脾主四肢肌肉，脾虚不运，则水气潴留，故四肢皮腠水肿；水肿之处，阴气过盛，卫阳之气受阻，阳欲通而阴欲阻，阴阳交争，水气相逐，则肿处肌肉聂聂动，如虫行皮中状。治用防己茯苓汤通阳化气，使水气从表从里分消。

【用方思路】

防己茯苓汤方性平和，而利水消肿作用较强，既能使水从小便解，又能使水从汗解。临证经适当化裁，可治疗各种水肿病。若腰以上肿，重用桂枝、防己，适当加少量麻黄；腰以下肿，重用茯苓，再加白术、泽泻、猪苓、车前子等；若阳虚者加附子；若有蛋白尿，可重用黄芪。

防己茯苓汤临床用于治疗特发性水肿、冠心病合并心衰、肾病综合征、尿毒症、妊娠子痫、膝关节慢性滑囊炎等疾病。

【医案举例】

（1）秦伯未医案：患者，男，28岁。病浮肿1年，时轻时重，用过西药，也用过中医健脾、温肾、发汗、利尿法等，效不明显。当我会诊时，全身浮肿，腹大腰粗，小便短黄，脉象弦滑，舌质嫩红，苔薄白，没有脾肾阳虚的证候。进一步观察，腹大按之不坚，叩之不实，胸膈不闷，能食，食后不作胀，大便一天一次，很少矢气，说明水不在里而在肌表。因此考虑到《金匮要略》上所说的"风水"和"皮水"，这两个证候都是水在肌表，但风水有外感风寒症状，皮水则否。所以不拟采用麻黄加术汤和越婢加术汤发汗，而用防己茯苓汤行气利尿。诚然，皮水也可用发汗法，但久病已经用过发汗，不宜再伤卫气。处方：汉防己、生黄芪、带皮茯苓各15g，桂枝6g，炙甘草3g，生姜2片，红枣3枚。

用黄芪协助防己，桂枝协助茯苓，甘草、姜、枣调和营卫，一同走表，通阳气以行水，使之仍从小便排出。服两剂后，小便渐增，即以原方加减，约半个月症状完全消失。［秦伯未.谦斋医学讲稿.上海：上海科学技术出版社，1978：153.］

（2）张建荣医案：房某，男，76岁，彬县人，农民。2013年4月29日初诊。患心悸2年余，劳累后加重，伴浮肿，头不晕。舌淡苔厚略腻，脉弦硬。有高血压病史。检查：精神一般，颜面、手指微肿，双下肢凹陷性水肿，按之没指。心脏听诊有轻度杂音，偶可闻及早搏。血压：144/80mmHg。中医诊断心悸、水气病；辨证痰水互结；治宜利水化痰，佐以活血通脉。处方防己茯苓汤合枳实薤白桂枝汤加减：粉防己12g，茯苓20g，白术10g，桂枝10g，黄芪15g，栝楼10g，薤白10g，半夏10g，厚朴10g，丹参20g，川芎10g，泽泻15g，木通10g，车前子12g（包煎），水煎服。连续服15剂。

2013年5月14日患者因路途远而未来就诊，其子代诉：用药后诸症均减，劳累后心不悸动，下肢水肿明显好转。患者服药虽有效，但病未痊愈，故继用前方去木通，续用 15 剂。2013 年 6 月 24 日，其子又来取药，言及下肢仍有轻微浮肿，再守方用药 15 剂。一年后询知病情稳定，心悸、水肿未再发。[张建荣.经方观止.北京：中国中医药出版社,2016:642.]

第二节　温阳利水剂

栝楼瞿麦丸

【原文】

小便不利者，有水气，其人若[1]渴，栝楼瞿麦丸主之。（十三：10）

栝楼瞿麦丸方

栝楼根二两　茯苓三两　薯蓣三两　附子一枚（炮）　　瞿麦一两

上五味，末之，炼蜜丸梧子大，饮服三丸，日三服；不知，增至七八丸，以小便利，腹中温为知。

注释：

[1] 若：《医统正脉》本，作"苦"。

【功效配伍】

栝楼瞿麦丸温阳化气，生津润燥。方中栝楼根清热生津止渴，以润上焦燥热；附子温暖肾阳，化气行水，以散下焦寒气；薯蓣气阴两调，既能上除燥热，又能下顾肾气；瞿麦、茯苓利水通阳。本方主旨乃振奋肾阳，化生肾气，使津液上承，水气下行。服后若觉腹中温暖为药已中病。尤在泾《金匮要略心典》曰："夫上浮之炎，非滋不熄；下积之阴，非暖不消，而寒润辛温，并行不悖，此为良法矣。"

上五味药，共研细末，炼蜜为丸梧子大，饮服三丸，一日三次，若效不明显，可增量。本方亦可改丸剂为汤剂。

【方证论治辨析】

栝楼瞿麦丸治小便不利，下寒上燥证。症见苦渴，小便不利，腹中寒凉。

本证为肾阳虚水气内停，气不化津。肾主水而司蒸化，若下焦肾中阳气衰弱，不能蒸化水气为津液，津不上承，上焦心肺失之润养，燥热内生，则口舌干燥苦渴。《素问·灵兰秘典论》曰："膀胱者，州都之官，津液藏焉，气化则能出焉。"肾与膀胱相表里，肾阳虚，膀胱之阳亦虚，水气不能气化而出，则小便不利，腰中寒凉。治宜温肾阳化气行水，清润上焦燥热，方用栝楼瞿麦丸。

【用方思路】

栝楼瞿麦丸为肾气丸的变化方，此二方皆能温补肾阳，化气行水，但二者适应证有区别，栝楼瞿麦丸方证下寒上燥较突出，而肾气丸方证主要表现为肾阳虚，上燥不显著。临证用栝楼瞿麦丸，若下寒甚者，加桂枝、补骨脂、菟丝子、淫羊藿等；上燥甚者，加麦冬、玉竹等。

栝楼瞿麦丸临床用于治疗慢性肾炎、慢性肾盂肾炎、糖尿病肾病、肝硬化腹水、慢性前列腺炎、尿路感染、尿道综合征等疾病。

【医案举例】

（1）张琪医案：王某，男，30岁，1989年5月29日初诊。患慢性肾小球肾炎两年余，尿蛋白（++）~（++++），曾用中西药治疗效不明显。近日病情加重，浮肿，尿少，尿量约400mL/24h，腰酸乏力，下肢冷、口干，时有咽痛，舌红苔白，脉细而无力。尿蛋白（++++），曾服泼尼松及利尿剂未见缓解。脉症合参，乃属肺中燥热，肾阳虚而上热下寒，气化不利所致。治以清肺温肾利湿法。以栝楼瞿麦丸化裁：天花粉20g，瞿麦20g，附子15g，山药20g，茯苓15g，泽泻20g，熟地黄20g，黄芪30g，蒲公英30g，甘草15g，水煎服。

1989年6月14日复诊：共服上方12剂，尿量增加至2000mL/24h，浮肿全消，余症明显好转，尿蛋白（++），略有乏力，纳差，舌淡红，脉滑，遂改用健脾益气清利湿热剂调治而愈。［曹洪欣.张琪教授运用经方治疗肾病的经验.黑龙江中医药，1991（3）：1.］

（2）张建荣医案：宋某，女，45岁，2013年6月24日初诊。自觉腰以上发热，腰以下肢体发凉已多年，加重3年。平时心烦，头晕，易患口疮，胃脘以下冰凉，下肢及膝关节发凉怕风尤甚，看电视时须用衣物缠绕腰膝取暖，多年不能远出旅游。饮食、二便、月经均正常。舌体淡润、舌尖稍赤，脉沉细弱，尺尤甚。辨为肾虚，下寒上燥证，治宜温下润上。方用栝楼瞿麦丸加味：天花粉 15g，玉竹 10g，知母 10g，制附片 10g（先煎），桂枝 10g，补骨脂 10g，淫羊藿 15g，熟地黄 15g，山萸肉 10g，怀山药 15g，茯苓 10g，瞿麦 10g，炙甘草 8g。7 剂，水煎服。

2013 年 7 月 12 日复诊：服药后无不良反应，下寒上燥明显好转。舌淡苔润，脉沉细略数。脉有数象，当为阳气恢复之兆。续用上方 7 剂。

2013 年 8 月 3 日三诊：心烦，下肢发凉诸症基本消失，唯觉下肢有沉重感。续用上方加木瓜 10g，以巩固疗效。[张建荣.经方观止.北京:中国中医药出版社,2016:650.]

麻黄附子汤

【原文】

水之为病，其脉沉小，属少阴；浮者为风，无水虚胀者，为气。水，发其汗即已。脉沉者宜麻黄附子汤；浮者宜杏子汤[1]。（十四：26）

麻黄附子汤[2]方

麻黄三两　甘草二两　附子一枚（炮）

上三味，以水七升，先煮麻黄，去上沫，内诸药，煮取二升半，温服八分，日三服。

注释：

[1] 杏子汤：见经方解表剂。

[2] 麻黄附子汤：此方与《伤寒论》麻黄附子甘草汤药物组成相同，但用量、炮制不同。麻黄附子甘草汤方为：麻黄二两（去节），甘草二两（炙），附子一枚（炮，去皮，破八片）。另外，方后有"先煮麻黄一两沸""温服一升，日三服"，与此方稍有差异。

【功效配伍】

麻黄附子汤温阳发汗。方中附子温肾阳化气行水；麻黄开启腠理，发汗散水，宣肺平喘；甘草调中护正，并能制约附子、麻黄过于温燥发散。本方温化与发散并施，能使肾肺协调，水去肿消。若只助阳不发汗，则肺不宣而喘难平；若只发汗不助阳，则阳气随汗而外泄，反使肾阳更虚。

上三味药，先水煮麻黄，去上沫，后入诸药煎煮，去滓，温服，一日三次。

【方证论治辨析】

麻黄附子汤治正水，肾水犯肺证。症见少阴脉沉小或沉迟。尚应具备正水脐腹部肿满，外证自喘等症。

正水即水气本源于肾，为肾阳虚不能化气行水，水气上逆犯肺。病变涉及肾肺两脏，即其本在肾，其标在肺。少阴脉沉小或沉迟，为肾阳亏虚，水气内停，脉鼓动无力；脐腹肿满，为肾阳虚失其蒸化开阖之职，水气排泄障碍；外证自喘，为水气随足少阴肾脉上逆于肺，肺失肃降而喘。治用麻黄附子汤振奋肾阳，发汗散水。

【原文】

正水，其脉沉迟，外证自喘；石水其脉自沉，外证腹满不喘。（十四：1）

正水、石水均有腹满，脉沉，其区别是正水外证自喘，石水外证不喘。正水原文未提腹满，为蒙后省文法。

【原文】

肾水者，其腹大，脐肿腰痛，不得溺[1]，阴下湿如牛鼻上汗，其足逆冷，面反瘦。（十四：17）

注释：

[1] 不得溺：指小便困难。溺，通尿。

肾水与正水皆为肾阳虚水肿，故其症状可互参。肾为胃之关，若肾阳虚，关门不利，水蓄下焦，反侮脾土，则腹大脐肿；腰为肾之外府，肾阳虚，腰府失之温煦，则腰痛；肾与膀胱相表里，肾阳虚膀胱气化障碍，则小便不利，水气渗溢前阴，故前阴湿润如牛鼻上汗；肾脉起于两足，肾阳虚不能温煦于下，寒水下注，故两足逆冷；五脏以肾为本，内寄真阴真阳，肾虚则其他诸脏气亦必虚少，气血不能上荣于面，则面消瘦无华，或因肾水以腰以下脐腹肿大突出，而面部水肿不甚，故见面反瘦小。

【用方思路】

麻黄附子汤治疗正水，反映了温补肾阳、利水消肿，佐以发汗的精神，亦反映了从肺肾治疗水气病的用药关系。临证治疗正水除用麻黄附子汤温阳发汗外，亦可用肾气丸、《伤寒论》真武汤温阳利水。

麻黄附子汤临床用于治疗急慢性肾炎、肺心病、冠心病等疾病。

【医案举例】

覃某，女性，五十余岁。因全身浮肿，来院医治。患者于入院前 3 个月，初起眼睑浮肿，继即全身肿胀，按之有凹陷，体重由 80 余市斤增至 140 余市斤，行动困难，食欲不振，大便软，小便少。素无心悸气促及两脚浮肿史，经化验诊断为肾脏性水肿。脉之沉小，初拟五苓散、济生肾气丸之类，连服多剂，毫无作用。筹思再三，患者先从颜面肿起，正符合《金匮要略》所谓"腰以上肿，当发汗乃愈"之旨，同时忆及吴鞠通肿胀一案，因仿其法，用麻黄附子甘草汤，连服 3 剂，汗出至腿以下，顿觉全身舒适，但肿消失不著。继用五苓散及济生肾气丸多剂，功效大著，关门大开，小便清长，日夜 10 余次。两周后，全身肿胀消失，体重减至 80 余市斤，恢复原来体重，患者愉快出院。

［湖南省中医药研究所.湖南中医医案选辑·第一辑.长沙:湖南人民出版社,1960:58.］

第十七章 经方催吐、安蛔、杂疗剂

本章将经方催吐、安蛔、杂疗剂合为一起，一是因其内容较少；二是所论病种独立性较强，一病则可自成体系。其中催吐方瓜蒂散，是催吐的代表方，属"八法"之"吐法"；乌梅丸是安蛔驱虫的代表方；杂疗剂的几个方用药均有特色。

第一节　催吐剂

瓜蒂散

【原文】

宿食在上脘，当吐之，宜瓜蒂散[1]。（十：24）

瓜蒂散方

瓜蒂一分（熬黄）　赤小豆一分（煮）

上二味，杵为散，以香豉七合煮取汁，和散一钱匕，温服之，不吐者，少加之，以快吐为度而止。亡血及虚者不可与之。

注释：

[1] 瓜蒂散：《伤寒论》方后煎服法为"上二味，各别捣筛，为散已，合治之，取一钱匕，以香豉一合，用热汤七合，煮作稀糜，去滓，取汁和散，温顿服之"。

【功效配伍】

瓜蒂散涌吐痰涎宿食。瓜蒂即甜瓜的果蒂，性升味极苦有毒，催吐力强，善涌吐膈上痰涎宿食；赤小豆味苦酸，利水消肿，与瓜蒂相伍，酸苦涌泄催吐；香豉辛甘，轻清宣泄，开郁和胃，载药上行，增强催吐之力。三味相合，共奏涌吐痰涎宿食之功。

上二味药，取瓜蒂阴干焙黄、赤小豆分别捣散过筛，研为细末，合和一起，取一钱匕药散；另取香豉一合，用热汤七合，煮成稀糜状，去滓，再将香豉汤汁与一钱匕药散相合，一次温服。服后未得吐者，可稍加药量，得快吐后，停止服药。本方为涌吐峻剂，且有毒性，凡虚劳、失血之人当忌用。

【方证论治辨析】

瓜蒂散治宿食在上脘。症见胸膈痞闷硬痛，嗳腐吞酸，泛泛欲吐，不思饮食。

宿食多由饮食不节，食滞不化，或暴饮暴食蓄积于胃脘。宿食在上脘，应采用催吐法，方用瓜蒂散。

宿食在胃脘特征，在上脘者，则胸膈痞闷硬痛；在中脘者则胸腹满痛；在下脘者，则脐腹满痛。

【用方思路】

瓜蒂散为经方仅有的一首催吐方，此方是急症用方，多用于痰涎宿食阻塞胸膈，或误食毒物，或食不洁之物，或暴食等，若病邪在胃之上脘者尚可用之。临证应掌握得吐止服的原则，绝不可过量，或久用，以防中毒。宿食病在胃之中脘者宜消之，方用后世《丹溪心法》的保和丸（山楂、神曲、半夏、茯苓、陈皮、连翘、莱菔子）消食和胃。宿食病在胃之下脘者宜攻下，方用大承气汤通腑泻实。

瓜蒂散临床多用于食物中毒、药物中毒、消化不良、精神分裂症、癫痫、黄疸性病毒性肝炎等疾病。

【医案举例】

唐祖宣医案：祁某，男，43岁，1976年11月9日诊治。现病史：患脑囊虫病6年，抽搐频作，痰涎益盛，多方诊治，时轻时重，于11月7日下午突发头目眩晕，天地转动，不能站立，以手扪胸，不能言语，中西药治疗无效，邀唐祖宣诊治。症见：形体稍胖，精神尚可，不能言语，以写字陈述其苦，心胸憋闷，烦躁不安，头疼掣目，不能入眠，舌体胖淡，白苔满布，满口湿痰，咳唾涎沫，四肢举动如常，脉象滑数，两寸独盛。辨证：痰湿蒙蔽清窍。治则：豁痰开窍。处方：瓜蒂9g，赤小豆9g，水煎服。

二诊：1976年11月11日。上方服后，苦涩异常，先吐后泻，吐稠痰两碗，下利3次，诸症减轻，但仍不能语，上方加石菖蒲、郁金各9g。三诊：1976年11月15日。昨日将药服下，先吐泻，于晚12点能言语，即予温胆汤加味调治。抽搐从1977～1979年两年没有发作。

体会：久有抽搐之疾，似属风痫之证，《素问·至真要大论》说"诸风掉眩，皆属于肝"，由于肝郁不舒，加之痰湿蒙蔽清窍，则不能言语，症见心胸憋闷，烦躁不安，脉象滑数，两寸独盛。痰湿郁结上脘，张子和在"汗吐下三法该尽治病诠"篇中说"风痰宿食，在膈或上脘，可涌而吐之"，故取"木郁达之"之义，用吐法峻剂瓜蒂散吐之，使痰有去路，木郁得解，邪去病安。[郑卫平,冀文鹏.唐祖宣金匮要略解读.北京:科学出版社,2016:109.]

第二节　安蛔剂

甘草粉蜜汤

【原文】

蛔虫之为病，令人吐涎，心痛发作有时，毒药不止，甘草粉蜜汤主之。（十九：6）

甘草粉蜜汤方

甘草二两　粉[1]一两　蜜四两

上三味，以水三升，先煮甘草，取二升，去滓，内粉、蜜，搅令和，煎如薄粥，温服一升。差即止。

注释：

[1] 粉：指铅粉。《本草崇原》曰："因化铅而成粉，故名铅粉，《神农本草经》名粉锡，《别录》名胡粉，今名水粉。李时珍曰：'铅锡一类也，古人名铅为黑锡，故名粉锡。'"

【功效配伍】

甘草粉蜜汤安蛔杀虫，或安蛔和胃。方中铅粉味辛寒，有毒，功能杀虫。《神农本草经》云："主毒螫，杀三虫。"本方配甘草二倍于铅粉，白蜜四倍于铅粉，其作用有三：一是制约铅粉毒性；二是取其甘甜味诱虫食之，待甘味既尽，毒性旋发，而杀除蛔虫；三是杀虫而不伤正。

上三味药，先水煮甘草去滓，加入粉、蜜，搅匀，煎如薄粥样，温服，病愈停药。

【方证论治辨析】

甘草粉蜜汤治蛔虫病。症见口吐涎，心腹疼痛，发作有时。

蛔虫是因饮食物不洁，蛔虫卵由口腔进入肠道，寄生繁殖。肠道为蛔虫寄生之所，若蛔虫攻窜于胃肠，气机逆乱，故口吐涎水，心腹疼痛，且以肚脐或偏上腹部疼痛为主；时作时止，是因蛔动则痛作，蛔静则痛止。治用甘草粉蜜汤安蛔杀虫。蛔虫病，其症一般可见眼白睛有蓝色斑点，下唇黏膜有半透明状颗粒，舌面有红点，苔多剥蚀，面部有白斑，鼻孔瘙痒，睡中龂齿，贪食不易消化，并有嗜异，大便不调等症。

【用方思路】

对甘草粉蜜汤中"粉"解释有两种。①铅粉：一是据方后"差即止"，说明"粉"有毒，应病愈即停药；二是将"毒药不止"释为用一般杀虫药不能取效，即采用峻剂杀虫药铅粉。"毒药"二字在古代并非专指有剧毒的药物，如有"聚毒药以供医事"的记载即是。②米粉：一是据方后语"先煮甘草，取二升，去滓，内粉，蜜，搅令和，煎如薄粥"。薄粥即米粉所能为之；二是将"毒药不止"释作已用过有毒性的杀虫药未能治疗，故用米粉与甘草、白蜜安蛔，以调理脾胃。上述两说皆不无道理，临床可根据具体情况，若需杀虫用铅粉；若需安蛔用米粉。

【医案举例】

徐世祥医案：刘某，女，30岁，工人，患胆道蛔虫合并感染，经用消炎、解痉及驱虫药，排出蛔虫数条，症状缓解，但3天后又发作，继用前法不效。改用中药治疗，就诊时上腹钻顶样痛，阵发性加剧，面色苍白，汗多，口干喜饮，手足冷，舌红少津，苔微黄，脉弦，证属蛔厥，为气阴两虚夹热型，治宜益气养阴，安蛔止痛，兼清虚热，用甘草粉蜜汤主之。先煎生甘草21g，取沸汤适量，纳粳米粉21g，蜂蜜9g，搅匀，煎如薄粥，顿服。

数小时后疼痛缓解，吐止。当晚再进1剂，痛止，眠佳纳增，精神好转，排大便1次，未见蛔虫。改以化生丸加减：鹤虱、甘草、枯矾各6g，槟榔15g，苦楝根皮12g，铅粉布包煎3g，煎液400mL，再调入蜂蜜15g，顿服，排蛔虫5条而病愈。[徐世祥.甘草粉蜜汤应用一得.浙江中医杂志,1985(8):352.]

乌梅丸

【原文】

蛔厥[1]者，乌梅丸主之。（十九：8）

乌梅丸[2]方

乌梅三百个　细辛六两　干姜十两　黄连一斤　当归四两　附子六两（炮）　川椒四两（去汗[3]）　桂枝六两　人参六两　黄柏六两

上十味，异捣筛[4]，合治之，以苦酒渍乌梅一宿，去核，蒸之五升米下，饭熟捣成泥，和药令相得，内臼中，与蜜杵二千下，丸如梧子大，先食饮服十丸，日三服，稍加至二十丸。禁生冷滑臭[5]等食。

注释：

[1] 蛔厥：蛔虫引起的厥证。

[2] 乌梅丸：《伤寒论》方中：黄连十六两、附子六两（炮，去皮）、蜀椒四两（出汗）、桂枝六两（去皮），其余药物相同；方后语基本相同，仅禁生冷语后为滑物、臭食等。

[3] 去汗：指用微火炒蜀椒，炒至其水分和油脂向外溢出。

[4] 异捣筛：指将药物分别捣碎，筛出细末。

[5] 滑臭（chòu，音臭）：指有特殊气味的滑利食物，如鱼腥等。

【功效配伍】

乌梅丸清上温下，安蛔止痛。方中重用味酸之乌梅为君药，并用苦酒浸一宿，以增强其酸性，安蛔止痛，涩肠止泻；配黄连、黄柏苦寒降泄，以清泄上热，驱降蛔虫；配蜀椒、细辛、干姜、附子、桂枝之辛热，温下寒，伏蛔止痛；人参补益脾土；当归养血疏肝；蜜杵为丸，以求缓治，并能和中、解附子毒性。柯韵伯《伤寒来苏集》曰"蛔得酸则静，得辛则伏，得苦则下"；又有医者认为：蛔得甘则动。此酸甘苦辛合于一方，酸甘化阴，辛甘化阳，酸苦泄热，故能寒温并调，补泄兼施，安蛔杀蛔，并能涩肠止痢。

上十味药，乌梅用苦酒浸渍一宿，去核，蒸之于米饭之下，米熟后将乌梅与其他药和匀，放入臼中，再加蜜杵捣，制成梧桐子大。每次进食前空腹服十丸，一日三次，最大量可每次加至二十丸。服药期间，禁忌生冷、油腻、腥臭食物。

【方证论治辨析】

乌梅丸治蛔厥。症见脘腹疼痛，四肢厥逆等。

蛔厥因上热下寒，蛔虫上行窜扰，致气机逆乱，出现脘腹疼痛，四肢厥逆。方用乌梅丸清上温下，安蛔止痛。

【原文】

蛔厥者，当吐蛔，令病者静而复时烦，此为脏寒[1]，蛔上入膈，故烦，须臾[2]复止，得食而呕，又烦者，蛔闻食臭[3]出，其人常自吐蛔。（十九：7）

注释：

[1] 脏寒：指脾脏、肠中虚寒。

[2] 须臾：很短的时间，即一会儿。

[3] 食臭（xiù，音嗅）：指食物的气味。

蛔厥病机为肠寒胃热，气机逆乱。症见心腹剧痛，四肢厥冷，病者一会儿安静，一会儿烦躁，腹痛阵作，须臾复止，得食而呕又烦，甚至吐出蛔虫。

蛔厥是肠寒胃热，蛔虫内动，阴阳气血不能贯通，以心腹剧痛阵作，四肢厥冷为主症。蛔虫寄居肠府，喜温恶寒，今胃热肠寒，蛔虫避寒就温，由肠道上入胃膈，故心腹剧痛，烦躁不安，甚则吐蛔；进饮食后，蛔闻饮食气味而上窜，故呕吐，心烦，甚至常吐蛔。蛔动则痛烦，蛔静则痛止，故蛔厥有静而复时烦，须臾复止的特征。方用乌梅丸清上温下，安蛔止痛。

【用方思路】

黄元御《金匮悬解》曰："乌梅丸上清燥热而下温湿寒，蛔厥之神方也。"临证治蛔厥，加槟榔、川楝子或苦楝根皮等；治久痢，加赤石脂、罂粟壳、诃梨勒等；若为脓血便，加白头翁、秦皮、三七粉等；里急后重明显者，加枳壳、木香、山楂炭等。

乌梅丸临床用于治疗胆道蛔虫病、蛔虫性腹痛、蛔虫性肠梗阻、异食癖、钩虫病、血吸虫病、慢性胃炎、消化性溃疡、慢性肠炎、慢性结肠炎、慢性非特异性溃疡性结肠炎、肠易激综合征、滴虫性肠炎、急慢性痢疾、慢性胆囊炎、胆道结石症、慢性盆腔炎等疾病。

【医案举例】

唐祖宣医案：张某，女，37岁，1976年9月14日诊治。现病史：右上腹疼痛10余日，恶心呕吐，发作有时，误以脾胃虚寒论治，投以温中散寒之品，其病不减，疼痛更甚，冷汗淋漓，四肢欠温，又吐蛔一条。症见：形体消瘦，面色青黄，右上腹痛如刀绞，休作有时，呕吐酸苦水，心中疼热，舌苔黑有津，冷汗淋漓，四肢厥冷，脉沉细数。

辨证：厥阴阴邪化寒，蛔厥之证。治则：温脏安蛔。处方：乌梅24g，细辛4.5g，蜀椒4.5g，黄连9g，干姜9g，炮附子6g，桂枝6g，潞参6g，黄柏6g，当归6g，槟榔15g。2剂，水煎服。

上方频服，呕吐止，腹痛减，汗止，四肢转温，但大便不畅，继服上方去黄柏，加大黄9g，服后大便畅通，3剂而愈。

体会：蛔厥之证，由于脏寒不利蛔之生存，蛔性喜温，避下寒而就上热，蛔上入膈，胆胃受扰，痛呕并作，阳气衰微，故汗出逆冷；津血耗伤则脉沉而数、心中疼热，此寒热错杂之证，但总源于蛔上扰膈所致。用乌梅酸可制蛔，细辛、蜀椒辛可驱蛔，黄连、黄柏苦可下蛔，使蛔得酸则静，得辛则伏，得苦则下，共成温脏驱蛔、补虚扶正，上火得清，下寒得温，故能获救。临床应用时由于大便不畅，加大黄以通其腑实，使入膈之蛔泻之于下，故能取效。临床中若厥逆烦躁重者，重用附子、干姜、人参；呕吐重者重用黄连、干姜。[郑卫平，冀文鹏.唐祖宣金匮要略解读.北京：科学出版社，2016：232.]

第三节 杂疗剂

藜芦甘草汤

【原文】

病人常以手指臂肿动，此人身体瞤瞤者，藜芦甘草汤主之。（十九：2）

藜芦甘草汤方：未见。

【功效配伍】

藜芦甘草汤涌吐风痰。方药组成未见。方名中藜芦辛苦寒，涌吐膈上风痰；甘草和中，二药能使风痰去而正气不伤。本方虽仅有方名两味药，但涌吐风痰之效法已备。藜芦有大毒，用量应严格控制。

【方证论治辨析】

藜芦甘草汤治手指臂肿动，风痰流注证。症见病人常手指臂胀动，身体肌肉瞤动。

手指臂肿动，为风痰阻膈，流注经络引起。其发病，多为素有痰湿伏留胸膈，再感风邪后，风痰相合，攻走流窜，经气通行受阻，故手指臂肿胀颤动，不能自主；若风痰甚则引动身体其他部位肌肉瞤动。因痰湿盛则肿，风邪盛则动，此为典型的风痰阻经。治用藜芦甘草汤涌吐风痰。

【用方思路】

藜芦甘草汤方，有用藜芦一味治疗风痫、中风的记载。

【医案举例】

李月池医案：我朝荆和王妃刘氏，年七十，病中风，不省人事，牙关紧闭，群医束手。先考太医吏目月池翁诊视，药不能入，自午至子。不获已，打去一齿，浓煎藜芦汤灌之。少顷，噫气一声，遂吐痰而苏，调理而安。药弗瞑眩，厥疾勿瘳，诚然。[李时珍．本草纲目．2版．北京：人民卫生出版社，2004：948．]

鸡屎白散

【原文】

转筋之为病，其人臂脚直，脉上下行，微弦。转筋入腹者，鸡屎白散主之。（十九：3）

鸡屎白散方

鸡屎白

上一味，为散，取方寸匕，以水六合，和，温服。

【功效配伍】

鸡屎白散清利湿热，舒缓筋脉。方中鸡屎白性寒清热利湿，通利二便，使湿浊与热邪从大小便而解。

用法：鸡屎白即鸡粪中之灰白色部分，将其选出焙干，研为细末，取方寸匕，用温水冲服。

【方证论治辨析】

鸡屎白散治转筋，湿浊化热伤阴证。症见臂脚直，脉上下行，微弦，转筋入腹。

转筋，俗称抽筋，是指四肢筋脉拘挛抽掣牵引疼痛，伸缩困难的疾病。本证为湿浊化热，热伤阴液，致筋脉失养。臂脚直，指上肢与下肢强硬，不能屈伸；脉微弦，直上下行，指脉劲急强直，全无柔和之象。转筋部位，一般多在下肢，尤以腓肠肌痉挛为多见，严重时可从两腿牵引小腹作痛，称之为转筋入腹。治用鸡屎白散清利湿热，导浊热下行，以治其本。

【用方思路】

鸡屎白散临床用于治疗破伤风、肩关节周围炎、角膜斑痕等。

【医案举例】

任化天医案：任化天老先生介绍应用鸡屎白治愈破伤风数十例，效果满意。如：患者任某，男，20岁。因伐木而被树枝刺破左手背，二三日后伤口愈合，但突然发热、口噤、牙关紧闭，阵发性全身痉挛，角弓反张，面呈苦笑状，急予鸡屎白9g为末，烧酒冲服，汗出后，诸症悉减，数日而愈。

后来，张柱之老先生将解痉、镇痉药物与鸡屎白合并应用，名鸡屎白合剂，治疗5例破伤风，效果亦著。处方：蜈蚣1条，全蝎3g，南星3g，天麻3g，白芷3g，羌活6g，防风3g，鸡屎白6g（焙干研细另包）。先煮诸药去渣，放入鸡屎白末，加黄酒1杯，分3次内服，为1日量。必要时成人可加倍服用。如：患者杨某，男，11岁，住院号23667，于1959年2月26日入院。患者8日前，碰伤头部。3日后先由颜面肌肉发生痉挛，然后背部抽痛，颈部僵直，四肢抽搐，张口困难。入院前3日，牙关紧闭，不能进食。诊断为破伤风。入院后检查：头部伤口已痊愈，面呈苦笑状，牙关紧闭，进食困难，项部僵直，腹肌板状硬。每隔20分钟左右全身阵挛一次，脉象沉弦数。当日即用鸡屎白合剂1剂内服，翌日症状显著减轻，阵挛次数减少，睡眠较好。惟数日未曾大便，故加服桃仁承气汤1剂，服后便多量黑粪，口略张大，且能咀嚼食物，惟颜面之苦笑状仍存在，阵挛尚未全退，继续用鸡屎白合剂8剂，于3月9日痊愈出院。

鸡屎白即鸡粪中之灰白部分，将其选出焙干，研为细末备用。此药无副作用，亦无特殊恶臭气味，药源易找，疗程亦短，疗效甚佳，值得选用。对牙关紧闭不能下咽的患者，可做保留灌肠，亦可收同样效果。[曲垣瑞.鸡屎白治疗破伤风的观察.中医杂志，1962(10):23.]

蜘蛛散

【原文】

阴狐疝气者，偏有小大[1]，时时上下，蜘蛛散主之。（十九：4）

蜘蛛散方

蜘蛛十四枚（熬焦）　桂枝半两

上二味，为散，取八分一匕，饮和服，日再服。蜜丸亦可。

注释：

[1] 偏有小大：指阴囊两侧一大一小，病在偏大侧。

【功效配伍】

蜘蛛散辛温散寒，通利气机。方中蜘蛛味苦微寒，破结利气，配桂枝之辛温散寒通阳，并引蜘蛛入足厥阴以散寒气。病急宜用散剂，病缓宜用丸剂。

上二味药，共研细末，取适量，用水冲服，一日二次；或用蜜做成丸剂服用。

【方证论治辨析】

蜘蛛散治阴狐疝气，寒凝肝经证。症见阴囊偏大偏小，时上时下。但平时卧床休息，病情便可好转。

阴狐疝气，简称狐疝，为寒气凝结下焦足厥阴肝经。足厥阴肝经抵少腹绕阴器，若寒气凝结肝经，经气不利，气机不畅，则见阴囊偏大偏小，时上时下，变化不定，轻者少腹有坠胀感，重者由阴囊牵引少腹剧痛。治用蜘蛛散辛温散寒，通利气机。

【用方思路】

蜘蛛有的品种有毒性，有的品种无毒，故宜慎用。有人提出用大黑蜘蛛，不用花蜘蛛；也有学者提出用袋蜘蛛，可供临床参考。阴狐疝气，又名狐疝、小肠气，其发生多由劳动努伤，或站立日久，或努力叫喊，致肝失疏泄，气机升降出入失调，小肠自腹股沟脱出坠入阴囊。此病轻者，卧床休息，小肠能从阴囊还纳于腹，暂时好转；若病重者，可形成肠嵌顿，出现肠梗阻，故须引起重视。

蜘蛛散临床用于治疗小儿腹股沟斜疝、慢性咽炎等疾病。

【医案举例】

彭履祥医案：彭某，男，8岁，遂宁县安居区同盟公社一大队。1955年上半年就诊。主诉：患阴狐疝已有6年，阴囊肿大如小鸡蛋，其色不红，肿物时而偏左，时而偏右，患儿夜卧时肿物入于少腹，至白昼活动时肿物坠入阴囊，而且肿物时有疼痛感觉。几年来曾服一般疏肝解郁、利气止痛等治疝之药，但肿物依然出没无定，未见效果。患儿平素健康，饮食二便如常，余无所苦，舌苔不黄，舌质不红，脉象弦缓。诊断：寒气凝结肝经之阴狐疝。治则：辛温通利，破结止痛。方药《金匮要略》蜘蛛散原方。

大黑蜘蛛6枚（宜选屋檐上牵大蜘蛛网之大黑蜘蛛，每枚约为大拇指头大小，去其头足，若误用花蜘蛛则恐中毒），置瓷瓦上焙黄，干燥为末，桂枝9g。上2味共为散，每天用水酒一小杯，1次冲服3g，连服7天。

效果：服药3天后疼痛缓解，7天后阴囊肿大及疼痛消失，阴狐疝痊愈，观察1年未见复发。至今健康。[彭履祥,张家理.蜘蛛散治阴狐疝验案一例.成都中医学院学报，1981(2):18.]

第十八章　经方外用剂

经方外用剂，指从体表，或窍道给药的方药，多用于治疗体表、窍道疾病，或治疗脏腑疾病。其剂型有洗剂、熏剂、栓剂、粉剂（即外敷剂）、摩散剂等。经方外用剂，给后世外用药的应用奠定了基础。外用剂除本章介绍的方药外，治疗妇人病的外用剂亦不少，可参阅经方妇人剂。

百合洗方

【原文】

百合病一月不解，变成渴者，百合洗方主之。（三：6）

百合洗方

上以百合一升，以水一斗，渍之一宿，以洗身。洗已，食煮饼，勿以盐豉也。

【功效配伍】

百合洗方，方用百合一味养阴生津，濡润肌肤，清肺胃之热。

用法：取百合适量，渍水一宿，或水煎煮，用汤液洗身，洗后再食煮饼益气养阴生津，且忌服盐豉，因咸味能耗津增渴。

【方证论治辨析】

百合洗方治百合病，阴虚内热证。症见百合病一个月不解，变成渴者。

百合病日久不愈，除口苦，小便赤，脉微数外，又见口渴者，为心肺阴虚内热较甚。因肺与皮毛相合，其气相通，用百合洗方，洗其身之体表，则可清其在里之肺热。

【用方思路】

百合洗方是最早的用药物洗浴术，当今洗浴术较多，如汤浴、沙浴、泥浴、日光浴等，皆能治病。

矾石汤

【原文】

矾石汤：治脚气冲心[1]。（五）

矾石汤方

矾石二两

上一味，以浆水一斗五升，煎三五沸，浸脚良。

注释：

[1] 脚气冲心：又称脚气攻心、脚气入心。

【功效配伍】

矾石汤除湿止痒，导湿下行。矾石，亦称白矾、明矾。矾石酸涩苦寒，解毒除湿，杀虫止痒，收敛止血；浆水解毒利湿消肿。

用法：矾石一味，取浆水适量，煎三五沸，浸洗脚。

【方证论治辨析】

矾石汤治脚气，湿毒冲心。症见腿脚肿痛，湿痒，气逆冲心，伴呕恶、心悸、胸闷等症。

尤在泾《金匮要略心典》曰："脚气之病，湿伤于下，而气冲于上。矾石味酸涩性燥，能却水收湿解毒，毒解湿收，上冲自止。"

【用方思路】

矾石汤治脚气，亦可加苦参、黄柏、花椒、艾叶、蛇床子等煎汤浸脚外洗；另外，本方可外用于治疗湿疹、湿疮瘙痒等病。

苦参汤

【原文】

蚀[1]于下部[2]则咽干，苦参汤洗之。（三：11）

苦参汤方[3]

注释：

[1] 蚀：作腐蚀，浸蚀，虫蚀解；或作疮疡解，如《说文》谓："蚀，败疮也。"

[2] 下部：指前阴。

[3] 苦参汤方：此方后用量、用法，赵刻本阙，《医统》本作："苦参汤方：苦参一升，以水一斗，煎取七升，去滓。熏洗，日三。"宜从。

【功效配伍】

苦参汤解毒杀虫化湿。苦参味苦性寒，入心、肝、胃、大肠、膀胱经，清热解毒，燥利湿邪，杀虫止痒。方虽仅苦参一味，但该药功效显著。《名医别录》谓："除伏热肠澼，止渴，醒酒，小便黄赤，疗恶疮，下部蜃虫。"

上一味药，用水煎汤，趁热熏洗，一日三次。

【方证论治辨析】

苦参汤治狐惑病，前阴腐蚀证。症见前阴腐蚀溃烂，伴咽干。

前阴为肾所主，肝脉所过之处，肝肾经脉上通咽喉。狐惑病蚀于下部者，为湿热蕴积前阴，出现前阴腐蚀溃烂；前阴湿热循经脉自下而上扰则咽干。治宜解毒杀虫化湿，方用苦参汤熏洗前阴，直捣病源，则咽干自愈。

【用方思路】

苦参汤煎汤熏洗，是外用治疗前阴湿热病证的有效方。临证若湿热重，可加黄柏、白鲜皮、白矾等；若属寒湿证，可加蛇床子、花椒、艾叶等。

苦参汤临床用于治疗阴囊湿疹、肛门湿疹、尖疣、湿疣、白塞综合征、外阴瘙痒、滴虫性阴道炎、口腔黏膜扁平苔藓、脚气等。

雄黄熏方

【原文】

蚀于肛者，雄黄熏之。《脉经》云：病人或从呼吸上蚀其咽，或从下焦蚀其肛阴，蚀上为惑，蚀下为狐，狐惑病者，猪苓散主之。（三：12）

雄黄熏方

雄黄[1]

上一味为末，筒瓦二枚合之，烧，向肛熏之。

注释：

[1] 雄黄：俞本作"雄黄熏方"。

【功效配伍】

雄黄熏方杀虫解毒燥湿。雄黄辛苦温，有毒，《神农本草经》云："主寒热，鼠瘘，恶疮，疽痔死肌，杀精物，恶鬼，邪气，百虫毒。"

用法：取雄黄适量，放瓦上火烧加热，令烟出，用以熏肛，则可杀虫解毒燥湿。

【方证论治辨析】

雄黄熏方治狐惑病，肛门腐蚀证。症见肛门腐蚀溃烂。

狐惑病肛门腐蚀者，是湿热蕴积肛门，熏灼腐蚀肌肤所致。治用雄黄熏方杀虫解毒燥湿。

【用方思路】

雄黄熏方，临证对前后二阴的湿痒溃烂症，可将雄黄与艾绒混合一起，放容器内点燃，熏向前后二阴。

雄黄熏方临床用于治疗白塞综合征、肛门湿疹、疥疮、带状疱疹等疾病。

头风摩散

【原文】

头风[1]**摩散方（五）**

大附子一枚（炮）　盐等分

上二味为散，沐了，以方寸匕，已摩疾上，令药力行。

注释：

[1] 头风：指发作性头眩、头痛之类疾病。

【功效配伍】

头风摩散祛风散寒止痛。方中附子性味辛热，可祛皮肤经络风寒湿；盐味咸可引附子入经络通达血脉，以利其祛风散寒除湿。

上二味药，共研细末，制成散剂，沐浴后，取适量药散，在患处轻轻按摩，促使药力布散运行。

【方证论治辨析】

头风摩散治头风。头风为风寒中于头部,经络凝滞不通。治疗采用外治法,摩搽头痛之处,以祛风散寒,温经止痛。

【用方思路】

头风摩散开创了外用散剂治疗头风的先例。临床用于治疗头痛、偏头痛、血管神经性头痛等病。近年民间流传用川乌、草乌粉末,垫敷足跟下,治疗跟骨疼痛有效,与此方应用同理。

【医案举例】

侯恒太医案:王某,男,56 岁,工人。中风后偏瘫两年余,经治疗后肢体部分功能恢复,但左枕侧头皮经常麻木,时有疼痛,曾在原补气活血通络方的基础上加减调方数次罔效,改用头风摩散外用:附子 30g,青盐 30g,共研极细末。嘱剪短头发,先用热水浴头或毛巾热敷局部,然后置药于手心在患部反复搓摩;5 分钟后,局部肌肤有热辣疼痛感,继续搓摩少顷,辣痛消失,仅感局部发热,甚适,共用 3 次,头皮麻木疼痛一直未再发作。[侯恒太.头风摩散外用治肌肤顽麻疼痛.河南中医杂志,1988(2):20.]

第十九章　经方妇人剂

经方妇人剂包括《金匮要略》妊娠病、产后病、妇人杂病的方药，共计36方，其中桂枝汤、小柴胡汤、大承气汤、当归生姜羊肉汤、小青龙汤、泻心汤、抵当汤、小建中汤、肾气丸、猪膏发煎10方见于《金匮要略》其他篇章，而专用于妇人病的有26方。为了彰显经方妇人剂在中医学中的重要性及其价值，故将其26方分类单列论述。

第一节 妊娠剂

干姜人参半夏丸

【原文】

妊娠呕吐不止，干姜人参半夏丸主之。（二十：6）

干姜人参半夏丸方

干姜 人参各一两 半夏二两

上三味，末之，以生姜汁糊为丸，如梧子大，饮服十丸，日三服。

【功效配伍】

干姜人参半夏丸温中补虚，降逆止呕。方中干姜温中散寒；人参补脾益胃；半夏、生姜汁降逆止呕。诸药配伍，温中散寒补虚，和胃降逆止呕。

上三味药，共研细末，用生姜汁糊为丸，如梧子大，每日服三次，每次一丸。

【方证论治辨析】

干姜人参半夏丸治妊娠呕吐，胃虚寒饮证。症见妊娠呕吐不止。

妊娠呕吐不止，为妊娠胃气虚弱，胃失和降，胎气夹饮邪上逆。呕吐不止，乃妊娠恶阻重症，可见呕吐物呈清水涎沫，并伴头晕，心悸，舌淡苔白滑，脉弦等症。治宜温中补虚，降逆止呕，方用干姜人参半夏丸。

【用方思路】

关于半夏堕胎之说始于《名医别录》，但古今医家治妊娠呕吐方中用半夏者不乏其例，若妊娠胃虚饮逆，呕吐不止，非半夏孰能止乎？程林《金匮要略直解》引："娄全善曰：余治妊娠病，屡用半夏未尝动胎，亦有故无殒之义，临床之工，何必拘泥。"

【医案举例】

谢鼎苏医案：郭某，26岁，护士，1987年3月23日就诊。自诉妊娠3个多月，从

1个月左右开始出现恶心呕吐，虽经治疗，但呕吐反逐渐加重，现饮食不进，进则呕吐不止，欲使胃内容物全部吐光后始觉稍舒，呕吐物为痰涎、食物等。怀第一胎时曾因呕吐不止而致流产。刻诊：患者形容憔悴，羸瘦衰弱，疲乏无力，舌红少苔，口干喜饮，但克制不饮。四肢不温，但五心烦热，二便量少，脉滑细数。脉症合参，乃脾胃虚弱，浊气上逆，久呕伤津，气阴两亏。遂投干姜人参半夏丸合生脉散。

干姜5g，红参10g，法半夏10g，麦冬10g，五味子5g，生地黄10g，生姜10g。水煎，早晚分服。

进1剂后，诸症大减，进2剂呕吐止，后以饮食调养而愈。6个月后顺产一男婴。现母子均健。［谢鼎苏. 干姜人参半夏丸治疗妊娠呕吐不止. 湖南中医学院学报，1989(3):141.］

桂枝茯苓丸

【原文】

妇人宿有癥病[1]，经断未及三月，而得漏下[2]不止，胎动在脐上者，为癥痼[3]害。妊娠六月动者，前三月经水利时，胎也。下血者，后断三月衃[4]也，所以血不止者，其癥不去故也，当下其癥，桂枝茯苓丸主之。（二十：2）

桂枝茯苓丸方

桂枝　茯苓　牡丹（去心）　芍药　桃仁（去皮尖，熬）各等分

上五味，末之，炼蜜和丸，如兔屎大，每日食前服一丸。不知[5]，加至三丸。

注释：

［1］宿有癥病：指胞宫素有癥病。宿有，即素有。

［2］漏下：非经期漏下淋沥不断。

［3］癥痼：即癥病。

［4］衃：是癥痼互词。

［5］不知：指服药后病情无变化。

【功效配伍】

桂枝茯苓丸消瘀化癥。方中桂枝通行血脉之阳气，芍药滋阴养血和营气；牡丹皮、

桃仁活血化瘀消癥；茯苓消痰浊，利水湿，益脾气，安心神，与桂枝为伍可增强化痰利水。诸药合用，化瘀结，消痰浊，通血脉，痰瘀并治，以缓消癥积。

上五味药，炼蜜和丸以缓和药性，并做成如兔屎大小，每日仅服一丸，若无效，可加至三丸。或作汤剂，水煎服。

【方证论治辨析】

桂枝茯苓丸治妊娠癥病，痰浊瘀阻证。症见妇人宿有癥病，经断未及三月，漏下不止，并自觉脐上似有胎动感。

妇人宿有癥病，即妇人素有癥病存在，癥痼害即癥积痼疾，多为痰浊瘀血所致。一般妊娠前三个月经水正常，孕后胞宫按月逐渐增大，六个月小腹有胎动感，属正常妊娠。而此妊娠之前，小腹已宿有瘀血癥积，受孕前三个月，经水也不正常，孕后三个月忽见前阴漏下瘀血不止，脐上似有胎动样感疑似症，即瘀血癥积之患，是因血脉之气运行阻滞不畅，并非真正胎动，孕后三个月不会胎动，亦不会越脐而动。妇人素有癥病而妊娠者，由于癥积不去，漏下即不止，故治疗只有消除癥积，才能达到止漏保胎，方用桂枝茯苓丸。此方药味平和，非峻剂破血之品，且炼蜜和丸，服量极小，以图缓消瘀血，尚不致有堕胎之过。魏荔彤《金匮要略方论本义》曰："下癥全无猛厉之品，其投鼠忌器之谓乎？明此，则凡有胎而兼患积聚之邪者，可以推用其法也。"对妊娠宿有癥病的治疗，应禁用峻猛药剂，亦勿穷其病根，否则必损及胎元。如《素问·六元正纪大论》云："妇人重身，毒之何如……有故无殒，亦无殒也……大积大聚，其可犯也，衰其大半而止，过者死。"

有人认为本条原文是论癥病与正常妊娠的鉴别，即据月经变化以推断是癥是胎，是癥病者用桂枝茯苓丸治之。

【用方思路】

桂枝茯苓丸将活血化瘀与化痰利水之药融于一方，凡痰瘀癥积皆可用本方随证化裁治疗。妇人宿有癥病，癥病包括西医学的子宫肌瘤、卵巢囊肿等疾病。妇人患有癥病者受孕率较低，孕后可用桂枝茯苓丸治疗，控制癥积发展，以达保胎之目的。桂枝茯苓丸临证可变丸为汤，灵活加减应用。治疗子宫肌瘤，可加鳖甲、三棱、莪术；合并出血者，加茜草、三七粉、焦地榆等；治疗卵巢囊肿，加半夏、昆布、海藻等；治疗输卵管不通或积水，加川楝子、红藤、忍冬藤、王不留行、益母草、泽兰等。

桂枝茯苓丸临床用于治疗子宫肌瘤、卵巢囊肿、输卵管不通、输卵管不通伴积水、宫外孕、子宫内膜异位症、子宫直肠窝积液、盆腔瘀血综合征、急慢性盆腔炎、前列腺增生、缺血性心脏病、脑梗死等疾病。

【医案举例】

（1）班秀文医案：谢某，女，39岁，1992年12月12日初诊。检查发现子宫肌瘤1年余。月经周期尚规律，经将行则小腹疼痛，经行时则小腹疼痛加剧，不能坚持工作，持续两天方能缓解，月经量多，血暗红，夹瘀块，5天干净，末次月经1992年12月7日。平素带下一般，饮食睡眠均可，二便如常，舌淡红，苔薄白，脉沉细。1990年5月13日某医学院B超检查报告：子宫左后壁内子宫肌瘤并腺肌症可能。中医辨证属瘀血内停，结而成癥。治宜软坚散结，破积消癥。仿桂枝茯苓丸加味治之。

黄芪20g，鸡血藤20g，桂枝6g，茯苓15g，赤芍10g，牡丹皮10g，桃仁10g，山楂10g，益母草10g，延胡索10g，莪术10g，红枣10g。每日1剂，水煎内服。

上方增减连服4个月，经行腹痛消失。1993年4月15日B超复查，子宫肌瘤消失。［卢慧玲．班秀文治疗子宫肌瘤的经验．湖北中医杂志，1994，16（2）：4-5．］

（2）何任医案：陈某，女，61岁，某厂工程师，1992年5月27日初诊。患肝多发性囊肿9年，久治未果，逐年增大。近月来右腹部胀痛加重，纳谷日减，形体消瘦，疲乏，恶心，口干燥，舌苔薄、舌色暗，脉弦涩。体检：上腹部有局限性隆起，可触及15cm×18cm大小囊性肿块，活动，表面光滑，有囊肿感，无腹水，巩膜无黄染，锁骨上淋巴（－）。B超检示：肝脏明显增大，形态失常，肝表面不光整，肝内被多个巨大囊性暗区占据，最大一个16cm×17.5cm，囊肿边界下达脐下，其余为2～3cm^{2}不等。胆囊显示不清。提示：①肝多发性巨大囊肿；②肝多发性囊肿，腹腔巨大囊肿。综合四诊，何老谓：此癥瘕之为病。气滞血瘀，积久而成肿。治宜活血化瘀，消癥散积。《金匮要略》桂枝茯苓丸主之。桂枝9g，茯苓15g，牡丹皮9g，赤芍15g，白芍15g，桃仁15g，八月札9g，制香附9g，花槟榔9g，炙鳖甲12g（先煎），炙甘草6g。水煎，日一剂。服21剂，胀痛消失，恶心已无，去槟榔，加党参15g，续服。

1992年8月3日复诊：自感日益好转，平卧时肿块触摸已不明显。B超复查示：整个肝较前缩小，多个小囊肿已消失，最大者 9mm×7mm。原方制成丸剂缓图。继服 4 个月，B 超复查示：肝脏基本正常。[金国梁.学崇仲景独有建树善用经方屡起沉疴.中医教育,1994,13(4):31-33.]

(3) 张建荣医案：张某，女，38 岁，2008 年 10 月 10 日诊。患"前庭腺囊肿"确诊已 10 余天，病初疼痛明显，在其他诊所静脉点滴先锋针（具体药名不知）1 周，疼痛减轻，囊肿未好转。自诉囊肿约拇指大。平时纳呆，口苦。舌淡苔黄，脉沉细略数。处以桂枝茯苓丸加味试治，以观疗效可否。处方：桂枝、白芍、赤芍、桃仁、牡丹皮、茯苓、三棱、莪术、炙甘草、山药各 10g，败酱草、薏苡仁各 15g，红藤 30g。6 剂，水煎服，药滓用布包外敷。越两周遇患者，问及服药情况，言药后囊肿即消失，并慨叹曰：早知中药能治，就不该用西药。余亦未料到该方有如此疗效。[张建荣.金匮证治精要.2 版.北京:人民卫生出版社,2010:404.]

(4) 张建荣医案：王某，男，76 岁，2018 年 7 月 13 日初诊。下肢静脉曲张 1 年余，没有明显感觉，但曲张度显著。血压偏高 7 年有余，一般在 150/90mmHg，血糖、血脂正常。检查：双下肢脉管色青屈曲暴起有结节。舌淡胖苔略腻，舌下络脉色紫迂曲隆起，脉沉细。证属痰瘀阻塞脉络，治宜活血通脉利浊，处以桂枝茯苓汤加味：桂枝 10g，茯苓 10g，桃仁 10g，牡丹皮 10g，赤芍 15g，三棱 10g，莪术 10g，丹参 20g，王不留行 15g，木通 10g，益母草 20g，泽兰 20g，土鳖虫 10g，蜈蚣 1 条。10 剂，一日 1 剂，水煎，分 2 次服。服药后静脉曲张外观有明显改善，血压较平时也有下降。

按语：桂枝茯苓丸是经方治疗痰瘀的代表方药，此方既能活血通脉，又能化痰浊通利水湿。下肢静脉曲张属痰瘀阻塞脉络者，用此方较为恰当，将丸剂变为汤方，并随症加减，可增强治疗效果。患者家住在诊所附近，常来测量血压，谈起下肢静脉曲张，仅服 10 剂中药，多年来病情未见发展，血压也较稳定，甚为满意。

附子汤

【原文】

妇人怀娠六七月，脉弦发热，其胎愈胀，腹痛恶寒者，少腹如扇[1]，所以然者，子

脏[2]开故也，当以附子汤[3]温其脏。方未见。（二十：3）

注释：

[1] 少腹如扇：形容少腹有阵阵作冷如风吹样感。扇，名词用如动词。

[2] 子脏：即子宫。

[3] 附子汤：方药组成未见，疑为《伤寒论》附子汤。

附录：《伤寒论》附子汤方

附子二枚（炮，去皮，破八片）　茯苓三两　人参二两　白术四两　芍药三两

上五味，以水八升，煮取三升，去滓，温服一升，日三服。

【功效配伍】

《伤寒论》附子汤温经散寒，除湿止痛。方中炮附子温经通阳，散寒除湿止痛为君药，故以附子为方名；人参助附子温壮元阳，扶正祛邪；白术、茯苓健脾除湿，增强附子除湿之功；佐芍药益阴气和营血，既可制约白术、附子温燥之性而护阴，又可温通血脉。五味药物配伍，刚柔相济，温阳散寒止痛，兼以益气、养阴、除湿。

上五味药，水煮去滓，温服，一日三次。

【方证论治辨析】

附子汤治妇人妊娠腹痛，阳虚寒盛证。症见妊娠六七月，腹痛恶寒，少腹阵阵发冷，发热，脉弦，胎愈胀大，子脏开张。

本证为下焦阳虚火衰，宫中寒冷，不能温养固护胞胎。孕后六七月已进入晚期妊娠，腹痛恶寒，少腹阵阵发冷，为阳虚寒盛，阳气不能煦养胞宫。发热，非外感。发热而脉弦，为阴寒之气内盛，迫使虚阳外越；胎愈胀大，子脏开张，为胞胎及经脉失之阳气煦养，不能固胎。治宜温阳散寒，暖宫安胎，方用附子汤。

【用方思路】

附子汤方中附子虽有破坚堕胎之虑，但此证阳虚寒盛，子脏开张，流产之兆已现，故须急用附子直温经脏寒气以治本，且不可瞻前顾后。

芎归胶艾汤

【原文】

师曰：妇人有漏下者，有半产后因续下血都不绝者，有妊娠下血者，假令妊娠腹中痛，为胞阻，胶艾汤主之。(二十：4)

芎归胶艾汤方： 一方加干姜一两。胡氏治妇人胞动，无干姜。

川芎　阿胶　甘草各二两　艾叶　当归各三两　芍药四两　干地黄[1]

上七味，以水五升，清酒三升，合煮取三升，去滓，内胶，令消尽，温服一升，日三服。不差，更作。

注释：

[1] 干地黄：俞本干地黄为六两。

【功效配伍】

芎归胶艾汤调补冲任，固经养血。方中用干地黄、当归、芍药、川芎养血和血；阿胶养血止血；艾叶温补冲任，暖宫安胎；甘草调和诸药；清酒以行药力。诸药合用，调补冲任，养血和血，温经止血。

上七味药，用水与清酒合煮，去滓，再入阿胶令消解，一日服三次。

【方证论治辨析】

芎归胶艾汤治妇人漏下、半产下血、妊娠下血，证属冲任虚寒，阴血不固。症见非经期漏下者；或半产后，下血不止者；或妊娠下血，腹中痛。

妇人以肝为先天，以血为用，正常者经水按时而下，则为月经；若受孕者，则阴血入胞以养育胎儿；生后者，则阴血蓄之为乳汁。此妇人漏下、半产、妊娠胞阻三种下血，皆为冲任脉虚，寒气凝滞，阴血不能固守。冲为血海，任主胞胎，冲任虚损，不能统领经血，故见漏下，或半产下血；冲任脉虚损，胎失所养，故见妊娠下血，假若伴腹中痛者，称作胞阻。胞阻为冲任脉气虚弱，不能固血，致阴血下漏不能入胞养胎；冲任虚寒，胞脉阻滞，胞胎气血环转不顺，故致腹中隐隐作痛，或腹痛畏寒喜温。因以上三种下血，病机相同，故可用芎归胶艾汤温经止血，一方通治。

【用方思路】

芎归胶艾汤温经止血之功甚著，为妇科血证要方，此亦为后世妇科要方四物汤的祖方。徐忠可《金匮要略论注》曰："盖芎、归、地、芍，此四物汤也，养血补血，莫出其佑。"临证气虚甚者，加黄芪、人参、白术、山药；若出血多者，减少川芎用量，加棕榈炭、贯众炭、地榆炭等；若伴肾虚者，加桑寄生、焦杜仲、续断等。

芎归胶艾汤临床用于治疗功能性子宫出血、习惯性流产、先兆流产、不全流产、十二指肠溃疡出血、血小板减少性紫癜等疾病。

【医案举例】

（1）张建荣医案：祝某，女，28 岁，2013 年 6 月 7 日初诊。早孕 58 天（已经 B 超确认），昨晚阴道有少量出血，今晨仍见出血。患者末次月经 4 月 9 日，孕后 5 月 8 日即有出血，血量不多，连续两天；5 月 28 日又见少量出血，持续 3～4 天。某医院给黄体酮针肌内注射，至今已连续应用 15 天，并服中成药保胎丸，出血仍断续不止。经他人介绍，延余诊治。现症：腹不痛、不凉，小便多，偶有腰痛，出血色较红活。舌淡苔薄白，脉略沉滑。中医诊断为胞阻，证属冲任虚寒，阴血不固。处方芎归胶艾汤加减：阿胶 10g（烊化），生地黄 25g，当归 10g，炒白芍 15g，川芎 5g，杜仲 15g，桑寄生 15g，白术 10g，黄芩 10g，棕榈炭 10g，贯众炭 10g，焦地榆 10g。药用 6 剂，水煎服。

3 个月后询知，当时 6 剂药未服完，出血即止，至今未犯。[张建荣. 经方观止. 北京:中国中医药出版社,2016:695.]

（2）张建荣医案：邓某，女，32 岁，2013 年 9 月 7 日诊。二胎产后 4 个月，脱发较严重，伴乏力，腰困，舌淡薄白，脉细滑。证属产后精血亏虚，治宜益精血，补肾气。处方芎归胶艾汤合肾气丸加减：熟地黄 15g，干地黄 15g，当归 10g，炒白芍 15g，川芎 10g，山茱萸 10g，怀山药 10g，茯苓 10g，牡丹皮 10g，桂枝 10g，沙苑子 10g，巴戟天 10g，焦山楂 10g。10 剂，水煎服。药后未见继续脱发，逾月后，渐渐生出黑发，恢复如前。

按语：产后精血亏虚之脱发，必须突出补益肝肾精血，故用芎归胶艾汤合肾气丸化裁，并突出阴中求阳，假若纯补精血，无肾阳之煦养，则发难生。肾气丸去附子，嫌其温燥，恐耗精血，加巴戟天、沙苑子与桂枝配伍，药性温和，以平衡阴阳。

当归芍药散

【原文】

妇人怀妊，腹中疠痛[1]，当归芍药散主之。（二十：5）

当归芍药散方

当归三两　芍药一斤　芎劳半斤（一作三两）　　茯苓四两　白术四两　泽泻半斤

上六味，杵为散，取方寸匕，酒和，日三服。

注释：

[1] 疠痛：指绵绵作痛。

【功效配伍】

当归芍药散养血疏肝，健脾利湿。方中重用芍药养血柔肝，缓急止痛；当归、川芎养血活血，疏肝行气；茯苓、白术、泽泻健脾利湿。诸药合用，调理肝脾，使肝血充足，脾气健旺，血行湿去，腹痛等症自愈。

上六味药，杵为散剂，取方寸匕，用酒合和，一日服三次。亦可作汤剂水煎服。

【方证论治辨析】

当归芍药散治妇人妊娠腹痛，肝脾失调证。症见妊娠腹中疠痛。

本证为肝郁血滞，脾虚湿聚。肝藏血主疏泄，脾统血主运化。妇人怀孕后，肝血聚以养胎，脾供给营养物质。妊娠期易出现肝血不足，肝失疏泄，血行涩滞，脾失健运，运化无力，湿自内生。肝脾失调，血滞湿留，即见腹中拘急不舒，绵绵作痛，可伴见小便不利，足跗浮肿等症。治宜养血疏肝，健脾利湿，方用当归芍药散。

【原文】

妇人腹中诸疾痛，当归芍药散主之。（二十二：17）

当归芍药散治妇人腹痛，肝脾失调证。症见妇人腹中诸疾痛。

妇人腹中诸疾痛，当指经期、经后、产后等腹痛，其病机为肝失调畅，脾不健运，气滞血瘀，水湿阻滞。治宜当归芍药散养血柔肝，健脾利湿，肝脾调和则腹痛自愈。

【用方思路】

当归芍药散是调理肝脾的代表方，该方既能养肝木，又能疏肝气，既能补脾土，又能利水湿，其用药与肝脾失调病理特征极相吻合。《金匮要略·水气病脉证并治》曰："经水前断，后病水，名曰血分……先病水，后经水断，名曰水分。"此指出血与水为患的因果病理关系，即或因血脉瘀阻导致水气停留，或水气停留导致血脉瘀阻，均可用当归芍药散治疗。临证若肝郁甚者，加柴胡、制香附、郁金；血瘀甚者，加桃仁、牡丹皮、丹参；脾虚甚者，加党参、黄芪；水湿甚者，加防己、猪苓、车前子，或泽兰、益母草等。

当归芍药散临床用于治疗妊娠腹痛、胎位不正、先兆流产、妊娠高血压综合征、内分泌失调、肝硬化腹水、自主神经失调、高脂血症、脂肪肝、脑血栓形成、阿尔茨海默病等疾病。

【医案举例】

（1）李官伟医案：李某，女，36岁。妊娠8个月，头晕，耳鸣，小腹胀痛，腰膝酸痛，纳呆，四肢轻微浮肿，二便如常，舌质红，苔薄白，脉虚细。妇科检查，胎为臀位，此属脾虚肝郁，治宜健脾补肾，柔肝养血。当归芍药散加味：当归10g，茯苓9g，白术9g，泽泻6g，白芍15g，川芎6g，黄芪12g，枳实6g，川厚朴7g。连服用4剂，胎位转正。［李官伟.当归芍药散临床应用的体会.广西中医药,1982(5):27.］

（2）戴冬生医案：黄某，女，25岁。患者曾孕6个月，因羊水过多死胎。现已孕3个月，腹部胀满时痛，为防重蹈覆辙，嘱服鲤鱼萝卜饮（《裘笑梅经验方》）。妊至5个月自动停服则腹部明显胀大，下肢浮肿，四肢倦怠，少气乏力，小便短小，舌质淡体胖嫩，苔白腻，脉滑。妇检：超过正常妊娠腹围，羊水过多。超声波检查可见胎儿与子宫壁间的距离增大，羊水平段超10cm。证属胎水肿满，水渍胞宫。法宜养血行水，益气安胎。方用当归芍药散加味：当归9g，芍药15g，川芎6g，泽泻12g，茯苓12g，白术12g，陈皮5g，生黄芪15g，杜仲12g。隔天服药，防治结合，至足月顺产一男婴。［戴冬生.当归芍药散治验二则.河南中医,1996(3):23.］

当归散

【原文】

妇人妊娠，宜常服当归散主之。（二十：9）

当归散方

当归　黄芩　芍药　川芎各一斤　白术半斤

上五味药，杵为散，酒饮服方寸匕，日再服。妊娠常服即易产，胎无疾苦。产后百病悉主之。

【功效配伍】

当归散养血健脾，清化湿热。方中当归、芍药补肝养血，配川芎疏肝血之滞；白术健脾除湿；黄芩坚阴清热，与白术为伍，清化湿热。诸药合用，可使血虚得补，湿热得除，以达祛病养胎安胎。

上五味药，杵为散，每次酒饮服方寸匕，一日二次。或作汤剂水煎服。

【方证论治辨析】

当归散治妇人妊娠病，血虚湿热证。妊娠常服即易产，胎无疾苦；产后百病悉主之。

本证血虚湿热，为肝血不足，脾失健运所致。妇人妊娠，肝脾二脏保持协调至关重要，肝主藏血，血以养胎，脾主运化水谷精微，可供给胎儿营养。妊娠若肝血虚则生内热，脾失健运则生内湿，湿热相合内阻影响胞胎，则胎动不安，或胎位不正，并伴纳差，胃脘不适，或胁腹胀满，舌淡胖苔腻稍黄。治用当归散养血健脾，清化湿热，祛病安胎。本方对妊娠及产后，只要属血虚湿热之证，皆可用之。所谓"妊娠常服即易产，胎无疾苦"，也反映了妊娠期，多肝脾失调，血虚湿热之证，若无此证，胎动、胎位良好，即不需常服。

【用方思路】

当归散中黄芩、白术，后世朱丹溪弟子在《产宝百问》谓之安胎圣药，实际是通过清利湿热而间接达到安胎之目的，并非此二味药有直接安胎作用。尤在泾《金匮要略心典》曰："丹溪称黄芩、白术，为安胎之圣药。夫芩术非能安胎者，去其湿热而胎自安耳。"周学霆《三指禅·胎前全凭脉论》曰："其用药也，离离奇奇，黄芩安胎也，乌附伤胎者也，而胎当寒结，黄芩转为伤胎之鸩血，乌附又为安胎之灵丹，白术安胎者也，芒硝伤胎者也，而胎当热结，白术反为伤胎之砒霜，芒硝又为安胎之妙品，无药可以安胎，无药不可以伤胎，有何一定之方，有何一定之药也。彼本草所论安胎，药性所言禁服，不过为初学导之先路，拘成见者，赵括读父书而丧师也。"此字里行间洋溢着辨证用药以安胎的精神。

当归散临床用于防治习惯性流产、先兆流产、胎位不正等疾病。

【医案举例】

（1）朱丹溪医案：一妇年三十余，或经住，或成形未具，其胎必堕。察其性急多怒，色黑气实。此相火太盛，不能生气化胎，反食气伤精故也。因令住经第二月，用黄芩、白术、当归、甘草，服至三月尽，止药，后生一子。［俞震.古今医案按.北京：中国中医药出版社，1998：410.］

（2）韩奕医案：朱某，25岁，护士，1975年4月26日初诊。患者孕7月，因夜班劳累，于三天前出现阴道少量流血，妇科以"先兆流产"收住院，经西药治疗罔效，特请中医会诊。刻诊：阴道出血量较前稍增多，血色鲜红，面赤唇红，口渴咽燥，心烦不安，舌红，苔薄黄燥，脉滑稍数。辨证：热扰冲任，胎漏不止。立法：清热养血安胎。处方：全当归10g，白芍20g，川芎10g，黄芩15g，炒白术10g。水煎服。

服1剂药后，出血即止，服完两剂，诸症全消。出院休息10天后，正常上班，至妊娠足月顺产一女婴。［韩奕.《金匮》妇科方治验举隅.北京中医杂志，1991（5）：50.］

白术散

【原文】

妊娠养胎，白术散主之。（二十：10）

白术散方[1]：见《外台》。

白术　芎䓖　蜀椒三分（去汗）　牡蛎

上四味，杵为散，酒服一钱匕，日三服，夜一服。但苦痛，加芍药；心下毒痛，倍加芎劳；心烦吐痛，不能食饮，加细辛一两，半夏大者二十枚。服之后，更以醋浆水服之。若呕，以醋浆水服之；复不解者，小麦汁服之。已后渴者，大麦粥服之。病虽愈，服之勿置。

注释：

[1] 白术散方：见《外台秘要》引《古今录验》为：白术、芎劳各四分，蜀椒三分（去汗），牡蛎二分。

【功效配伍】

白术散健脾除湿，温中散寒。方中白术健脾燥湿；川芎疏肝理气；蜀椒温中散寒；牡蛎祛寒湿，固胎气。诸药合用，健脾温中，散寒除湿，兼以调肝气，畅气机，使孕妇气血温和流利，胎得其养。

上四味药，杵为散，每次服一钱匕，昼日服三次，夜晚服一次。亦可作汤剂煎服。

【方证论治辨析】

白术散治妇人妊娠病，寒湿中阻证。妊娠养胎，其症或见胎动不安，或胎儿发育不良。

所谓"妊娠养胎"，实际仍是祛病养胎，或祛病安胎之意。本证为脾气虚弱，寒湿中阻。妇人怀孕后，因体质差异，其病理转化有热化、寒化之不同，当归散治血虚湿热证，其主要原因为阴血本不足，而产生湿热；但此证则属阳气虚弱，寒湿内生，脾气运化无力，阴血生成不足，胎失所养，出现胎动不安，或胎儿发育不良。本证可伴脘腹疼痛，呕吐清涎，不思饮食等症。治用白术散健脾除湿，温中散寒。

方后指出，若腹中苦痛，加芍药养血和血，缓急止痛；若心下痛甚者，倍加川芎疏肝活血止痛；若心烦，呕吐，腹痛，不能饮食，加细辛、半夏温中散寒，降逆止痛。服药后，可再服少量醋浆水；若呕，亦可以服醋浆水；病仍不解者，服小麦汁；服药病愈后口渴者，服大麦粥。病虽愈，仍可常服。

【用方思路】

当归芍药散调理肝脾，和血利湿；当归散调补肝血，祛除湿热；白术散温中健脾，祛散寒湿。从药物组成看，知仲景治疗妊娠病，重视调理肝脾两脏，肝脾功能协调，则气血调畅充裕，寒、湿、热亦不会滋生，胎得足够营养，则能正常发育。白术散亦为妊娠补钙良方。

【医案举例】

朱丹溪医案：一妇，有胎至三个月左右即堕，其脉左大无力，重取则涩，乃血少也。以其妙年，只补中气，使血自荣。时正初夏，浓煎白术汤，调黄芩末一钱，服之至三四两，得保全而生。[俞震.古今医案按.北京：中国中医药出版社,1998：410.]

当归贝母苦参丸

【原文】

妊娠，小便难，饮食如故，当归贝母苦参丸主之。（二十：7）

当归贝母苦参丸方：男子加滑石半两。

当归　贝母　苦参各四两

上三味，末之，炼蜜丸如小豆大，饮服三丸，加至十丸。

【功效配伍】

当归贝母苦参丸养血润燥，解郁清热。方中当归养血润燥；贝母利气解郁，清热散结；苦参清利湿热，与贝母为伍，既可散肺中郁热，以清水之上源，又能除膀胱郁热，以利水之下源。诸药合用，可正本清源，使津血得养，燥热得除，小便转入正常。

上三味药，共为细末，炼蜜和丸，如小豆大，每次服三丸，最大量可加至十丸。或作汤剂，水煎服。

【方证论治辨析】

当归贝母苦参丸治妇人妊娠小便难，血虚热郁证。症见小便难，但饮食正常。

妇人怀孕后，津血常苦不足，而气分相对有余。津血不足即易生燥热，气分有余则易生郁热，燥热与郁热相合，又可耗伤津血，加重气分邪热，致下焦膀胱津液缺损，故小便困难，淋沥不爽。因病不在中焦，故饮食如故。方用当归贝母苦参丸养血润燥，解郁清热。

【用方思路】

妊娠小便难，后世称之子淋。当归贝母苦参丸，既能治妊娠小便难，又能治妊娠大便难。临证妊娠阴虚燥热甚，小便难者，加生地黄、玄参、甘草梢；大便难者，加火麻仁、郁李仁、何首乌。

当归贝母苦参丸临床用于治疗泌尿系感染、产后尿潴留、慢性气管炎、胃炎及胃溃疡、慢性肾盂肾炎、前列腺炎、前列腺肥大等疾病。

【医案举例】

赵守真医案：樊氏，青年农妇也。劬（qu）劳家务，又常作业田间，以家贫，不如是助理，一家未能获温饱，故不敢一日告劳也，但其体素不健，疾病时罹，迭来就治，皆数药而安，信甚笃。1944年夏伤于湿热，饮食如常，而小便不利，有涩痛感。时余客零未归，求治于李医，认为湿热所致，先服五苓散去桂加滑石不应，易服八正散亦不应，迁延半月，精神饮食减退，肢倦无力，不能再事劳作。闻吾归，邀为之治。切脉细滑，面色惨淡，气促不续，口干微咳，少腹胀痛，大便黄燥，小便不利而疼。此下焦湿热郁滞与上焦肺气不宣，上下失调，故尿闭不通。如仅着重下焦湿热，徒利何益。因师古人上通下利之旨，用宣肺开窍诸品，佐渗利清热药为引导，当可收桴鼓之效。拟用当归贝母苦参丸（改汤）加桔梗、白蔻、鸡苏散等。是以桔、贝、蔻仁开提肺窍，苦参、鸡苏散入膀胱清热利水，当归滋血，以补不足。此与头痛医头者，大相径庭。果二剂而小便通利，不咳，尿黄而多，此湿热下降之朕兆。更以猪苓汤加海金沙、瞿麦滋阴利水，清除积热，数剂小便清，饮食进，略为清补即安。［赵守真.治验回忆录.北京：人民卫生出版社，2008：88.］

葵子茯苓散

【原文】

妊娠有水气，身重，小便不利，洒淅恶寒，起即头眩，葵子茯苓散主之。(二十：8)

葵子茯苓散方

葵子一斤　茯苓三两

上二味，杵为散，饮服方寸匕，日三服，小便利则愈。

【功效配伍】

葵子茯苓散通窍利水。方中葵子味甘寒，滑利通窍，《神农本草经》曰"主五癃，利小便"；茯苓淡渗利水，通利小便，小便通则阳气亦通。二味药合用，通窍利水以治标，可间接达到回阳的作用。

上二味药，杵为散，每次服方寸匕，一日服三次。或作汤剂，水煎服。

【方证论治辨析】

葵子茯苓散治妇人妊娠水气病，膀胱气化不利证。症见妊娠有水气，身重，小便不利，洒淅恶寒，起即头眩。

妊娠有水气，为胞胎逐日增大，影响膀胱气化，使机体水湿不能排泄。水湿停留肌肤，故身体沉重；卫阳不能行于肌表，故洒淅恶寒；水湿内停，清阳不能上濡头目，故起即头眩；膀胱气化障碍，故小便不利。治宜急则治标，方用葵子茯苓散通窍利水。待小便通利，水湿排泄，则膀胱气化功能转入常态，周身阳气通畅，诸症即可随之而消。叶天士所谓"通阳不在温，而在利小便"即导源于此。

【用方思路】

妊娠有水气，后世称之子肿。葵子茯苓散治妊娠小便不利，临证若水肿甚，可与五苓散合方化裁；若头眩甚者，加钩藤、菊花、吴茱萸等。

葵子茯苓散临床用于治疗妊娠水肿、妊娠中毒症等。葵子茯苓散与当归贝母苦参丸合用治疗急性肾炎，与滑石白鱼散合用治尿路结石。

【医案举例】

庞泮池医案：肖某，女，23岁。初诊（1975年5月6日）：妊娠达月，下肢浮肿，时有头晕眼花，大便溏薄，脉右弦细数，左濡滑，血压150/100mmHg。此乃脾运失健，水湿阻滞，肝阳偏亢，予以健脾利湿平肝，佐以引产之品。处方：冬葵子9g，茯苓9g，生白术9g，薏苡仁12g，白蒺藜12g，钩藤12g，天仙藤30g，牛膝32g，瞿麦12g，赤芍9g。2剂。

二诊：下肢浮肿已退，头晕眼花减，但多见阳光，眼球作痛，有时心悸阵作，脉小滑数，苔薄白，血压120/80mmHg。仍以平肝健脾，佐以养心。原方加枣仁9g、磁石30g，服至5月13日，安然产育。［上海市中医文献馆.仲景方在急难重病中的运用.上海：上海中医学院出版社，1989：146.］

第二节　产后剂

枳实芍药散

【原文】

产后腹痛，烦满[1]不得卧，枳实芍药散主之。(二十一：5)

枳实芍药散方

枳实（烧令黑，勿太过）　芍药等分

上二味，杵为散，服方寸匕，日三服，并主痈脓[2]，以麦粥下之。

注释：

[1] 烦满：指心烦、腹满。

[2] 痈脓：指痈疡之类疾病。

【功效配伍】

枳实芍药散行气散滞，和血止痛。方中枳实行气散滞，烧令黑，取其入血分行郁积；芍药养血和血，缓急止痛；大麦粥和胃安中。三味合用，共奏行气和血而不伤胃。

上二味药，杵研细末，每次服方寸匕，一日三次。或作汤剂，水煎服。

【方证论治辨析】

枳实芍药散治妇人产后腹痛，气血郁滞证。症见产后腹胀满疼痛，心烦不得卧。

本证为产后气血郁滞成实，气机痹阻不通。产后若瘀血恶露排出不尽，滞于胞宫，则气血郁滞，经脉不通，或气血郁久化热，故腹胀满疼痛，心烦不得卧。再结合用药看，本证病机以气滞为主，故腹部胀满尤为突出。治用枳实芍药散行气散滞，和血止痛。

枳实芍药散并治痈脓。因本方有行气和血作用，若气血调和，血脉通利，瘀热、热毒、痈脓自当排泄。

【用方思路】

枳实芍药散行气和血，临证治产后腹痛，若气滞甚者，加木香、枳壳；若疼痛甚者，重用白芍，加延胡索、五灵脂；若血瘀甚者，重用赤芍，加桃仁、牡丹皮、丹参；若气血虚者，可与当归生姜羊肉汤合方化裁；若寒凝血瘀者，可与后世《傅青主女科》生化汤（全当归、川芎、桃仁、炮干姜、炙甘草）合方化裁。

枳实芍药散临床用于治疗产后腹痛、产后恶露不尽、经期腹痛等疾病。

【医案举例】

（1）伊光候医案：杨某，女，21岁，1981年4月15日就诊。产后7天，恶露已尽，小腹隐痛，前医治疗无效。现小腹疼痛剧烈，面色苍白带青，痛苦面容，烦躁满闷，不能睡卧，拒按，舌质淡紫苔薄白，脉沉弦，此乃气血壅结。治以破气散结，和血止痛，投枳实芍药散：枳实（烧黑）、芍药各12g，水煎服。当晚即安，1剂而愈。［伊光候.枳实芍药散治疗产后腹痛.四川中医，1986（11）：38.］

（2）班秀文医案：李某，女，28岁。产后15天，小腹胀痛剧烈，痛过与胀，按则痛剧，恶露量少，色暗夹小块，纳差，大便已3日不解，小便正常，脉象沉紧，舌苔薄白，舌质一般。证属离经之血停滞，经脉不利之病变。宜活血化瘀，导滞通行之法为治。枳实10g，赤芍10g，当归10g，川芎10g，桃仁5g，熟大黄5g（后下），每日水煎服1剂。连服3日，胀痛消失。

按语：产后腹痛，有虚与瘀之分。如产后少腹及小腹胀痛，按之不减，恶露量少、色暗而夹块，舌苔薄白、舌质正常或边有瘀点，脉象沉紧者，此为产后虚瘀夹杂，瘀血内停之病变，轻者以枳实芍药散加味治之，重则用下瘀血汤治之。［班秀文.古方能治今病.中医函授通讯，1991（1）：22-23.］

下瘀血汤

【原文】

师曰：产妇腹痛，法当以枳实芍药散，假令不愈者，此为腹中有干血著脐下[1]，宜下瘀血汤主之；亦主经水不利。（二十一：6）

下瘀血汤方

大黄二两　桃仁二十枚　䗪虫二十枚（熬，去足）

上三味，末之，炼蜜和为四丸，以酒一升，煎一丸，取八合顿服之，新血下如豚肝。

注释：

[1] 干血著脐下：即产后瘀血恶露凝结胞宫。干血，瘀血日久之谓；著，凝着；脐下，指脐下胞宫内。

【功效配伍】

下瘀血汤破血逐瘀。方中大黄荡逐瘀血，推陈致新；桃仁润燥活血化瘀，祛瘀生新；䗪虫逐瘀破结，搜剔经脉瘀阻，续绝创伤。此三味药破血逐瘀之力甚猛，故炼蜜和丸，缓其峻猛之性，并能达润下干血之功。

上三味药，研细末，炼蜜和丸，服药时，用酒煎一丸药，一顿服下，可行药势，增强活血逐瘀之力。服后若下血如猪肝者，为药后有效反应。亦可作汤剂，水煎服。

【方证论治辨析】

下瘀血汤治妇人产后腹痛，瘀血内结证。症见产后小腹疼痛，腹中有干血著脐下。亦治经水不利。

产后腹痛，用枳实芍药散而病未愈，是药不胜病。腹中有干血著脐下，为产后瘀血恶露凝结，日久不去，瘀而化热，热灼血干，则为干血。干血结滞停留胞宫，故小腹疼痛如刺，痛点固定，拒按，按之有硬块，舌质青紫或有瘀点。治宜破血逐瘀，方用下瘀血汤。若妇人平时经水不利，瘀血内结，致经水闭阻不通者，亦可用下瘀血汤破血逐瘀以调经。

【用方思路】

治疗产后腹痛方，有当归生姜羊肉汤、枳实芍药散、下瘀血汤，临证可相机应用。下瘀血汤治产后瘀血内结腹痛，临证若伴气滞者，可与枳实芍药散合方应用；若腹痛甚者，加白芍、延胡索、五灵脂等；若血瘀重者，加川芎、赤芍、苏木、益母草等。

下瘀血汤临床用于治疗产后腹痛、产后恶露不尽、产后胎盘残留、产后宫缩不良、闭经、子宫内膜异位症、子宫内膜肌瘤、冠心病心绞痛、脑梗死、肝硬化、跌打损伤等疾病。

【医案举例】

张谷才医案：石姓，女，37 岁。产后两日，胞衣不下，腹中冷痛，形寒怕冷，脉象弦迟，舌淡苔白。一医认为瘀血内阻，用抵当汤破血下衣，胞衣不下；一医认为气血亏虚，用八珍汤扶正下衣，少腹胀痛更重。殊不知病因乃客寒外侵，血凝瘀阻，单用破瘀或纯用扶正，都不能下其胞衣。因为寒凝瘀阻，非温阳其寒不解，非下瘀其胞不下。所以用四逆汤温阳祛寒，下瘀血汤活血化瘀，处方：大黄 10g，桃仁 10g，䗪虫 8g，附子6g，干姜 3g，甘草 4g，艾叶 5g。1 日服两剂，胞衣即下，诸症消失。后用生化汤调治。[张谷才.从金匮方来谈瘀血的证治.辽宁中医杂志,1980(8):13.]

阳旦汤

【原文】

产后风[1]续之数十日不解，头微痛，恶寒，时时有热，心下闷，干呕，汗出，虽久，阳旦证[2]续在耳，可与阳旦汤[3]。即桂枝汤，方见下利中。（二十一：8）

注释：

[1] 产后风：指产后感受风邪。

[2] 阳旦证：即太阳中风证。

[3] 阳旦汤：有四种认识，一认为是桂枝汤，本条原文后注即是；二认为是桂枝汤加黄芩，如《金匮要略论注》；三认为是桂枝汤加附子，如《金匮要略方论本义》；四认为是桂枝汤增桂二两加附子一枚，如《金匮要略浅注》。

【功效配伍】

阳旦汤解肌祛风，调和营卫。阳旦汤，参桂枝汤方药组成及配伍，见经方解表剂。该方注家虽有不同看法，但均认为有桂枝汤，然又不完全同于桂枝汤，故将此方单列以示不同。

煎服法同桂枝汤。

【方证论治辨析】

阳旦汤治妇人产后中风，营卫不和证。症见产后风续之数十日不解，头微痛，恶寒，时时发热，汗出，心下闷，干呕。

本证为产后气血营卫俱虚，风邪乘虚侵入。风邪侵袭太阳之表，营卫不和，经气不利，即见头微痛，恶寒，时时发热，汗出；产后正气虚弱，邪气日久不解，深入于里，致胃气不和，即见心下闷，干呕。治宜解肌祛风，调和营卫，兼以和胃，方用阳旦汤。

【用方思路】

阳旦汤方药组成有待考证，其证心下闷、干呕不同于桂枝汤，具有特异性，若伴见舌苔薄黄者，可用桂枝汤加黄芩。

【医案举例】

谢胜臣医案：黄某，女，29岁。产后4日，寒热复作，经西医治疗无效。发热（体温38.9℃）恶寒，头痛且晕，时自汗出，胸脘不舒，饮食不振，时欲呕吐，小便淡黄，大便稍结，乳水尚能正常泌哺，舌质淡红，苔薄黄，脉濡。此为产后外感风寒兼邪热之证，拟解肌和营，清泄邪热为法，《金匮要略》阳旦汤加味。桂枝15g，白芍10g，生姜3片，炙甘草6g，红枣4枚，黄芩10g。2剂。

复诊：药后寒热已退，惟自汗出，神疲乏力等症不解，改拟桂枝汤合玉屏风散。桂枝10g，白术10g，白芍15g，黄芪15g，防风8g，生姜2片，大枣3枚，甘草6g。证渐除而愈。[谢胜臣.经方验案.新中医,1984(4):25.]

竹叶汤

【原文】

产后中风，发热，面正赤[1]，喘而头痛，竹叶汤主之。（二十一：9）

竹叶汤方

竹叶一把　葛根三两　防风　桔梗　桂枝　人参　甘草各一两　附子一枚（炮）大枣十五枚　生姜五两

上十味，以水一斗，煮取二升半，分温三服，温覆使汗出。颈项强，用大附子一枚，破之如豆大，煎药扬去沫。呕者加半夏半升洗。

注释：

[1] 面正赤：颜面泛红，为邪热与虚阳上浮。

【功效配伍】

竹叶汤扶正祛邪。方中竹叶、葛根、桂枝、防风、桔梗以解外邪，利肺气，并可兼护津液；人参、附子益气扶阳固脱；甘草、生姜、大枣调和营卫。诸药合用，扶阳护阴，祛除外邪。若呕吐者加半夏以和胃降逆。

上十味药，水煮，去滓，分三次温服，并保暖助汗。

【方证论治辨析】

竹叶汤治妇人产后中风，正虚邪实证。症见产后发热，头痛，面正赤，气喘。

本证为产后汗出阳气大虚，风邪乘虚侵袭，形成正虚邪实。发热，头痛，或颈项强，为邪束肌表经脉；面正赤，为太阳邪热内扰阳明，并夹虚阳上浮，但非戴阳证；气喘，为产后肺肾之气虚损。治宜扶助正气，祛散邪气，方用竹叶汤。

方后语，"颈项强，用大附子一枚"，盖颈项强，已有痉病之兆，再结合方中用竹叶、葛根清热生津看，本方有预防产后中风化燥伤筋动风之痉病意。陈修园《金匮要略笺注》曰："方中以竹叶为君者，以风为阳邪，不解即变为热，热甚则灼筋而成痉。故于温散药中，先以此而折其势，即杜渐防微之道也。"

【用方思路】

竹叶汤扶正祛邪，标本兼顾，用于产后阳虚中风。临证若气虚者，加黄芪、白术；血虚者，加当归、白芍等。

竹叶汤临床用于治疗产后发热、体虚外感等。

【医案举例】

邓某，女，40岁。分娩四五日，忽然恶寒发热头痛，其夫以产后不比常人，恐生恶变，急邀余治。患者面赤如妆，大汗淋漓，恶风发热，头痛气喘，语言迟钝，脉象虚浮而弦、舌苔淡白而润，询得口不渴，腹不痛，饮食二便均无变化，已产数胎，皆无病难，向无喘痰，而素体欠强。仔细思量，其发热，恶风头痛，是风邪在表之候；面赤大汗气喘，为虚阳上浮之征；语言迟钝，乃气液两虚，明系产后中风，虚阳上浮之征。幸发病未久，尚可施治，若稍迁延，法难图也。观其脉象虚浮而弦，已伏痉病之机矣。当温阳益气以固其内，搜风散邪以解其外，偏执一面，证必生变。《金匮要略》云："产后中风，发热，面正赤，喘而头痛，竹叶汤主之。"师其旨书竹叶汤原方1剂与之。竹叶9g，葛根9g，桂枝5g，防风5g，桔梗5g，西党参9g，附片6g，甘草5g，生姜3片，大枣5枚。1剂。

翌日复诊，喘汗俱减，热亦渐退，仍以原方再进1剂。三诊病已痊矣。［湖北省卫生厅.湖北中医医案选集·第一辑.武汉:湖北科学技术出版社,1978.］

竹皮大丸

【原文】

妇人乳中虚[1]，烦乱呕逆，安中益气，竹皮大丸主之。（二十一：10）

竹皮大丸方

生竹茹二分　石膏二分　桂枝一分　甘草七分　白薇[2]一分

上五味，末之，枣肉和丸弹子大，以饮服一丸，日三夜二服。有热者倍白薇，烦喘者加柏实一分。

注释：

[1] 乳中虚：指产后阴血亏虚。乳，即产，《脉经》作"产"。《说文》谓："人及鸟生子曰乳。"

[2] 白薇：为萝藦科白前属植物白薇或蔓生白薇的根。《神农本草经》曰："白薇味苦平，主暴中风，身热肢满，忽忽不知人，狂惑，邪气，寒热酸疼，温疟洗洗，发作有时。"

【功效配伍】

竹皮大丸清热降逆，安中益气。方中竹茹味甘微寒，清虚热、除虚烦、止呕逆；石膏辛甘大寒，清热除烦；白薇苦咸寒，善清阴分虚热，此三味共用，胃中、心中、血中之邪热皆可清除，即所谓平壮火不致食气。桂枝虽辛温，于本方主治似不合，但用量极轻，少佐之以防清热药戕伤阳气，并能助竹茹降逆止呕。方中重用生甘草清而兼补，并用枣肉做成丸剂，安中补益脾胃之气，使气旺津血自生，津血生则虚热自敛。诸药合用，清而不寒，补而不壅。

上五味药，共研细末，用枣肉和丸，弹子大，每次饮服一丸，昼日服三次，夜晚服二次。亦可作汤剂，水煎服。

方后指出，若虚热甚可加重白薇用量清虚热；若因虚热而烦喘，加柏子仁宁心润肺，除烦止喘。本方药量用"分"，可作"份"理解，即药与药之间的重量比例。甘草七份，竹茹、石膏、白薇、桂枝共计六份，枣肉和丸。方中甘草与枣肉凸现了"安中益气"的精神。徐忠可《金匮要略论注》曰："妙在加桂于凉剂中，尤妙在生甘草独多，意谓散蕴蓄之邪，复清阳之气，中即自安，气即自益，故无一补剂，而反注其立汤之本意，曰安中益气，竹皮大丸，神哉！"

【方证论治辨析】

竹皮大丸治妇人产后烦呕，阴虚内热证。症见妇人乳中虚，烦乱呕逆。

本证为产后阴血不足，虚热扰心犯胃。妇人产后气血虚弱，加之育儿哺乳，使津血不断地转化为乳汁，致阴血更为亏耗，故谓之乳中虚；阴血不足，必内生虚热，虚热内扰心神，则心烦意乱，虚热内扰犯胃，则呕恶反胃。治用竹皮大丸清热降逆，安中益气。此方甘寒与甘温并用，可谓治产后气血俱虚，而夹内热之一法也。

【用方思路】

竹皮大丸组方用药奇特，以及"安中益气"的治疗法则，有待进一步探讨。丹波元简《金匮玉函要略辑义》指出："《济阴纲目》云：中虚不可用石膏，烦乱不可用桂枝。此方以甘草七分，配众药六分，又以枣肉为丸，仍以一丸饮下，可想其立方之微，用药之难，审虚实之不易也，仍饮服者，尤虑夫虚虚之祸耳，用是方者亦当深省。"本方用于产后阴虚内热之烦呕，临证若心烦甚者，加酸枣仁、知母、栀子；若阴虚甚者，可与百合地黄汤合方化裁；若中气虚者，加党参、山药、白术；若呕逆甚者，重用竹茹，加橘皮、半夏等。

竹皮大丸临床用于治疗癔症、精神分裂症、更年期综合征等疾病。

【医案举例】

（1）徐大椿医案：西濠陆炳若夫人，产后感风热，瘀血未尽。医者执产后属虚寒之说，用干姜、熟地黄治之，且云必无生理。汗出而身热如炭，唇燥舌紫，仍用前药。余是日偶步田间看菜花，近炳若之居，趋迎求诊。余曰：生产血枯火炽，又兼风热，复加以刚燥滋腻之品，益火塞窍，以此死者，我见甚多。非石膏则阳明之盛火不解。遵仲景法，用竹皮、石膏等药。

余归而他医至，笑且非之，谓自古无产后用石膏之理。盖生平未见仲景方也。其母素信余，立主服之，一剂而苏。明日炳若复求诊，余曰：更服一剂，病已去矣，无庸易方。如言而愈。医者群以为怪，不知此乃古人定法，惟服姜、桂则必死。［徐大椿.洄溪医案·产后风热.北京：人民军医出版社，2011：45.］

（2）何任医案：华某，女，31岁。产后3个月，哺乳。身热38.5℃，已七八日，偶有寒栗，头昏乏力，心烦恚躁，呕逆不已，但吐不出，脉虚数，舌质红苔薄，治以益气安胃。处方：淡竹叶9g，生石膏9g，川桂枝5g，白薇6g，生甘草12g，制半夏9g，红枣5枚。

2剂药后热除，寒栗解，烦乱平，呕逆止，惟略头昏，复予调治而愈。［何任.金匮方临床医案.北京中医学院学报，1983（3）：19.］

白头翁加甘草阿胶汤

【原文】

产后下利虚极[1]，白头翁加甘草阿胶汤主之。（二十一：11）

白头翁加甘草阿胶汤方

白头翁　甘草　阿胶各二两　秦皮　黄连　柏皮各三两

上六味，以水七升，煮取二升半，内胶令消尽，分温三服。

注释：

［1］虚极：指虚之甚。

【功效配伍】

白头翁加甘草阿胶汤清热燥湿，养血益胃。方中白头翁汤清热燥湿止利；加阿胶滋阴养血，加甘草益气养胃。本方配伍寓扶正于祛邪之中，以顾产后气血虚极。

上六味药，水煮，去滓，再加入阿胶微火烊化，分三次温服。

【方证论治辨析】

白头翁加甘草阿胶汤治妇人产后下利，虚实夹杂证。症见产后下利虚极。

产后下利，即产后痢疾，为产后食不洁之物，湿热熏灼肠道脉络，形成虚实夹杂之疾。因产后气血虚弱，抵抗力低下，患痢疾后，气血更损，必致气血虚极，但仍夹有湿热，并非单纯之虚。本证可伴见发热腹痛，大便脓血，里急后重，身体困倦，口渴，舌红苔黄，脉细数等症。治宜清热燥湿止利，养血益胃扶正，方用白头翁加甘草阿胶汤。

【用方思路】

白头翁加甘草阿胶汤祛邪与扶正并举，已不同于单纯祛邪的白头翁汤。本方之用药已突破"痢"无止法、补法的戒律。临证若湿热重，重用白头翁、秦皮、黄连、柏皮；若虚损甚者，重用甘草、阿胶，加党参、山药、白术。

白头翁加甘草阿胶汤临床用于治疗产后痢疾、细菌性痢疾、阿米巴痢疾、宫癌放疗并发症等疾病。

【医案举例】

张建荣医案：李某，女，25岁，1994年8月2日初诊。产后13天，患脓血痢2天，今晨至下午大便6次，下坠，腹轻度痛，痛则欲厕，纳差，并患产后子宫脱垂。舌淡苔中薄黄，脉滑数。证属产后气血不足夹有湿热。处方白头翁加甘草阿胶汤加味：白头翁18g，黄连6g，黄柏10g，秦皮12g，枳壳10g，当归15g，阿胶12g（烊化），焦山楂25g，甘草8g。3剂，水煎服。

1994年8月5日复诊：服药后前述病情变化不大，患者要求服西药治疗，给吡哌酸、痢特灵、庆大霉素，服用3天。1994年8月9日三诊，病仍未愈。大便日10余次，但无脓血，便稀色黄，肛门下坠，痛不能坐，腹已不痛，子宫脱垂已还纳2天。颜面少华，两眼胞微肿，舌淡苔薄黄，脉细滑数。余当时考虑初诊辨证无误，仍属气血不足，夹有湿热，但气血虚亏为主要矛盾，故调整前方：党参15g，山药15g，茯苓10g，阿胶12g（烊化），秦皮10g，白头翁12g，赤石脂20g，焦山楂20g，甘草6g。3剂，水煎服，药尽病愈。［张建荣.金匮证治精要.2版.北京：人民卫生出版社，2010：432.］

第三节　妇人杂病剂

（一）调神剂

半夏厚朴汤

【原文】

妇人咽中如有炙脔[1]，半夏厚朴汤主之。（二十二：5）

半夏厚朴汤方：《千金》作胸满，心下坚，咽中帖帖，如有炙肉，吐之不出，吞之不下。

半夏一升　厚朴三两　茯苓四两　生姜五两　干苏叶[2]二两

上五味，以水七升，煮取四升，分温四服，日三夜一服。

注释：

[1] 炙脔：烤肉块。炙，即烤；脔，肉切成块名脔。

[2] 苏叶：又名紫苏叶，为唇形科一年生紫苏的嫩枝叶，有理气宽中的作用。

【功效配伍】

半夏厚朴汤开结化痰，顺气降逆。方中半夏、厚朴、生姜辛以散痰结，苦以降逆气，开通气机；茯苓利饮化痰；干苏叶芳香宣肺气，解郁结。诸药合用，辛开苦降，气顺痰消，肝肺疏泄宣降复常，咽中炙脔即可消除。

上五味药，水煮，去滓，温服，昼日服三次，夜晚服一次。

【方证论治辨析】

半夏厚朴汤治妇人咽中炙脔，气滞痰凝证。症见妇人咽中如有炙脔。

妇人咽中如有炙脔，俗称梅核气。本证多由七情郁结，气机不畅，气滞痰凝，上逆结滞咽喉，如有炙脔样感。肝之经脉从咽喉后侧上行，咽喉又为肺气出入之门户，若肝肺之气郁滞，经脉疏泄及津液布化障碍，则气滞痰凝易结咽喉。咽中如有炙脔，指自觉咽中梗阻，若有异物样感，咯之不出，吞之不下，但不妨碍饮食，多伴情志抑郁，胸闷，叹息等症。治宜开结化痰，顺气降逆，方用半夏厚朴汤。

【用方思路】

半夏厚朴汤治梅核气，气滞与痰凝是病之关键。临证若气滞甚者，加制香附、郁金、旋覆花；痰凝甚者，加桔梗、浙贝母、栝楼等。

半夏厚朴汤临床用于治疗癔症、抑郁症、神经官能症、慢性咽炎、慢性支气管炎、支气管哮喘、急慢性胃炎、瘿瘤等疾病。

【医案举例】

（1）程聚生医案：蔡某，女，28岁。病起情志怫郁，咽中梗塞不舒，吐之不出，吞之不下，胸闷不畅，欲嗳不爽，纳谷不馨，泛泛欲呕，脉弦，苔薄白。肝郁气滞，痰湿内踞，梅核气也。拟疏肝理气，而化湿痰，予半夏厚朴汤加味。除药石外，当宜怡情适怀，以助药力之不逮。处方：法半夏9g，制川厚朴3g，老苏梗6g，炒竹茹9g，旋覆花9g，云茯苓9g，新会皮4.5g，佛手片4.5g，生姜2片。服2剂后，自感喉中较舒，胸闷亦渐宽畅，纳谷较前为振，再予上方续服2剂，诸恙皆瘥。［程聚生.半夏厚朴汤临床应用的体会.江苏中医,1964(10):18.］

（2）何任医案：徐某，女，45岁，干部。1992年12月2日初诊。患右甲状腺腺瘤3年余。初2cm大小，服西药多时未效，逐年增大，隐痛。1992年10月14日B超检查：右甲状腺腺瘤，4.8cm×4.2cm大小。建议手术而不从，要求中医治疗。诊时右颈肿大明显，按之活动，质中。自谓腺瘤每随情绪波动而增大、缩小，纳食、二便正常，苔薄、脉涩。此情志不畅，气滞痰凝，积而成疾。治法：行气开郁，化痰散结。方用半夏厚朴汤加味：姜半夏9g，厚朴9g，茯苓15g，生姜6g，苏梗9g，黄药子9g，夏枯草15g，昆布15g，桃仁12g。

上方连服28剂，隐痛除，腺瘤已缩小。续予原方服用3个多月，腺瘤消失。B超复查：右甲状腺腺体大小基本正常。

按语：本例患瘿瘤3载，逐年增大，且肿处会随情绪波动而增大、缩小。证属情郁气滞，痰浊结聚，故以半夏厚朴汤行气开郁，化痰散结。夏枯草、黄药子、昆布功司软坚散结，是治瘿瘤之常用品，与半夏厚朴汤配用，标本兼治，相得益彰。久结必有瘀，故佐桃仁活血祛瘀，助散结消肿之功。［金国梁,何若苹.何任运用半夏厚朴汤的经验.北

甘麦大枣汤

【原文】

妇人脏躁[1]，喜[2]悲伤欲哭，象如神灵[3]所作，数欠伸，甘麦大枣汤主之。（二十二：6）

甘麦大枣汤方

甘草三两　小麦一升　大枣十枚

上三味，以水六升，煮取三升，温分三服。亦补脾气。

注释：

[1] 躁：指急躁、躁扰。

[2] 喜：即常。

[3] 神灵：见经方安神剂百合地黄汤。

【功效配伍】

甘麦大枣汤补脾益肺，安神宁心。方中小麦甘平养心安神，健脾气，补肺津，益肾阴，疏肝郁；甘草、大枣甘润补益脾胃，生津润燥，并能缓解肝急，所谓"肝苦急，急食甘以缓之"。尤在泾《金匮要略心典》曰："小麦为肝之谷，而善养心气；甘草、大枣甘润生阴，所以滋脏气而止其燥也。"诸药合用使气血化生有源，肝有所藏，心肺得养，脏躁得治。本方组成是用甘润之品以补诸脏之气阴。方后曰"亦补脾气"，周扬俊《金匮玉函经二注》认为："乃肝病先实脾，不惟畏其传，且脾实而肺得母气以安。"

上三味药，水煮去滓，分三次温服。

【方证论治辨析】

甘麦大枣汤治妇人脏躁，气阴俱虚证。症见喜悲伤欲哭，象如神灵所作，频作欠伸。

脏躁多由情志抑郁，或思虑过度，或肝气郁结，或七情过激，五脏失调，五志化火，耗气伤液，导致五脏气阴俱虚，神情躁扰。心气虚则神乱，故如神灵所作；心肺气

354

虚则喜悲伤欲哭；脾肾气虚则频作欠伸，神疲乏力。本病从发病看：为情志不遂而化火伤阴；从症状看：以心神症状较突出；从用药看：又以治脾为主。故脏躁为诸脏气阴俱虚，治宜补益心脾，安神宁心，方用甘麦大枣汤。

对于脏躁病名众说不一，尤在泾《金匮要略心典》认为是脏燥，曰："脏燥，沈氏所谓子宫血虚，受风化热者是也，血虚脏燥，则内火扰而神不宁，悲伤欲哭，如有神灵，而实为虚病。"吴谦《医宗金鉴》认为是心脏，曰："脏，心脏也，心静则神藏。若为七情所伤，则心不得静，而神躁扰不宁也。"黄树曾《金匮要略释义》认为是五脏，曰：由五脏阴液不足，情志刺激所致。

【用方思路】

《金匮要略》百合病、梅核气、脏躁皆为情志疾病。百合病为心肺阴虚内热，致情志失调，治以百合地黄汤养阴清热；梅核气为七情郁结，痰凝气滞，治以半夏厚朴汤开结化痰，顺气降逆；脏躁为肝气郁结化火伤阴致心脾俱虚之证，治以甘麦大枣汤补脾益肺，安神宁心。

甘麦大枣汤临床用于治疗癔症、精神分裂症、抑郁症、神经官能症、神经衰弱、更年期综合征、小儿夜啼等疾病。

【医案举例】

（1）程杏轩医案：长林胡某，延诊妇病，据述证经半载，外无寒热，饭食月事如常，惟时时悲泣，劝之不止，询其何故，伊不自知。延医多人，有云抑郁用逍遥散者，有云痰火用温胆汤者，药俱不效。又疑邪祟，禳祷无灵，咸称怪证，恳为诊治。视毕出语某曰："易治耳。"立方药用甘草、小麦、大枣。某问病名及用药方法。予曰："病名脏躁，方乃甘麦大枣汤，详载《金匮玉函》中。未见是书，不识病名，焉知治法，宜乎目为怪证也。"某曰："适承指教，足见高明，但拙荆病久，诸治无功，尊方药只三味，且皆平淡。未卜果能去疾否？"予曰："此仲圣祖方，神化莫测，必效无疑。"服之果验。[程杏轩.杏轩医案.北京:中国中医药出版社,2009:61.]

（2）朱良春医案：邵某，女，35岁，教师。无悲自哭，涕泪交流，举发无常，胸闷太息，每于情绪激动而加重。证乃脏躁。治当和缓心气，解郁柔肝。太子参、朱茯苓各15g，合欢皮12g，夜交藤、淮小麦各30g，石菖蒲、淫羊藿各12g，甘草3g，大枣12枚。服12剂后，因他病就诊时云已两个月未发。

按语：脏躁证用甘麦大枣汤为常法，加太子参、合欢皮益气调肝，更为合辙。［朱良春.太子参配合欢皮功擅调畅心脉、益气和阴.上海中医药杂志，1984（8）：34.］

（二）调经剂

温经汤

【原文】

问曰：妇人年五十所，病下利[1]数十日不止，暮即发热，少腹里急，腹满，手掌烦热，唇口干燥，何也？师曰：此病属带下[2]。何以故？曾经半产，瘀血在少腹不去。何以知之？其证唇口干燥，故知之。当以温经汤主之。（二十二：9）

温经汤方

吴茱萸三两　当归二两　芎䓖二两　芍药二两　人参二两　桂枝二两　阿胶二两　生姜二两　牡丹皮（去心）二两　甘草二两　半夏半升　麦门冬一升（去心）

上十二味，以水一斗，煮取三升，分温三服。亦主妇人少腹寒，久不受胎；兼取[3]崩中去血，或月水来过多，及至期不来。

注释：

[1] 下利：即下血。

[2] 带下：指广义带下病。

[3] 兼取：即兼治。

【功效配伍】

温经汤温经行瘀，养阴清热。方中吴茱萸、桂枝温经散寒暖宫，又，吴茱萸擅长疏肝气散寒湿，桂枝可通血脉温暖肾阳；当归、川芎、牡丹皮养血调经，活血祛瘀；阿胶、芍药、麦冬滋阴清热，养血润燥；人参、甘草、半夏、生姜调补脾胃，助生化之源。诸药合用，温补冲任，养血行瘀，滋阴清热。

上十二味药，水煮，去滓，分三次温服。

【方证论治辨析】

温经汤治妇人崩漏、月经不调、宫寒不孕等病，证属冲任虚寒夹有瘀血。症见妇人年五十左右，前阴下血数十日不止，少腹里急，腹满，暮即发热，手掌烦热，唇口干燥。或见妇人少腹寒冷、久不受胎；或月经过多，或至期不来。

崩漏为冲任虚寒，曾经半产，使瘀血停留于少腹。妇人五十岁左右，气血已衰，元阳已亏，冲任两脉俱虚，已属绝经期。《素问·上古天真论》云："女子……七七任脉虚，太冲脉衰少，天癸竭，地道不通，故形坏而无子也。"此前阴下血数十日不止，既非经期下血，亦非月经不调，实属崩漏之候；又因曾经半产，残留瘀血停留少腹（胞宫）不去，久而久之，瘀血导致血不归经，加之冲任虚寒失之固摄，故下血不止，并见少腹里急，腹满，或伴有小腹冷痛，拒按；因阴血亏耗，阴不敛阳而生虚热，虚热内扰，故夜暮发热，手掌烦热；由于下血日久，津血虚损，以及瘀血停留，新血不生，津血不能上濡，故唇口干燥。此曾经半产，瘀血在少腹不去是瘀血的主要成因；唇口干燥，腹满是瘀血之症，如《金匮要略·惊悸吐衄下血胸满瘀血病脉证治》曰："口燥，但欲漱水不欲咽……腹不满，其人言我满，为有瘀血。"本证虚寒、瘀血、虚热共存，但以冲任虚寒兼有瘀血为主，虚热居其次。治宜温经行瘀，兼以养阴清热，方用温经汤。

温经汤又用于治妇人少腹寒冷、久不受胎（即宫寒不孕症）、月经过多，或至期不来。以上病证虽不同，但病机皆为冲任虚寒夹有瘀血，故可用一方通治。

【用方思路】

温经汤温经活血，是妇科调经要方，本方用之经少能通，经多能止，子宫虚寒者能孕。该方融温经散寒，活血通脉，滋养阴血于一炉，故临证凡冲任虚寒而兼有瘀血的病证，皆可随症加减应用。若寒湿甚，重用吴茱萸、桂枝，加乌药、艾叶等；若兼肾阳虚者，加鹿角胶、菟丝子、补骨脂、巴戟天、淫羊藿等；若肝郁者，加制香附、郁金、柴胡等；血瘀者，重用川芎、牡丹皮，加桃仁、红花、丹参、益母草等；若血虚者，重用当归、阿胶，加熟地黄、白芍等；阴虚者，重用阿胶、麦冬，加沙参、生地黄等；若气虚者，重用人参，加黄芪、山药、白术等。

温经汤临床用于治疗功能性子宫出血、子宫内膜异位症、月经不调、痛经、不孕症、妇女更年期综合征等疾病。

【医案举例】

（1）岳美中医案：周某，女，51岁，河北省滦县人，1960年5月7日初诊。患者已停经3年，于半年前偶见漏下，未予治疗，1个月后，病情加重，经水淋沥不断，经色浅，夹有血块，时见少腹疼痛。经唐山市某医院诊为"功能性子宫出血"，经注射止血针，服用止血药，虽止血数日，但少腹胀满时痛，且停药后复漏下不止。又服中药数十剂，亦罔效，身体日渐消瘦，遂来京诊治。诊见面色㿠白，五心烦热，苔薄白，脉细涩。证属冲任虚损，瘀血内停。治以温补冲任，养血祛瘀，投以温经汤：吴茱萸9g，当归9g，川芎6g，白芍12g，党参9g，桂枝6g，阿胶9g（烊化），牡丹皮6g，半夏6g，生姜6g，炙甘草6g，麦冬9g。

服药7剂，漏下及午后潮热减轻，继服上方，随证稍有加减。服药20剂后，漏下忽见加重，夹有黑紫血块，血色深浅不一，腹满时轻时重，病家甚感忧虑。诊其脉象转为沉缓，五心烦热，口干咽燥等症大为减轻，即告病家，脉症均有好转，下血忽见增多，乃为佳兆，系服药之后，体质增强，正气渐充而瘀血乃行之故。此瘀血不去，则新血不生，病亦难愈。嘱继服原方6剂，隔日1剂。药后连续下血5日，之后下血渐少，血块已无，腹胀痛基本消失。又服原方5剂，隔日服。药后下血停止，惟尚有便秘，但亦较前好转，以麻仁润肠丸调理两周而愈。追访十年，未见复发。[王明五，岳沛芬.岳美中验案选录.北京中医杂志，1985（1）：7.]

（2）张建荣医案：侯某，女，31岁，2011年5月31日初诊。患者2008年怀孕3个月即小产，后在其他医院间断服中药调理，至今未孕。现症：自小产后每届经期则腹痛，经血色紫有块。平时口舌干燥，畏寒，四肢厥冷，大便有时干燥。一般月经30天一潮，经期5~7天。现经潮第2天，舌质暗淡、苔薄白，脉沉细弱。证属冲任虚寒夹有瘀血。处方温经汤合肾气丸化裁：吴茱萸10g，桂枝10g，牡丹皮10g，当归10g，川芎5g，半夏5g，熟地黄15g，山茱萸10g，怀山药10g，茯苓10g，泽泻10g，菟丝子10g，补骨脂10g，生姜3片。10剂，水煎服。

2011年6月10日二诊：服上药经期腹不痛，经后期有紫黑色血块，大便干燥缓解，畏寒及舌脉无明显变化。现月经干净已5天。治宜经后养血为主，佐以温经散寒。处方：熟地黄15g，当归10g，川芎10g，炒白芍15g，阿胶10g（烊化），党参10g，白术10g，炙甘草6g，吴茱萸5g，桂枝10g，台乌10g。10剂，水煎服。

2011年6月21日三诊：服药后仍口舌干燥，舌脉未变。治宜阴中求阳，温阳行瘀。

处方继以温经汤加减：吴茱萸8g，桂枝10g，当归10g，川芎10g，炒白芍15g，阿胶10g（烊化），党参10g，半夏5g，麦冬10g，菟丝子10g，补骨脂10g。7剂，水煎服。

2011年6月27日四诊：早孕试验弱阳性，昨日劳累后，阴道有少量紫色血液，量不多，小腹轻度疼痛，腰痛，舌质略暗、苔白滑，脉沉细弱。因有小产病史，患者心情恐慌，故嘱其思想放松，勿剧烈活动，注意休息。治宜温补冲任，止血安胎。方用芎归胶艾汤随症加减治疗，服药6剂，出血基本好转。隔数日，又间断有少许血丝，继续守方治疗至2011年7月22日后，再未见出血。于2012年3月10日顺产一健康男婴，体重3.8kg。［张建荣.经方观止.北京：中国中医药出版社，2016：730.］

（3）张建荣医案：姚某，女，42岁，2021年3月20日初诊。已有3个多月月经未潮，两个月前注射黄体酮针亦未来月经。平素怕冷，手足冰凉，每届经气乳房胀痛，小腹胀满伴凉感。舌淡胖质暗、苔薄润，脉沉缓。证属冲任虚寒，经行闭阻。处方温经汤加减：吴茱萸10g，桂枝10g，乌药15g，姜半夏6g，当归15g，炒白芍15g，川芎10g，牡丹皮10g，生地黄25g，党参15g，炙甘草10g，制香附15g，益母草20g，生姜15g。7剂，水煎服。

2021年4月7日二诊：服上药第3天来月经，量多，经期5天。现小腹、手足仍感冰凉。舌淡胖苔润，脉沉细。处以温经汤合当归四逆汤化裁：吴茱萸8g，桂枝10g，乌药15g，姜半夏8g，当归15g，炒白芍15g，川芎5g，熟地黄20g，党参15g，炙甘草10g，细辛5g，木通10g，生姜15g，大枣4枚。7剂。

2021年9月14日来诊：言及自3月份服用中药后，月经都按期来潮。今日上午突然鼻衄，昨日来月经，经行量少，血水样。下肢发凉抽搐，腰痛。有倒经史。舌淡胖苔润，脉沉细。处以四物汤加吴茱萸、怀牛膝、白茅根、独活、木瓜。7剂，不复再来。

胶姜汤

【原文】

妇人陷经[1]，漏下黑[2]不解，胶姜汤主之。臣亿等校诸本无胶姜汤方，想是前妊娠中胶艾汤。（二十二：12）

注释：

［1］陷经：指经气下陷，下血不止。

[2] 漏下黑：指血色暗淡。

【功效配伍】

胶姜汤温补冲任，养血止血。方药组成已失。据方名有姜，可用炮姜炭温中止血；胶即阿胶，用之养血止血。此二味温补止血之法已俱，可随证加味。

【方证论治辨析】

胶姜汤治妇人陷经，冲任虚寒证。症见漏下不止，经色暗黑，伴面色苍白无华，肢体困倦无力，脉细弱。

陷经为冲任虚寒至甚，经气下陷，气不摄血，致漏下不止。色黑即虚寒之色，非瘀血之色。治用胶姜汤温补冲任，养血止血。

【用方思路】

胶姜汤仅有方名，而缺方药组成，尤在泾《金匮要略心典》曰："胶姜汤方未见，然补虚温里止漏，阿胶、干姜二物已足。"陈修园治一妇人漏下黑水，宗此方用阿胶、生姜二味治愈。林亿等人认为恐是胶艾汤，亦有人认为是胶艾汤加干姜，《备急千金要方》胶艾汤中有干姜。胶姜汤治疗陷经，与胶艾汤治疗"妇人有漏下者"病机基本相同，但前者重于后者。临证用胶姜汤治疗陷经，若气虚甚者，加黄芪、人参、山药等补气生血之品；若阳气虚损甚者，加附子、肉桂等温补元阳之属；血虚甚者，亦可适当加干地黄、当归、芍药。

【医案举例】

陈修园医案：道光四年，闽都阃府宋公，其三媳妇产后三月余，夜半腹痛发热，经血暴下鲜红，次下黑块，继有血水，崩下不止，有三四盆许，不省人事，牙关紧闭，挽余诊之，时将五鼓矣。其脉似有似无，身冷面青，气微肢厥。予曰：血脱当益阳气，用四逆汤加赤石脂一两，煎汤灌之，不差。又用阿胶、艾叶各四钱，干姜、附子各三钱，亦不差。沉思良久，方悟前方用干姜守而不走，不能导血归经也，乃用生姜一两，阿胶五钱，大枣四枚，服半时许，腹中微响，四肢头面有微汗，身渐温，须臾苏醒。自道身中疼痛，余令先与米汤一杯，又进前方，血崩立止，脉复厥回。

大约胶姜汤，即生姜、阿胶二味也。盖阿胶养血平肝，祛瘀生新，生姜散寒升气，

亦陷者举之，郁者散之，伤者补之育之之义也。［陈修园．金匮方歌括．上海：上海科学技术出版社，1963：131．］

土瓜根散

【原文】

带下[1]经水不利，少腹满痛，经一月再见[2]者，土瓜根散主之。（二十二：10）

土瓜根散方：阴癫肿[3]亦主之。

土瓜根　芍药　桂枝　䗪虫各三两

上四味，杵为散，酒服方寸匕，日三服。

注释：

[1] 带下：有广义、狭义之分。广义泛指妇人病；狭义指白带。此处指广义妇人病。

[2] 经一月再见：指月经一个月来两次。

[3] 阴癫肿：据《本草纲目》鲮鲤条引摘玄方有"妇人阴癫，硬如卵状"的记载；《汤本求真》曰："阴癫即鼠蹊阴囊阴唇部之假性肿瘤是，男女俱有之。"

【功效配伍】

土瓜根散活血祛瘀通经。方中桂枝、芍药通血脉，调营血。土瓜根性味苦寒，泄热、生津、破血、消瘀。《神农本草经》曰"王瓜，味苦寒，主消渴内痹，瘀血，月闭，寒热酸疼，益气愈聋，一名土瓜"；《名医别录》曰"散痈肿留血，妇人带下不通"。䗪虫逐瘀通经。酒服以行药势。诸药合用，活血脉，祛瘀血，瘀去脉通，则月经自调。

上四味药，杵为散，用酒冲服方寸匕，一日三次。亦可作汤剂水煎服。

【方证论治辨析】

土瓜根散治妇人经水不利，瘀血阻滞证。症见带下经水不利，少腹满痛，经一月再见者。

带下泛指妇人病。本证为瘀血阻滞，致经水不调畅。经水不利，即经水运行不畅利，时有时无，欲止不止，或经水一月两潮，可伴见少腹满痛，经水量少，色紫有块，舌紫暗，脉涩等。尤在泾《金匮要略心典》曰："妇人经脉流畅，应期而至，血满则下，血尽复生，如月盈则亏，月晦复朒也，惟其不利，则蓄泄失常，似通非通，欲止不止，经一月而再见矣，少腹满痛，不利之验也。"治宜活血祛瘀通经，方用土瓜根散使瘀血去，月经自调。

阴癫肿，盖指男女前阴部囊性肿物，为瘀血所致者，可用土瓜根散活血祛瘀消肿。

【用方思路】

月经不调指经期、经量、经色、经质发生异常改变。经水不利者，常见血瘀和血虚两种。若气滞血瘀者，经行期则少腹胀痛或刺痛，治以行气活血为主，可用旋覆花汤与枳实芍药散合方加减，或用下瘀血汤加柴胡、香附等治疗；若血虚者，月经量必少或推后，治以培补气血为主，方用芎归胶艾汤或温经汤加减化裁。土瓜根散祛瘀以调经，方性和缓，非活血峻剂，临证用于一般瘀血致月经不调者，多可获效。土瓜根一般药房若无此物，可用丹参替代，亦能取效。

土瓜根散临床用于治疗痛经、闭经、月经不调、输卵管不全阻塞，日本学者用本方治疗睾丸炎、阴囊水肿等疾病。

【医案举例】

（1）张建荣医案：侯某，女，32岁，1998年8月31日初诊。现经后半月，前阴间断下血3~4天，活动则有下血，量少，血色紫暗。小腹不痛，平时腰酸，白带时多时少，舌尖略红，舌苔微黄腻，脉滑。病史：过去月经周期一直提前3天，量多夹有血块，腹痛，怀疑是"带环"所致，故于上月去节育环。1998年8月30日咸阳市某医院B超提示：①子宫内膜增厚，宫腔积液；②子宫后位；③余（－）。中医辨证：瘀血致月经不调。处方土瓜根散加减：丹参20g，桂枝10g，䗪虫10g，当归15g，白芍15g，赤芍15g，益母草15g，泽兰15g，茜草15g，甘草6g。4剂，水煎服。

1998年9月5日复诊：药当天取回，上午服第一次，下午前阴出血量增加，如来月经样，夹有血块，持续2~3天，疑为月经来潮，故停服药一天，后继续进药，出血逐渐减少，自觉服药一天比一天好。今晨未见出血。舌同前，脉由滑转为沉细滑。原方继进3剂，以穷其根，以善其后。

按语：土瓜根散验案报道较少，据此案观察，用丹参代土瓜根，随证增药，确有效验。［张建荣.金匮妇人三十六病.北京：人民卫生出版社,2001：284.］

（2）张建荣医案：朱某，女，36岁，2014年11月3日初诊。平时月经即不规则，近半年，前阴常有少量出血，疑为带环日久所致（带环已10余年）。于1周前在某医院取节育环后，因连续3天仍有间断出血，血色紫暗，又行清宫术，并给止血针，但仍见少量出血，断续不止，故延余诊治，方用生化汤加味，6剂，水煎服。

2014年11月9日二诊：前阴出血较前减少，但小腹刺痛，连及腰府，怕冷，乏力，舌淡苔薄，脉沉略滑。考虑宫内有瘀血残留，治宜益气活血祛瘀，更方为土瓜根散加减，处方：黄芪20g，党参15g，当归12g，乌药12g，桂枝12g，白芍15g，土鳖虫10g，桃仁10g，丹参15g，茜草15g，地榆炭10g，杜仲10g，续断10g。6剂，水煎服。

当晚服药，翌晨起床后，突然前阴流出大块状紫黑血块，患者有些许恐慌，故来门诊问是否停药？余曰：是效验之征，可继续服药。后来出血逐日减少，4剂药尽，已不再出血。患者又来询问？是否停服后2剂药？余曰：但服无妨。6剂药尽后，患者特来门诊道谢，病已痊愈。

按语：生化汤虽有祛瘀作用，但力不及土瓜根散，后者土鳖虫破血逐瘀见长，加之患者出血已久，必伤及气血，故加芪、参、归等味以扶正逐瘀，再少佐以止血之品以治标，所以效果满意。[张建荣.经方观止.北京：中国中医药出版社，2016：736.]

大黄甘遂汤

【原文】

妇人少腹满如敦[1]状，小便微难而不渴，生后者，此为水与血俱结在血室也，大黄甘遂汤主之。（二十二：13）

大黄甘遂汤方

大黄四两　甘遂二两　阿胶二两

上三味，以水三升，煮取一升，顿服之，其血当下。

注释：

[1] 敦（duì，音对）：是古代盛放食物的器具，上下稍锐，中部肥大。

【功效配伍】

大黄甘遂汤破血逐水。方中大黄攻逐瘀血；甘遂逐水破结；阿胶养血扶正，使破血逐水而不伤正。本方组方思路清晰，药虽三味，但其功效俱佳，各有所主，无有虚设。

上三味药，水煮顿服，其血当下。因属峻剂，又顿服之，破血逐水之力甚猛，血下水随，即停止服药。

【方证论治辨析】

大黄甘遂汤治妇人水与血俱结血室。症见少腹满如敦状，小便微难而不渴。

本证为产后，或经期，或病后水与血俱结血室。蓄血证则为少腹硬满而小便自利；蓄水证则为少腹满而小便不利，口渴。本证少腹满如敦状，小便微难而不渴，是既有蓄血，又有蓄水，亦为水与血俱结血室之特征。此"水与血俱结在血室"是病位、病机、症状之关键所在。水结则肿，血结则瘀，水肿必满，血瘀必痛，水不利则致血瘀，血不利则致水肿，水血互结，故见少腹肿满，疼痛拒按者，方可诊为水血俱结血室证。治宜破血逐水，方用大黄甘遂汤。

"水与血俱结血室"与"热入血室"之血室，所指基本一致，狭义指胞宫，广义应包括胞宫、肝、冲脉。对"生后者"，历代医家认识不一，尤在泾《金匮要略心典》曰"生后即产后"；徐忠可《金匮要略论注》曰"更在生病之后"；赵以德《金匮玉函经二注》曰"生字，恐是经字"；魏荔彤《金匮要略本义》曰"生后者，言曾生育之妇，非指产后而言，若室女则无是疾也"。总括起来"生后者"，大约不外经后、产后、病后等。

【用方思路】

大黄甘遂汤与抵当汤皆主治瘀血结实，少腹硬满，但两者病机同中有异。抵当汤为血热瘀结下焦，症见少腹硬满而小便自利，治以荡热破瘀为法；大黄甘遂汤为水与血并结血室，症见少腹满如敦状而小便微难，故以破血逐水为法。临证若见既有瘀血阻滞，又有水气停蓄之证，或妇人经行闭阻，又见头面四肢浮肿者，可用大黄甘遂汤加益母草、泽兰为基础方加味治疗。

大黄甘遂汤临床用于治疗闭经、产后恶露不尽、产后尿潴留、肝硬化腹水、卵巢囊肿合并腹水、产后血栓性静脉炎等疾病。

【医案举例】

（1）易巨荪医案：癸未六月，有店伴陈姓者，其妻患难产，二日始生，血下甚少，腹大如故，小便甚难，大渴。医以生化汤投之，腹满甚，且四肢头面肿。延余诊视，不呕不利，饮食如常，舌红苔黄，脉滑有力，断为水与血俱结在血室，投以大黄甘遂汤，先下黄水，次下血块而愈。病家初疑此方过峻。余曰：小便难，知其停水；生产血少，知其蓄瘀；不呕不渴，饮食如故，脉滑有力，知其正气不虚，故可攻之。若拘泥胎前责实，产后责虚之说，迟延观望，俟正气既伤，虽欲攻之不能矣。病家坚信之，故获效。

［易巨荪．易巨荪医案选录．新中医，1962（8）：34．］

（2）赵守真医案：谭秋香，三旬孀妇也。子女绕膝，日忙于生计，操劳过度，悒悒于心，以致气血内耗，身体渐羸，月经不行，少腹肿胀，行动则喘促，数月于兹。昨随其叔婶来治。切脉细数而涩，口干不渴，大便燥结，两三日一行，小便黄短，少腹不仅肿胀，有时乍痛，虽闭经已久，尚无块状。窃思本病关键，首须明悉经闭与肿胀之先后，如肿胀由经闭而起，则以通经为先；如经闭由肿胀所引发，则以利水为宜。细询之下，其为经闭先而肿胀后，乃属于瘀血郁积，而小便又不利，则不仅血结，亦且水结矣。况其先由思虑伤脾，忧郁伤肝，肝伤则气滞血瘀，脾伤则运化失常，久则累及于肾，水不宣泄而停蓄其中，故水与血互结而为病。至于治法，前贤亦有明确之指示："谓先病水而后经闭者，当先治水，水去则经行；先病经闭而后水肿者，先行其瘀，瘀去则肿消。"本证瘀水胶结，同属严重，如逐瘀而不行水，则瘀未必去；祛水而不行瘀，则水未必可行，法当标本兼治，行水与逐瘀并举，因此选用《金匮要略》中之大黄甘遂汤、桂苓丸合剂：大黄、阿胶各9g，甘遂1.5g（另冲），桂枝、牡丹皮各6g，茯苓12g，桃仁9g，加丹参15g，土鳖虫4.5g。

服后便水甚多，杂有血块。又三剂，水多而血少，腰腹胀减，已不肿，诸症消失。改用归芍异功散调理，无何经行，痛解，又进归脾汤善后，时经一个月，遂得康复。

［赵守真．治验回忆录．北京：人民卫生出版社，2008：59．］

（3）熊魁梧医案：郭某，农妇，年三十余。曾生产4胎，断乳1年，月经不行，食减体瘦，腹大日增，延治于余。察其面黑斑满布，舌色紫暗，少腹肿满，状若怀子。少腹沉胀，时有隐痛，大便尚可，小便微难，口燥不渴，脉沉而涩。询及其夫，言旅外两载未归。据因析为思郁交加，致伤肝脾，肝伤则疏泄失职，致气滞血瘀；脾伤则运化失常，造成水湿内蓄。水血互结，故成斯疾。立逐水破瘀之法，用大黄甘遂汤加桃仁、䗪虫。服药须臾，药效桴鼓，下血水如注，病家惊措，奔告求出复诊。症见神疲气怯，形瘦目闭，腹满稍平，汗出肢冷，舌暗淡，脉微细。为邪去正虚所致，故暂与独参汤以扶正祛邪，益气固虚。并嘱待证情好转，水血稍停，余药仍须继服。病家虑其药猛，表情犹豫，余申：攻邪不尽，后患无穷。闻者明义，即照嘱继进余药，但药性较前缓和。两剂进，少腹基本平陷，水血亦渐停止。则更与金匮肾气丸以温养下焦。药进6剂，少腹柔软如平人，二便自调，就寝安卧，惟食纳欠佳，少气懒言，舌淡脉弱。则改用六君子汤加黄芪、当归补益脾胃而助气血以养其后，服10余剂，余症悉除，全告康复。

《金匮要略·水气病脉证并治》曰："经水前断，后病水，名曰血分，此病难治。"因此，本病后世称为"血臌"，罹此疾者，百难疗一，此妇得救，诚侥幸耳。[熊魁梧.水血互结验案.湖北中医杂志,1984(1):32.]

抵当汤

【原文】

妇人经水不利下[1]，抵当汤主之。亦治男子膀胱满急有瘀血者。（二十二：14）

抵当汤[2]方

水蛭三十个（熬）　虻虫三十枚（熬，去翅足）　桃仁二十个（去皮尖）　大黄三两（酒浸）

上四味，为末，以水五升，煮取三升，去滓，温服一升。

注释：

[1] 经水不利下：经水既不利又不下，即闭经。

[2] 抵当汤：《伤寒论》方的煎煮、服法为："上四味，以水五升，煮取三升，去滓，温服一升，不下，更服。"二者药物组成、用量相同。

【功效配伍】

抵当汤破血逐瘀，泄热祛实。方中水蛭、虻虫相配，直入血络，破恶血，逐瘀血；桃仁活血祛瘀，兼润肠通便；大黄泄热凉血，逐瘀通经。药仅四味，但破血逐瘀之力甚为峻猛，可直抵病所荡涤瘀血从下而解，使瘀血去而新血生。李中梓《伤寒括要》曰："气不行者易散，血不行者难通，血蓄于下非大毒驶剂，不能抵挡其邪，故名抵当汤。"

上四味药，水煮去滓，温服。若药后未得泻下者，可再服药，得下后停止服药。

【方证论治辨析】

抵当汤治妇人闭经。症见妇人经水不利下。

妇人经水不利下，指经水既不利又不下，为经血闭阻不通，出现闭经或痛经，属瘀血内结之重症。本证可伴小腹硬满疼痛，拒按，小便自利。治宜破血逐瘀通经，方用抵当汤。

【用方思路】

抵当汤属攻逐瘀血之峻剂，方中水蛭与虻虫是峻逐瘀血之常用对药，其攻逐之力宏猛，如大黄䗪虫丸亦用此二味；方中桃仁与大黄是一般活血逐瘀之常用对药，在经方活血逐瘀方中出现率较高，如桃核承气汤、下瘀血汤、大黄牡丹汤均有此二味药。

抵当汤临床用于治疗缺血性中风、中风后遗症、脑外伤后遗症、血管性痴呆、精神分裂症、痛经、闭经、子宫肌瘤、前列腺炎等疾病。

【医案举例】

（1）曹颖甫医案：周姓少女，年十八九，经事三月未行。面色萎黄，少腹微胀，证似干血劳初起。因嘱其吞服大黄䗪虫丸，每服三钱，日三次，尽月可愈。自是之后，遂不复来，意其瘥矣。越三月，忽一中年妇人扶一女子来请医。顾视此女，面颊以下几瘦不成人，背驼腹胀，两手自按，呻吟不绝，余怪而问之，病已至此，何不早治？妇泣而告曰：此吾女也，三月之前，曾就诊于先生，先生令服丸药，今腹胀加，四肢日削，背骨突出，经仍不行，故再求诊！余闻而骇然，深悔前药之误，然病已奄奄，尤不能不一尽心力，第察其情状，皮骨仅存，少腹胀硬，重按痛益甚。此瘀积内结，不攻其瘀，病焉能除？又虑其元气已伤，恐不胜攻，思先补之。然补能恋邪，尤为不可，于是决以抵当汤予之。虻虫一钱，水蛭一钱，大黄五钱，桃仁五十粒。明日母女复偕来，知女下黑瘀甚多，胀减痛平。惟脉虚甚，不宜再下，乃以生地黄、黄芪、当归、潞党参、川芎、白芍、陈皮、茺蔚子活血行气，导其瘀积，一剂之后，遂不复来。后六年，值于途，已生子，年四五岁矣。[曹颖甫.经方实验录.上海：上海科学技术出版社，1979：81.]

（2）衣宸寰医案：宋某，女，18岁。于1970年8月患癫狂，目光异常，时而若有所思，时而若有所见，时而模仿戏剧人物，独自动作吟唱，入夜尤剧，妄言躁狂欲走，中西医多方治疗未效。病至半月，势渐重笃，卧床不起，饮食不进有数日。衣老诊视，脉之，六部数疾，尺滑有力；按之，少腹上及脐旁坚硬急结。询其经事，家人回答初得病时正值经期。大便周余未解，小溲尚通，舌暗红干燥。乃曰："王氏《脉经》说：'尺脉滑，血气实，妇人经水不利……宜……下去经血。'脉证合参，属瘀热发狂，急宜泄热破瘀。"疏抵当汤：桃仁 25g，大黄 10g，水蛭 10g，虻虫 10g。适缺虻虫，嘱先服下看。翌日诊视，药后大便得通，证无进退。曰："证属瘀热发狂无疑，抵当何以不效？殆缺虻虫之故。"仍用前方，亟令觅得虻虫。时值夏日，家人乃自捕虻虫 20 余枚合药。服后三时许，果从前阴下瘀血紫黑，夹有血丝血块，大便亦解胶黑之屎。令以冰糖水饮之，沉沉睡去，嘱勿扰唤。翌晨，神清索食，唯觉困乏。疏方：生地黄、白薇、丹参、莲心、荷叶、琥珀调之，竟愈。愈后询之，自言先因郁怒，经期复受惊恐，遂血阻不行，继乃发病。现已婚生子，未再复发。[黄晓晔，王淑卿，衣正安.久泻、急痧及瘀血发狂等症治验.上海中医药杂志,1980(3):18.]

红蓝花酒

【原文】

妇人六十二种风[1]，及腹中血气刺痛，红蓝花酒主之。（二十二：16）

红蓝花酒方：疑非仲景方。

红蓝花一两

上一味，以酒一大升，煎减半，顿服一半，未止再服。

注释：

[1] 六十二种风：无据可考，大约泛指外邪，因风为百病之长。

【功效配伍】

红蓝花酒方活血祛风止痛。红蓝花即西红花、藏红花，多生长于青藏高原，《本草纲目》草部第十五卷曰"红花黄蓝，其花红色，叶颇似蓝，故有蓝名"；又云"红蓝花，即红花也，生汉梁及西域"。红蓝花性味辛温质润，能活血行血，温通经络，祛瘀止痛。李时珍《本草纲目》曰："红花活血润燥，止痛，散肿，痛经。"本方用酒煎红蓝花，可助药力，行气血，先服一半，腹痛未止，再服一半。或用白酒泡红蓝花饮服。

上一味药，用酒煎红蓝花，一顿服一半药，若疼痛未止者，再续服另一半药。

【方证论治辨析】

红蓝花酒方治妇人腹痛，风血搏结证。症见腹中血气刺痛。

妇人在经前，或经期，或经后，或产后，风邪乘虚侵入腹中或胞宫，风与血相互搏结，气血运行阻滞，血脉瘀阻不通，则见腹中疼痛，如针刺样。治宜活血祛风止痛，方用红蓝花酒方。本证病机关键是风血相搏，但治疗用血药而不用风药，乃径直活血行瘀，使血行而风去，血脉调和畅通，则腹痛自愈。"治风先治血，血行风自灭"之训，即导源于此方证。

妇人六十二种风，已无从考证，李彣《金匮要略广注》曰："《内经》云'风者，百病之长也'，又云'风者，善行而数变'。故妇人有六十二种风证。盖风有因外感者，亦有从内生者，如肝藏血，肝虚则血燥，内自生风，所谓风气通于肝也。"

【用方思路】

红蓝花酒方，是独树一帜的方药，后世用红花泡酒服，或用红花酒浸后再煎，或用其他药物泡酒，皆从本方发展而来。

红蓝花酒方临床用于治疗痛经、产后恶露不尽、外伤等疾病。

【医案举例】

（1）陈振智医案：韩某，28岁，1981年6月10日就诊。患者产后27天，腹痛当脐左右，窜痛不定，甚则如刺难忍，口渴不喜饮，胃呆纳滞，大便秘结，面色无华。病届半月，经医服药未能奏效。诊其脉沉细弦，舌淡苔腻而润。证属产后血虚，风邪侵入，阻滞经脉。因遵仲师明训，用红花10g，以米酒1碗，煎减余半，分2次温服。次日腹痛减半，纳增神振，大便得行，药已中病，效不更方。再予2剂，腹痛痊愈，诸症平息。惟感肢体倦怠，给当归芍药散加减2剂调理，得收全功。经8个月随访，未见复发。［陈振智.红蓝花酒治产后腹痛.浙江中医杂志,1986(7):302.］

（2）王明宇医案：汤某，女，26岁，1982年1月10日诊。初产恶露未尽之时，过食生冷而发生腹痛已3个月。某医处以加味四物汤后，恶露止，腹痛亦减。尔后腹痛时作，缠绵不休。昨晚突然腹中刺痛，时而增剧而昏厥，随后经至排出少量瘀血块，腹痛减轻，手足欠温。刻诊：腹痛连及腰胯部，月经时来忽止，患者形体肥胖，面部色青，舌质紫暗，脉弦涩有力。此为恶血瘀阻。治以活血通经。处方：红花50g，入酒60g煎，分3次服。1剂后，排出大量暗黑色血块，腹痛减轻。改用红花15g，益母草30g，入酒60g煎。连服3剂而愈。随访1年，未见异常。［王明宇.红蓝花酒方治疗产后恶露不尽.四川中医,1986,4(11):35.］

（三）外用剂

矾石丸

【原文】

妇人经水闭不利，脏坚癖不止[1]，中有干血[2]，下白物[3]，矾石丸主之。（二十二：15）

矾石丸方

矾石三分（烧）　杏仁一分

上二味，末之，炼蜜和丸枣核大，内脏中[4]，剧者再内之。

注释：

[1] 脏坚癖不止：指子宫内干血坚结不散。脏，即子脏，指子宫；坚癖，即坚结；止，作散。

[2] 干血：指瘀血日久。

[3] 下白物：指白带。

[4] 内脏中：指将药物放入阴道中。内，即纳入；脏，即阴道。

【功效配伍】

矾石丸清除湿热。方中矾石味酸涩性苦凉，清热燥湿，解毒杀虫，化腐收敛止痒，《神农本草经》曰"主寒热泻痢，白沃，阴蚀恶疮"；杏仁味苦微温，质润多脂，利气开闭润燥结；蜜既能润燥，又能使矾石药性缓缓释放，以求缓治。诸药配伍，清热润燥敛疮，除湿止痒杀虫。

上二味药，研细末，炼蜜和丸，做成枣核大栓剂，放入阴中；病情严重者，一日放药二次。矾石丸"炼蜜和丸枣核大，内阴中"，是中医学用栓剂治疗妇人阴道疾病的最早记载。

【方证论治辨析】

矾石丸治妇人带下，湿热瘀阻证。症见经水闭阻不行，胞宫内有干血坚结不散，阴中时下白物。

阴中时下白物，是由经血闭阻或经行不畅，胞宫积有瘀血坚结不散，郁为湿热，久而腐化所致。下白物，为湿热下注之特征。治疗外用矾石丸纳入阴中，清除湿热以治其标；亦可内服消瘀通经之剂以治瘀血之本，方用土瓜根散或抵当汤等活血逐瘀方。

【用方思路】

带下是指妇女前阴内流出黏稠液体，绵绵不断，称作"下白物"，后世统称为白带，有赤带、黄带、白带之分。女子在发育成熟期，或经期前后，或妊娠初期，白带可相应增多，不作病论。如带下量多，或色、质、气味发生变化，或伴全身症状者，即为带下病。

矾石丸方中之矾石清热解毒，化腐收敛，为治疗湿热带下确立了基本治法，后世妇科外洗剂多用矾石。

矾石丸临床用于治疗宫颈糜烂、滴虫性阴道炎、霉菌性阴道炎、带下病。

蛇床子散

【原文】

蛇床子散方，温阴中坐药[1]。（二十二：20）

蛇床子散方

蛇床子仁

上一味，末之，以白粉[2]少许，和令相得，如枣大，绵裹内之，自然温。

注释：

[1] 蛇床子散方，温阴中坐药：《脉经》为"妇人阴寒，温阴中坐药，蛇床子散主之。"坐药，即栓剂。

[2] 白粉：有两种认识，一作铅粉；一作米粉。参见经方杂疗剂甘草粉蜜汤。

【功效配伍】

蛇床子散暖宫除湿，杀虫止痒。方中蛇床子辛苦温，能温肾助阳，祛风燥湿，杀虫止痒，《神农本草经》曰"主妇人阴中肿痛，男子阴痿，湿痒，除痹气，利关节，癫痫，恶疮"；配少量铅粉增强杀虫止痒。所谓坐药，即阴道栓剂。

用法：蛇床子一味，研细末，用少量铅白粉和丸，做成椭圆形如枣子大，直接放入阴中。本方铅粉有毒，不可久用。

【方证论治辨析】

蛇床子散治妇人带下，寒湿不化证。症见自觉前阴中寒冷，或伴少腹、股腋寒冷，腰酸重，时下白带清稀量多，阴中瘙痒。

本证带下为阴寒湿浊凝着下焦。寒湿之邪伤及下焦阳气，导致阳虚不能温化煦养，故有阴中寒冷，时下白带等症。尤在泾《金匮要略心典》认为："阴寒，阴中寒也。寒则生湿。"治宜温阳散寒，除湿止痒，方用蛇床子散。

【用方思路】

临床蛇床子散除作为坐药放入阴中外，亦可用作外洗剂，或煎汤内服。临证以此方为基础，加艾叶、花椒、白矾水煎外洗，治疗寒湿带下；或用后世《傅青主女科》完带汤（白术、山药、人参、白芍、车前子、苍术、甘草、陈皮、黑芥穗、柴胡）加蛇床子内服。

蛇床子散临床用于治疗宫颈糜烂、滴虫性阴道炎、真菌性阴道炎、老年性阴道炎、外阴瘙痒症、带下病、湿疹、皮肤瘙痒症等疾病。

【医案举例】

曹颖甫医案：昔年予治一妇人历节风，愈后，自言阴痒不可忍，自用明矾水洗之，洗时稍定，少顷，痒如故。予以此方（蛇床子散方）授之，二日而瘥。盖以蛇床子之燥湿，含铅粉之杀虫，湿去虫死，其痒乃止。但予实变法用之，使之煎汤坐盆中洗之，然后扑以铅粉。此可知仲师立方之旨，在燥湿杀虫，而不在祛寒矣！［曹颖甫.曹氏伤寒金匮发微合刊.上海：上海科学技术出版社，1990：246.］

狼牙汤

【原文】

少阴脉滑而数者，阴中即生疮，阴中蚀疮烂者，狼牙汤洗之。（二十二：21）

狼牙汤方

狼牙三两

上一味，以水四升，煮取半升，以绵缠箸如茧，浸汤沥阴中，日四遍。

【功效配伍】

狼牙汤清热燥湿，杀虫止痒。方中狼牙，清热杀虫止痒。《神农本草经》曰："牙子味苦寒，主邪气，热气，疥搔，恶疡，疮痔，去白虫。一名狼牙。"

用法：水煮狼牙，去滓，再用绵缠裹筷子如茧子大，蘸上药汁，洗涤或浸汤沥阴中，一日四次。

【方证论治辨析】

狼牙汤治妇人阴疮，湿热腐蚀证。症见少阴脉滑而数，阴中蚀疮溃烂。

少阴脉主候肾，肾位居下焦，司前后二阴。少阴脉滑而数者，滑数脉主湿热；阴中即生疮，为下焦湿热结聚前阴，郁积日久，使血肉腐蚀溃烂；或由湿热化生虫毒，致阴中蚀疮溃烂，可伴见白带淋沥等症。治宜清热除湿，杀虫止痒，方用狼牙汤。

【用方思路】

狼牙：吴谦《医宗金鉴》认为"狼牙非狼之牙，乃狼牙草也"；徐忠可《金匮要略论注》亦云"故以狼牙草汤洗之，狼牙苦能清热，辛能散邪，毒能杀虫也"。李钟文通过对狼牙草考证，认为狼牙草即仙鹤草（见《中华医史杂志》1986年第7期）。仙鹤草苦涩平，收敛止血，杀虫止痒，近年有用于滴虫性阴道炎所致的阴部湿痒症。临证用狼牙草煎汤外洗，或煎汤坐浴，再用带线棉球浸汁放入阴道，3~4小时后取出。也可用狼牙草加苦参、黄连、黄柏、蛇床子、白矾煎汤外洗。

狼牙汤临床用于治疗阴道炎、滴虫性阴道炎、宫颈糜烂、尖疣、湿疣等。

小儿疳虫蚀齿方

【原文】

小儿疳虫蚀齿[1]**方**：疑非仲景方。（二十二：23）

雄黄　葶苈

上二味，末之，取腊日猪脂熔，以槐枝绵裹头四五枚，点药烙之。

注释：

[1] 疳虫蚀齿：疳虫，指疳热生虫；蚀齿，指牙龈溃烂、牙齿蛀蚀等症。

【功效配伍】

小儿疳虫蚀齿方解毒杀虫祛蚀。方中雄黄解毒杀虫；葶苈，《神农本草经》曰"主癥瘕积聚结气，饮食寒热，破坚逐邪，通利水道"；槐枝杀虫解毒；猪脂祛风润燥，用作辅料。用法：将雄黄、葶苈粉末，取腊日猪脂熔化，再用槐枝以药棉缠枝头，点药趁热以烫烙蚀齿。

【方证论治辨析】

小儿疳虫蚀齿方，治儿童龋齿。用槐枝绵裹头，点药烙之的治法，有待研究。

伤寒金匮理法方药学术渊源与特点

一、理法渊源及特点

《伤寒论》《金匮要略》的诞生是中医学由基础理论向临床医学飞跃的重要标志，并给临床医学奠定了坚实基础。《伤寒杂病论·序》指出：曾撰用《素问》《九卷》《八十一难》《阴阳大论》等典籍内容。今考仲景所运用的基本理论及治疗大法与《内经》《难经》大体是吻合的，但仲景在继承前人经验的基础上重在创新，重在发展，处处彰显着自己鲜活的诊疾论治特点。

1. 发病观

古人对疾病发生原因做过不同程度的分类研究。《素问·调经论》云："夫邪之生也，或生于阴，或生于阳。其生于阳者，得之风雨寒暑；其生于阴者，得之饮食居处，阴阳喜怒。"《素问》以阴阳分内外，侧重论述外感与内伤致病因素，把外感六淫用"风雨寒暑"加以概括，属阳属外；内伤包括饮食、居处、房事、七情，属阴属内。《金匮要略》在《素问》阴阳两分法的基础上，提出"千般疢难，不越三条"。其特点是以脏腑经络为内外，把病因、病机、发病途径有机结合一起，将着眼点放到机体感邪后，邪正斗争的力量对比上，通过观察其变化过程，以揭示脏腑与经络等疾病发生的缘由。其一："内所因"，指多种内伤因素，导致体内正气已虚，一旦经络感受外邪，邪气即可长驱直入，内客于脏腑。其二："为外皮肤所中"，是体内正气不虚，尚可御敌不致深入，肌肤受邪后，仅在四肢九窍，通过血脉相传，出现浅表部位气血壅滞不通。上两者从不同角度，反映了内因是疾病发生的根本原因。其三：把房事、金刃、虫兽等人为意外疾病归为一类，以别于前两者。《金匮要略》的三分法，即三大发病观，对《素问》发病观有所发展，又为宋·陈无择的三因学说奠定了基础。

2. 辨证方法

（1）六经辨证

六经辨证是《伤寒论》的突出特征。《内经》对六经已有认识，如《素问·热论》云："今夫热病者，皆伤寒之类也……伤寒一日，巨阳（太阳）受之……二日阳明受之……三日少阳受之……四日太阴受之……五日少阴受之……六日厥阴受之。"《素问·气交变大论》云："六经波荡，五气倾移。"《内经》首次提出伤寒概念，以及伤寒邪热随六经经脉传注变化次序，同时也提出六经分证的基本框架。《伤寒论》根据《素问·热论》之精神，对伤寒热病做了系统论述，并据六经传化与六经分证理论，提出六经病证及六经辨证，从此对外感错综复杂疾病的论治便有规律可循。《伤寒论》六经即太阳、阳明、少阳、太阴、少阴、厥阴，每一经包括手足两经，共为十二经脉。每经各有所属脏腑，手足三阳经与六腑相通，手足三阴经与六脏（五脏与心包）相通，阳经属腑络脏，阴经属脏络腑，而脏与腑因其络属关系，使太阳与少阴、阳明与太阴、少阳与厥阴形成表里联系；又太阳主表，阳明主里，少阳为半表半里，而三阴统属于里。故六经之间有不可分割的联系，一旦某一经受邪，邪气即可通过其联系向其他经脉传化。六经辨证是指邪气传入每一经的主要证候表现，或多经的证候同时出现，也包含了六经所属脏腑的证候变化，因此，六经辨证是有联系的多层次的系统辨证方法。如太阳经病不解，可随经入腑，出现膀胱蓄水、蓄血等脏腑证候。太阳病邪又可循经传入阳明、少阳等经，如"伤寒一日，太阳受之……颇欲吐，若烦躁，脉数急者，为传也"；"伤寒二三日，阳明、少阳证不见者，为不传也"。除此，邪气又可循六经表里联系传注，如太阳受邪传少阴；阳明受邪传太阴；少阳受邪传厥阴。太阳受邪也可同时出现两经或三经证候，如太阴阳明合病、太阳少阳合病、阳明少阳合病、三阳合病；或初传一经未罢，而又另传一经，如太阳阳明并病，太阳少阳并病。若素体正气衰弱，外邪亦可不经三阳而直入三阴。与此相反，在机体正气恢复，经气来复时，病邪却能由里出表。如少阴之邪出太阳，太阴之邪出阳明，厥阴之邪出少阳，即所谓的脏邪还腑，使疾病向愈。总括六经病邪传化有循经传、越经传、直中、经病传脏腑、三阴出三阳等，这已突破《素问·热论》六经日传一经的次序。《伤寒论》六经传化总趋势是由浅入深，由表入里，其传化总途径始终离不开十二经脉。当某经受邪后是否传化，决定于邪气盛衰，以及受邪之经气血强弱，治疗是否及时与适当。六经辨证也离不开六经传化，传入某经所出现的症状特征，即为某经的辨证要素，治疗则"观其脉证，知犯何逆，随证治之"；另外，根据六经传化特点，也可进行预防性治疗。至于《伤寒论》的变证、坏证的辨证方法则类似杂病脏腑辨证，如痞证、结胸证等。

（2）脏腑经络辨证

脏腑经络辨证是《金匮要略》的突出特征。《内经》对五脏六腑的生理功能、病理变化、脏腑间相互关系有深入论述，形成了较为系统的脏腑经络学说。《金匮要略》在此基础上创立了脏腑经络辨证。仲景从临床角度出发，通过对杂病证候的系统观察研究，理出了其发病及病理变化的内在根据，即认为一切证候的产生，都是脏腑经络功能紊乱的外在表现。把前人对杂病模糊而肤浅的认识，从理论上予以阐述，并将其散乱而零星的治疗经验，予以分门别类，找出其规律性，从而对杂病的认识达到了系统化、条理化，形成了较完整的以脏腑经络为中心的，理法方药一线贯通的脏腑经络辨证论治体系，其中也包含了四诊、八纲及气血营卫等诊断与辨证施治方法。脏腑经络辨证始终是以脏腑经络所显现的症状为目标，如辨中风病"邪在于络，肌肤不仁；邪在于经，即重不胜；邪入于腑，即不识人，邪入于脏，舌即难言，口吐涎"。《金匮要略》对杂病诊治总原则：以病为纲，以证为目，病证结合，辨证用药。如每篇都冠以"××病脉证并治"，用病名篇，一病之下，又分若干证型，创立了辨病与辨证结合的方法。证由病而发生，辨证是认识疾病某个阶段的具体情况，辨病是掌握疾病的总规律，辨证是辨病的基础，辨证方能识病。若只辨病，忽视辨证，则治不得法；若只辨证，忽视辨病，则不能全面认识疾病发展变化规律。所以辨病与辨证结合，有利于认识疾病和提高治疗效果。这里也反映了中医学并非只讲辨证而不讲辨病。

3. 治疗大法

（1）治未病

《金匮要略》从人与自然、人体本身的整体观出发，提出治未病，包括两层含义：①未病先防：即据《素问·四气调神大论》的"不治已病治未病"精神，提出"若人能养慎，不令邪风干忤经络"的养正御邪观点及方法，要求人们平时房事勿令竭乏，饮食调节冷热酸苦辛甘，起居应有定时，更要遵守王法及注意避免禽兽灾伤，即可保持身体健康，正气存内，一切病邪自然无由入其脏腑。若有不慎，邪风适中经络，即乘其未入脏腑，及早治疗，如四肢才觉重滞不舒，即用导引、吐纳、针灸、膏摩等法治疗，勿使九窍闭塞，保持五脏元真通畅。②既病防传：根据《素问·玉机真脏论》的"五脏相通，移皆有次；五脏有病，则各传其所胜"的生理联系与病理传变规律，并援引《难经·七十七难》的"所谓治未病者，见肝之病，则知肝当传之与脾，故先实其脾气，无令得受肝之邪，故曰治未病焉"的原文，提出肝既病后，要积极治未病之脏腑脾，以防止疾病传播蔓延。并将《难经》引文冠书首，以开宗明义，举肝病传脾之例，指出杂病传化是以脏腑经络为基础，治疗有一定规律可循。特别值得注意的是，仲景在《难经·七十七难》原文基础上，加入"四季脾旺不受邪，即勿补之"，起到了画龙点睛的作用，告诫医者，临证时还须因人因时灵活掌握，且不可死守教条。另外，对肝虚治疗，提出"补用酸，助用焦苦，益用甘味之药调之"的原则，又是从多脏腑进行防治，以杜绝肝虚而受邪。

（2）扶正气

《素问·三部九候论》曰："虚者补之。"《素问·阴阳应象大论》曰："形不足者，温之以气，精不足者，补之以味。"正气不足是引起脏腑经络失调而致疾病证候产生的主因，故扶正气是治本之法，扶正有利于机体阴阳协调平衡，又可调动机体的抗邪能力。仲景扶正气尤为重视脾肾二脏，东汉末年，在那"家家有僵死之痛，室室有号泣之哀"的庶民阶层，以及那只"崇饰其末，忽弃其本，华其外而悴其内"的封建士大夫阶层，患者或不足于先天，或不足于后天，盖为常见之证候。如虚劳病即为代表性内伤杂病，仲景则主要从脾肾考虑治疗，用小建中汤以补后天，用肾气丸以补先天，就是从当时的实际情况出发。即使对其他许多疾病的治疗，仲景每每配以人参、胶饴、甘草、生姜、大枣、粳米、麦粥等药，仍然是以顾脾本和启迪生化之源为目的。肾气丸治疗多种疾病，亦足见仲景对先天之本的重视。内伤疾病到后期，脾肾功能衰退特别明显，脾肾虚损，必然加速疾病变化或引起其他脏腑疾病，使病情趋于恶化。即使对虚实错杂，正虚邪实的病证，仍以扶正为主，兼顾祛邪，如薯蓣丸；对单纯实证用药，也是以祛邪不伤正为原则，如大承气汤的"得下止服"，就是为了顾护胃气、正气。

（3）同病异治，异病同治

在《素问·异法方宜论》有："一病而治各不同，皆愈。"即为同病异治之先导。此二法主要依据证候确立。病虽同，而病因病机、病变脏腑不同，即产生的证候也就不同，故采用不同的治法，均能取效。如《金匮要略》治痰饮，或用苓桂术甘汤健脾利饮，或用肾气丸温肾化饮，即证候不同而用方有别。另外，肾气丸除治痰饮外，还用于治脚气冲心、虚劳腰痛、消渴、妇人转胞，则为异病同治范例，虽病情不一，但皆为肾气虚弱所致，故可一方通治。

（4）急则治标，缓则治本

《素问·标本病传论》云："病有标本，刺有逆从……有其在标而求之于标，有其在本而求之于本，有其在本而求之于标，有其在标而求之于本……知标本者，万举万当，不知标本，是谓妄行。"标本是一个相对概念，除祛邪以治标，扶正以固本的治法外，主要是针对错综疾病，权衡利弊，以解决主要矛盾的先后缓急治则。仲景对此原则运用较为灵活，如表里同病，或先治表后治里，或先治里后治表，或表里俱治而有所侧重，总以病急者为先。如《金匮要略·脏腑经络先后病脉证》云："病，医下之，续得下利清谷不止，身体疼痛者，急当救里；后身体疼痛，清便自调者，急当救表也。"此为里证急于表证，故先治里证，打破了先表后里的治疗常规。又如"夫病痼疾加以卒病，当先治其卒病，后乃治其痼疾也"。痼（旧）疾势缓为本，新病势急为标，故新旧同病时，宜先治新病，后治旧病，且新病治疗取效快，并可防止新病对旧病的影响。

（5）因势利导，就近祛邪

对实证治疗用药应顺应其病势趋向，结合病变部位，就近祛邪外出，此法既不伤正，又便于邪气的祛除。总原则是依据《内经》：在表者汗而发之，在上者因而越之，在下者引而竭之。《金匮要略》云"腰以下肿，当利小便；腰以上肿，当发汗乃愈"；"病人欲吐者，不可下之"。此即典型的因势利导，诱邪外出法。如太阳病用桂枝汤、麻黄汤解肌发汗；宿食在上脘者用瓜蒂散催吐；膀胱蓄水者用五苓散利小便；燥屎结于肠道者用大承气汤通腑攻下等。因势利导，用之得法，疗效立显。

（6）八法活用

汗、吐、下、和、温、清、消、补，《内经》业已提出，但这些法则均彼此孤立，且有法而乏方。仲景沿袭了《内经》治法，并给各法补出方药，如发汗用桂枝汤，清热用白虎汤等，尤其对八法的联用，则是仲景对《内经》八法的又一发展，如小青龙汤的发汗温里；半夏泻心汤的寒热并用；大黄䗪虫丸的攻补兼施等。八法联合应用，可以使八法变化无穷，用药更为灵活，以治疗错综复杂的疾病。

二、方药渊源及特点

《伤寒论》《金匮要略》共载方 261 首，有汤、丸、散、酒、熏、洗、坐、敷等剂型，有人统计用药共 166 种。这些方药的形成也有一定历史背景。《内经》记载方药 13首；1973 年长沙市马王堆三号汉墓出土的《五十二病方》记载医方 283 个，用药 243种；《史记》记载，在前 167 年，仓公用下气汤、火齐汤、苦参汤等治病，并有较完整的医案记载，名曰《诊籍》；《汉书·艺文志》记载有《汤液经》等经方书共计 11 家，274 卷。此反映了西汉时期方药之记载及在社会上流行已是相当可观。1972 年在甘肃武威县发掘的东汉早期葬墓中的《治百病方》，保留了较完整的 30 个医方，共用药 100 余种；华佗用麻沸散作麻醉剂，进行剖腹手术，说明东汉末年汤方应用较西汉又进入一个新阶段。以上方药发展状况，基本上属单方向复方发展的过渡阶段，同时也具备了初步辨证用药的思想，此为仲景"博采众方"创造了客观条件。《神农本草经》共收载药物365 种，书中简要地论述了四气五味、七情和合、有毒无毒、配伍法度、服药方法及丸、散、膏、酒剂型等药物学理论，反映了秦汉以来的药物学发展概况。统观《伤寒论》《金匮要略》方药来源，大体有以下三个方面。

1. 古传经方

张仲景在《伤寒杂病论·序》言及曾撰用《胎胪药录》，其中药录部分，医家多认为属古方药内容。另外，宋·林亿《伤寒论·序》云："夫《伤寒论》，盖祖述大圣人之意，诸家莫其伦拟，故晋·皇甫谧序《甲乙针经》云：伊尹以元圣之才，撰用《神农本草》以为《汤液》。汉·张仲景论广《汤液》为十数卷，用之多验。近世太医令王叔和，撰次仲景遗论甚精，皆可施用。是仲景本伊尹之法，伊尹本神农之经，得不谓祖述大圣人之意乎？"据此，刘渡舟提出"张仲景乃神农学派的传人"（《刘渡舟伤寒临证指要》）。从以上考证可知，仲景之方是有一定的古传方药作为其扩充的基础。徐大椿亦云"正仲景治杂病之方书也，其方亦不必尽出仲景，乃历圣相传之经方也，仲景则汇集成书，而以己意出入焉耳"（《金匮要略心典·徐序》）。徐氏列举了桂枝汤即为古方。关于《金匮要略》苦参汤，丹波元简提出"用苦参一味治龋齿，见于《史记·仓公传》，亦取乎清热杀虫"（《金匮玉函要略方辑义》）。把《内经》中的泽泻饮、鸡矢醴与《金匮要略》的泽泻汤、鸡屎白散做对照，也是不难看出其有一定的源流关系。当然有些古经方书已佚传，已无法与之对照。

2. 民间验方

有些方剂命名隐寓着其来源迹象，如大青龙汤、小青龙汤、白虎汤、朱雀汤（有人认为是十枣汤）、玄武汤（即真武汤），其名称是巫祝或方士常用之术语，与符箓、禁咒联系紧密，只是当时巫祝等为了假借四方神灵之名，以演饰炫耀技艺，其实治病还是靠秘方的作用。这一类方又叫禁方。但所谓禁方，亦不皆出巫祝和方士之手，如长桑君谓扁鹊"我有禁方，年老欲传与公，公毋泄"；公乘阳庆"使意尽去其古方，更悉以禁方予之"（《史记·扁鹊仓公列传》）。禁方实际是指治有验效且系师徒相传的秘方。这些方一经掌握在巫祝和方士之手，即给其披上了一层神秘的外衣。根据越婢汤方名，有人推测系古越国一女仆人的经验方，亦不无道理。关于侯氏黑散，后人根据其文法体例不同于仲景文法，故断为系宋·林亿校斟《金匮方论》时误入正文，其实《诸病源候论·

卷六》有明文记载属仲景方，其中援引"皇甫云：然寒食药者，世莫知焉。或言华佗；或言仲景。考之于实，佗之精微，方类单省，而仲景经有侯氏黑散、紫石英方，出自仲景，非佗也"。这说明皇甫谧是经过一番考证得出结论的。以"仲景经有侯氏黑散"做进一步推论，当为仲景录用侯氏方。

3. 自创新方

《伤寒论》《金匮要略》所载之方，并非仲景全盘搬用他人之方，是经过一番筛选和改造而后利用的。如小青龙加石膏汤、白虎加人参汤、白虎加桂枝汤、越婢加半夏汤、越婢加术汤、桂枝加桂汤、桂枝加附子汤等。这些方药的加减应用皆独具匠心。仲景劝王仲宣服五石汤，但《伤寒杂病论》未曾载入此方，说明仲景对一切方剂并非兼收并蓄。凡经加减变化的方药，为仲景创立新方的一个方面；另一个方面则完全是仲景自创之方，这亦是无可置疑的。仲景以前的方药记载，大部分是有方而无证，或有证而无方，或方证不符，或有方而无名。而仲景把理法方药融为一体，以利于临床辨证施治。另外，仲景方药的突出特点：药味简单，药力专注，配伍精当，加减变化大。汤剂一般都是 3～6 味药，若配伍或药量稍加变动，则作用及主治证候亦随之改变。如小建中汤，由桂枝汤倍用芍药之量，再加一味胶饴，就由解表方变成建中补虚方，即是典型例证。

从《伤寒论》《金匮要略》理法方药的学术渊源及其特点可看出：仲景"勤求古训"意在推陈出新；"博采众方"既可汇集效验之方，又可兼取诸医之长；并结合临床"平脉辨证"，提出了许多新理论、新观点、新疗法和新方药，形成了他自己的鲜明特点，这样就产生了一部划时代的医学巨著。在中医学发展的长河中，仲景可谓承前启后，继往开来的典范。

附录二

经方临证应用思路与方法

中医学所载之方有经方、禁方、时方、验方等。何为经方？《汉书·艺文志》云："经方者，本草石之寒温，量疾病之浅深，假药味之滋，因气感之宜，辨五苦六辛，致水火之齐，以通闭解结，反之于平。"仲景著《伤寒杂病论》时，将病、证、理、法、方、药融为一体，一线贯通，此与《汉书·艺文志》所谓的经方精神基本一致。后来经方就指《伤寒论》《金匮要略》方。徐大椿云"古圣治病方法，其可考者，唯此两书，真所谓经方之祖"（《金匮要略心典·徐序》）。经方并非经验方，人人可用，随手可用；但经方也并非高深莫测不敢问津。经方之用须以仲景辨证与变通思想为指导，方能用准用活，一箭中的。

自中医院校建立以来，《伤寒论》《金匮要略》一直作为中医本科生必修课，可知其重要性。但多年来存在问题：一是从教学角度讲，直至目前经典著作仍然限于课堂教与学的授课法，即注重教师如何在课堂讲好，学生如何学好书本知识，但忽视了临床如何用好经方的方法，造成学与用衔接不起来；二是作为临床医学生已经掌握了经方的组方配伍，但不知临床如何用，或用之无效；三是畏于经方高深莫测，不敢用，故弃之不顾。从学生临床工作后反馈回的信息看，经方的临床应用并未达到教学的初衷。因此，对经方的临床应用有必要从思路与方法学角度予以探讨，使经方能灵活自如、广泛、有效地用于临床。此探讨目的是要给学与用架起一座方便快捷的桥梁。就经方临床应用的思路与方法欲从以下几方面作为切入点。

一、用《伤寒论》方须明六经方药

六经涵盖内容较广，不做赘言。六经辨证是《伤寒论》辨外感热病的基本方法，但从用药看，六经亦可作为疾病在机体发生发展变化的六个阶段用药纲领，此六阶段病变联系紧密，也可视作机体受邪后的病变全过程。如外邪初入肌表者称太阳病，以"脉浮，头项强痛而恶寒"为主症。太阳病有两个基本证型，即发热，汗出，恶风，脉缓者为太阳中风证，方用桂枝汤；恶寒，发热，无汗，身痛，脉浮紧者为太阳伤寒证，方用麻黄汤。所谓太阳腑证之蓄水与蓄血似乎更接近杂病。邪气入于阳明者谓之阳明病，此阶段邪正斗争激烈，胃肠燥热极盛，津液损伤突出，即所谓的"阳明之为病，胃家实是也"。阳明病有两大基本证型：一是阳明经热证，以发热，汗出，口渴，脉洪大为主症，方用白虎汤；一是阳明腑实证，以潮热，腹满硬痛，拒按，大便秘结，舌红苔黄燥为主症，用药可视其热结轻重用承气汤类方。邪气入于少阳者谓之少阳病，少阳病胆火上炎，枢机不利，邪在半表半里，以寒热往来，胸胁苦满，口苦，咽干，目眩，脉弦细为主症，方用小柴胡汤。邪气进入太阴者谓之太阴病，此阶段三阳热象已消失，是三阴病的初始阶段，其病理为脾阳虚弱，寒湿内盛，以"腹满而吐，食不下，自利益甚，时腹自痛"为主症，方用理中汤。邪气进入少阴者谓之少阴病，乃心肾虚衰病变，病情急重，是六经病证发展进入后期危重阶段。其病以"脉微细，但欲寐"，四肢厥冷，畏寒，小便清为主症。此阶段病情有寒化、热化两型，但以寒化证为主，寒化证也是少阴病的基本证型，方用四逆汤、真武汤等；少阴心肾为水火之脏，若素体阴亏，寒邪伤及少阴，亦可从心而热化，或感受阳热邪气，伤及真阴而热化，热化证用黄连阿胶鸡子黄汤。邪气进入厥阴者谓之厥阴病，厥阴肝具有阴尽阳生之机，故此阶段"阴阳之气不相顺接"，便见厥热胜复，或寒热错杂。寒厥用当归四逆汤；热厥用白头翁汤；寒热错杂用乌梅丸。

何任说"《伤寒论》方以六经言，各经有各经主药。如太阳病之麻黄、桂枝；阳明病之石膏、知母、大黄、芒硝；少阳病之柴胡、黄芩；太阴病之人参、白术；少阴病之附子、干姜；厥阴病之吴茱萸、当归"（朱章志《经方临床应用与研究》）。以上这六阶段所用方药是《伤寒论》六经辨证用药之主线，也正如徐大椿说："一病必有主方，一方必有主药。"六经病邪传化之规律除循经传外，有越经传、直中、经病传脏腑、三阴出三阳等。不论如何传经，只要出现何经证候，即可用其方。在此前提下对各经兼证的处理，可在主方基础上进行加减，如桂枝加芍药生姜各一两人参三两新加汤、白虎加人参汤、柴胡加芒硝汤、四逆加人参汤、当归四逆加吴茱萸生姜汤等。另外，有关并病、合病的处理就很好掌握，如太阳少阳合病者用柴胡桂枝汤；少阳阳明合病者用大柴胡汤；少阴太阳两感证用麻黄细辛附子汤。对各经的变证、坏证、类似证的处理就近似于杂病脏腑辨证论治，如半夏泻心汤治痞证、陷胸汤治结胸证、炙甘草汤治心动悸、茵陈蒿汤治黄疸、十枣汤治悬饮等，就不必循六经去考虑。用六经学说可以认识疾病发展传化规律，但作为指导用药，更重要的是要掌握每个层次阶段的病证独立性指征及用药原则。

二、用《金匮要略》方须明脏腑经络先后病之理

脏腑经络辨证是《金匮要略》治疗内伤杂病的基本方法，而脏腑经络学说则是其理论核心，内伤杂病有脏腑与经络先后发病的关系，即经络受邪病及脏腑，或脏腑受邪病及经络，或一脏有病传入他脏，或脏病传腑，或腑病传脏。辨清此关系，治疗就有主次，就有预见性。《金匮要略·脏腑经络先后病脉证》首篇开宗明义，揭示了内伤杂病五脏相关及治疗用药的真谛，如"夫治未病者，见肝之病，知肝传脾，当先实脾，四季脾旺不受邪，即勿补之……夫肝之病，补用酸，助用焦苦，益用甘味之药调之"。此高明之见，足够一个临床医生体味终生，这不单指治法，也是指导用药的大手笔。此寥寥数语，就涉及五脏的整体性，五脏相互滋生长养及相互制约，五脏发病的因果关系，以及治疗上的整体性、原则性和灵活性。"中工不晓相传，见肝之病，不解实脾，惟治肝也"。中工"惟治肝"与"上工治未病"就相形见绌了，中工缺乏整体观念与预见性。就《金匮要略》肝病治脾精神，包含了当先实脾、治肝实脾、肝脾俱治、肝病脾旺勿补、肝心脾俱治。如黄疸用小建中汤、桂枝加黄芪汤等均有肝病先实脾之意；旋覆代赭汤、四逆散、小柴胡汤、奔豚汤、当归芍药散均有治肝实脾之药；酸枣仁汤具有肝心脾俱治的作用。依次推之：见心之病，顾及肾，如治奔豚的桂枝加桂汤；见肺之病，顾及肝，如治梅核气的半夏厚朴汤；见肾之病，顾及心，如治少阴病的真武汤。或一脏有病从多脏治疗，如咳嗽上气，用麦门冬汤从肺胃论治；肾气丸治肾阳虚从肝脾肾调理。对五脏病变还可治其所合之腑：如"夫诸病在脏，欲攻之，当随其所得而攻之，如渴者，与猪苓汤，余皆仿此"。即肾病治膀胱，用猪苓汤，以此类推，肝病治胆，用小柴胡汤、大柴胡汤；心病治小肠，用泻心汤、桃核承气汤；肺病治大肠，用厚朴大黄汤、木防己去石膏加茯苓芒硝汤；脾病治胃，用大半夏汤。"经络受邪，入脏腑，为内所因也"，即经络受邪，用治内脏的药物，以防病邪深入，如薯蓣丸。邪气"适中经络，未流传脏腑，即医治之。四肢才觉重滞，即导引、吐纳、针灸、膏摩，勿令九窍闭塞"；阴阳毒"五日可治，七日不可治"；肺痈"始萌可救，脓成则死"，这些都是据脏腑经络先后病之理强调早期用药的重要性。用《金匮要略》之方治病，必须明以上之理。因《金匮要略》病证方药相对独立，或一病数方，或一病一方，或一方治数病，方证对应易于确认，只要证辨准了，用药也不难，关键是能否把方药用活，能否变通治法，能否治未病之脏，能否整体治疗，能否见微知著，这是区别"上工"与"中工"的分水岭。有些治法，已超越了辨证施治的范畴，如肝病治脾、脏病治腑，以及上病下取、下病上取、里

病治表、因势利导、诱邪外出等，已很难用辨证施治以括之，而很大程度是根据病情发展的病机趋向性而随机用药。

三、经方取效之本在辨证

仲景治病特别强调辨证施治，如《伤寒论》云"观其脉证，知犯何逆，随证治之"；《金匮要略》云"审脉阴阳，虚实紧弦；行其针药，治危得安；其虽同病，脉各异源"。仲景创立有六经辨证、脏腑经络辨证体系，同时也涉及八纲及气血津液等辨证。辨证施治是中医特色，也是中医治病之优势。辨证治疗可一病用多方，也可一方治多病，即同病异治，异病同治。尤其一方多用就能扩大经方应用范围，如桂枝汤既能治外感，又能治内伤病、妊娠病、产后病；小柴胡汤是少阳病主方，又可用于治黄疸、热入血室、郁冒兼大便难等。一方治多病，关键是证候相同，以此推之，用任何方，不论是什么病，只要证候相同就可用。这样一方就能治十病、百病，乃至更多。可以说"千般疢难""随证治之"是仲景治病的基本指导思想，林亿《金匮要略方论·序》云："尝以对方证对者，施之于人，其效若神。"因此，辨证施治、方证对应，是经方取效的关键。人类社会在进化过程中不断有新的疾病产生，用仲景辨证方法分析新的疾病仍然有其优势。因古今不同的疾病在其发生发展变化的某一阶段可表现出相同的证候，所以，古今异病同样可以用经方辨证施治，并非古方今病不相能。如大黄䗪虫丸，《金匮要略》用治虚劳夹有瘀血证，今人用之治疗脑血栓形成、脑栓塞、高脂血症、乙肝、肝硬化、肝癌等取得显效。因这些久病痼疾，都有微循环障碍，按脏腑经络辨证就是虚劳夹有瘀血。又如余曾治一儿童患地图舌3年，并见消化不良，舌尖红赤，辨为肺胃阴虚火旺，用麦门冬汤加味6剂而瘥。此虽非咳喘证，但病机与之相同，故能获效。

四、经方拓宽应用在化裁

要使有限的中药发挥更大作用就在于灵活配伍组方，要使有限的经方治疗更多疾病就在于灵活化裁组配新方。仲景在经方加减化裁方面已率先垂范，足以效仿。如：①加味方：桂枝加葛根汤、麻黄加术汤、白虎加人参汤、白头翁加甘草阿胶汤等；②减去方：桂枝去芍药汤、升麻鳖甲汤去雄黄蜀椒等；③加减方：桂枝去芍药加附子汤、桂枝汤去甘草加黄芪即黄芪桂枝五物汤、麻黄汤去桂枝加石膏即麻杏石甘汤；④两方重组方：桂枝二麻黄一汤、桂枝二越婢一汤、柴胡桂枝汤等；⑤药量增减成新方：如四逆汤与通脉四逆汤、小承气汤与厚朴三物汤及厚朴大黄汤等。据此，我们也可据仲景灵活化裁组方的方法来化裁经方。陈瑞春认为"仲景制方就是随证而设，随机而变，如桂枝汤一方化裁出20多首方，其灵活性可见一斑"（朱章志《经方临床应用与研究》）。陈氏用桂枝甘草汤加参芪治冠心病心绞痛，使温通心阳法变益气通阳法；并指出也可经方与时方合用，如小柴胡合二陈汤、四逆散合良附丸等。梅国强2000年在第三期全国经方临床运用高级研修班讲"复用经方，便是新法"，经方虽配伍谨严，但功效单纯，复用经方，给治疗复杂之病带来有利条件，有时二方或三方相合而药物不过十味左右，其适应范畴则不大相同，有更为超脱者，即"但师其法，而不泥其方"。实际这种思想仲景已有披露，如"自利不渴者，属太阴，以其脏有寒故也，当温之，宜服四逆辈"；"伤寒发汗已，身目为黄，所以然者，以寒湿在里不解故也。以为不可下也，于寒湿中求之"；"病痰饮者，当以温药和之"。就是说对有些病变，仲景已提示了治法或某类方，那么临床具体用什么方药，就要发挥医生的创造思维。你可用经方，也可经方加味、经方合用、经方加时方，或用时方，或自创新方，给你以"随证治之"的灵活性。关于土瓜根散，尚未见验案报道，此方配伍合理，证候明确。余曾用此方以丹参代土瓜根（因药房不备），再加益母草、泽兰等，治疗"子宫腔积液"致月经不调，7剂取得捷效，亦不背仲景本意。

五、经方剂型煎服有讲究

经方有汤、丸、散、酒、熏、洗、坐、敷等剂型，又有大小轻重之剂的区别，这些剂型都是为不同的病证设立。如果变更剂型不一定能够取得更好疗效，如有人按经典法将桂枝茯苓丸制成每丸2g，另用相应药量制成汤剂，测定桂皮醛含量，结果丸剂是汤剂的2倍，汤剂作用反不如丸剂。临床轻病用重剂，重病用轻剂都不能取得满意疗效，余曾治一胸痹患者，用枳实薤白桂枝汤重剂无效，而用茯苓杏仁甘草汤与橘枳姜汤轻剂反而取效。有时方中某一味药经过炮制，对该方药功效改变也起决定性作用，如四逆汤中附子生用则回阳救逆，附子粳米汤中附子炮用则散寒止痛；甘草泻心汤《伤寒论》用其补益脾胃治痞利，而《金匮要略》用其清热解毒杀虫治狐惑，其差异就在于前者用炙甘草，后者用生甘草。经方对药物的煎煮方法及用水都很考究，如茵陈蒿汤先煮茵陈，后入大黄、栀子；桃花汤中的赤石脂一半入煎剂，一半留作冲剂；乌头桂枝汤方，先用白蜜煮乌头，再用桂枝汤煎汤取汁溶解；下瘀血汤则先将大黄、桃仁、䗪虫三味粉末，做成丸剂，再取一丸药用酒煎，一次服下。煎药用水，除日常用水外，尚有甘澜水、潦水、泉水等，因不同的水其成分有别，所煎煮药物功效是不同的，也应予以重视。另外，有些方药要根据身体强弱与病情掌握药物剂量及服法，如大乌头煎"强人服七合，弱人服五合……不可一日再服"，以及温服、凉服、顿服、频服、一日再服、一日三服、病临发时服药等，都有临床意义。

六、经方研究展望

经方的传统研究离不开中医基本理论；传统研究方法对中医发展势在必行；传统研究能使中医理论更臻完善；传统研究在继承的基础上重在创新。仲景治病的一个观点、一种方法、一剂方药，能够延续千年而不衰，能够影响几代医家，其本身就是一种创新。如果我们现在能够从中医学角度提出一些划时代的观点、方法、方药、论著等，以解决当今人类健康上的重大问题，必将给中医发展和延续做出贡献。研究经方也不是重复古人的工作，仲景学说研究发展到目前盛况，已远非东汉时期的状况，这里面渗透着历代医家的观点、经验，以及由此而产生的诸多学派的学术成就。中医发展是代有圣贤诞生，从扁鹊到张仲景；从孙思邈到金元四大家；从金元四大家到李时珍，大体反映了中医发展的几个阶段。这些巨匠共同之处都是在继承和创新方面做出了贡献。吴文俊院士在清华大学百年校庆时说：创新不是无中生有。最创新的人也要接受许多过去的东西。牛顿是创新的典型，但牛顿说自己是站在巨人的肩膀上。创新不是胡思乱想，要多多接受前人的成果，并加以分析，才能切中要害。所以，中医不能忽略或放弃传统研究方法，若只强调实验研究的价值，或单纯用西医方法去研究某个方药，其研究结果就如同无本之木，无源之水，也不会产生中医巨匠，甚至会使中医学产生支离破碎的局面。

经方的疗效是来源于医生临床对有生命的、动态的患者直接治疗经验的总结，并经过千百年临床实践检验，有别于西医的动物实验。经方又是从宏观的、哲学的角度认识问题、提出问题，所以，经方给现代科技研究提出了思路、线索、契机、素材等。用现代科技研究方法既可以从微观的、科学的角度阐明经方组成的科学性，反过来又可促进经方的发展，扩大经方应用范围，并能给经方附以新的生命。因此，传统研究与现代研究的有机结合，选好切入点，将会使经方临床应用出现飞跃式发展。当今经方的现代研究也取得了显著成绩，如：小柴胡汤、桂枝汤、四逆散、桂枝芍药知母汤、栝楼薤白白酒汤、肾气丸、大黄䗪虫丸、桂枝茯苓丸、当归芍药散、桃核承气汤等。因经方药物组成精当、配伍合理、方证对应、疗效肯定，有利于临床与实验研究，有利于药理分析。若从证与方结合研究经方的疗效学，即抓住了经方治病的关键，同时也凸现了中医特色。

经方制剂与药物炮制及煮服方法

一、剂型

（一）汤剂

汤剂指用水煎煮药物，取其汤汁。汤剂是经方常用剂型，也是用之最多的剂型。汤剂主要用作内服，也可外用。汤剂经过用水煮熬，可将各种药物有效成分从药材中煎熬溢入汤汁中，药之性味浑然一体，去滓服汤，药力较强，有较好的治疗效果，故有"汤者荡之"的快捷作用。另外，汤剂便于临床医生随症化裁，加减用药，更能凸显中医辨证施治精神。

（二）散剂

散剂指将药物制作成粉末状的混合剂。散剂保留了药材的原有作用及有效成分，尤其能保留有些药物的辛香发散之性味而长于汤剂，故有"散者散之"的优势，以及简、便、廉的特点。经方散剂以内服为主，亦可外用。

（三）丸剂

丸剂多采用黏合剂制作而成。一般用蜂蜜制丸者居多，其次有用米粉、枣膏等制丸者，亦有不用黏合剂，直接借用药物自身的黏合性制作。丸剂剂型固定，其规格大小有别，如鸡子黄大、梧桐子大、弹丸大、小豆大、兔屎大等。丸剂基本为内服剂，其应用次于汤剂。丸剂作用缓和而持久，故有"丸者缓之"之用，多用于治疗慢性疾病。丸剂便于携带，便于服用。丸、散剂是将药物有效成分及药材一同服下，故药力不及汤剂。

（四）酒剂

酒剂是以酒为溶剂煎煮药物。酒剂与单纯汤剂比较，其功效有所增加，即增添了酒行气血，强药势的疗效。如红蓝花酒方、栝楼薤白白酒汤、栝楼薤白半夏汤，皆用酒同煎。经方酒剂是内服剂，后世有外用剂。

（五）膏剂

膏剂是用猪膏为溶剂煎煮药物。猪膏富含油脂，可滋润胃肠，治疗胃肠津亏瘀燥之疾。如猪膏发煎治疗黄疸久病、女子阴吹。

（六）熏剂

熏剂是将药物点燃或用药物煎煮的热气以熏治患处。一般用易燃的药物点燃后，放置一定距离，用烟气上熏于患处，属外治剂型。如雄黄熏方治疗狐惑病肛门蚀烂症；治疗狐惑前阴蚀烂症，用苦参汤煎煮去滓，趁热熏洗，亦包含熏治法。

（七）洗剂

洗剂是用药物煎煮的汤汁外洗全身或病变处。外洗法一般用于治脏腑或体表局部的疾病。如用百合洗方洗涤全身以治百合病；苦参汤、矾石汤、狼牙汤均为洗剂，以治疗体表、肢体、窍道病变。

（八）坐药

坐药是将药物粉末制成栓剂，放入人体窍道的一种外用剂型。此剂型针对性强，作用直接，疗效较好。如治疗妇人带下的矾石丸、蛇床子散即阴道栓剂，蜜煎导方为肛门栓剂。另外，土瓜根及猪胆汁是从肛门给药的灌肠剂。

（九）外敷剂

外敷剂是将药物粉末，或粉末制成膏状，敷于患处。外敷药治病局限，但疗效明显，作用直观。如治疗金疮的王不留行散亦可用作外敷剂；服大青龙汤后，汗多者用温粉粉之；头风摩散外用治头风；"膏摩"亦属外敷剂的一种。

二、药物炮制取材

（一）修治

1. 㕮咀、切、剉

即将药物咬碎，或切碎，或将药物折断。如桂枝汤方"右五味，㕮咀三味"；生姜用刀切；一物瓜蒂散方将瓜蒂"剉"后水煮。剉，即折断；另外，剉，同锉，即锉磨成粗末。

2. 碎、杵

即将较大的药物碎成小块，或杵成粉末。如麻黄杏仁甘草石膏汤方中石膏应"碎，绵裹"；赤小豆当归散方应"杵为散"。

3. 擘、破

即将果实、子实类药物用手擘开，或用刀具切开，此方法便于煎煮及有效成分的获取。如桂枝附子汤方将"附子三枚，炮去皮，破八片……大枣十二枚，擘"。

4. 去皮、去尖

即将木本茎枝类药物去掉外层木栓层，或子实类去除皮尖，可提高药物纯度。如桂枝、厚朴去皮；桃仁、杏仁去皮尖。

5. 去心

即将含有心质的药物去心，以提高疗效。如温经汤方中的牡丹皮、麦冬去心。

6. 去毛

即将药材的毛茸去除，以净化药材。如鳖甲煎丸方中的石韦去毛。

7. 去节

即将药材的节结去除，获取药物的最佳功效。如麻黄汤中麻黄去节。古人云："麻黄去根节，大能发汗；根节能敛汗。"

8. 去芦

去掉根茎药材的芦节，以净化药材。如防己黄芪汤方中的黄芪去芦。

9. 去汗

即将药物晾晒干燥，去除水分。如乌梅丸方中用"川椒四两，去汗"。

10. 去足、去足翅

指虫类药物的修治方法。如䗪虫去足，虻虫去翅足。

（二）火制法

1. 炮

指将药物放铁锅内，用高温猛火加热以炮破为度，或用火灰、热土等加热炮制。如桂枝附子汤方将"附子炮去皮"；乌头赤石脂丸方中"乌头一分，炮"。附子、乌头经炮制后，可以降低毒性，实验研究炮制可破坏附子、乌头所含乌头碱成分，并能提高止痛疗效。

2. 炙

指将药物置入铁锅内，并加入液体辅料，用火烤炙的一种方法，以改变药物性味，或增效、去毒，或便于加工。如桂枝汤方中甘草二两炙；皂荚丸方皂荚八两去皮用酥炙。炙，有蜜炙、酥炙、醋炙等。另外，"炙"尚有烘烤之意，如升麻鳖甲汤方中"鳖甲手指大一片，炙"；九痛丸中的"生狼牙一两，炙香"。

3. 烧

指直接用火烤烧的加工方法，以减少药物对胃肠刺激，或提高疗效。如蜀漆散方中的蜀漆烧去腥，云母烧二日夜；滑石白鱼散方中的"乱发二分，烧"；硝石矾石散方中的"矾石，烧"；王不留行散方中将"王不留行、蒴藋细叶、桑根皮三味，烧灰存性，勿令灰过"；枳实芍药散方中的"枳实烧令黑，勿太过"。

4. 熬

指将药物置铁锅内干炒的加工方法，以改变药材性味，或减毒。熬，《说文》谓："干炒。"如乌头煎方用乌头大者五枚熬；葶苈大枣泻肺汤方中葶苈熬令色黄；蜘蛛散方中蜘蛛熬焦；三物小白散方中巴豆去皮心，熬黑，研如脂；猪肤汤方用白粉五合，熬香。熬法是根据用药要求，将药物或炒黄，或炒焦，或炒黑，或熬香，故应严格把握操作加工方法。

5. 炒

同熬，指将药物置铁锅内用文火炒热的加工方法，以改变药材性味，或去除水分。如升麻鳖甲汤方将"蜀椒，炒去汗"。去汗，即经炒热去除水分、油分。

6. 煨

指将药材包裹于湿面粉，或湿泥，或湿纸中，用微火逐渐加温，或置热火灰中加温的方法，以便有效成分的充分利用。如诃梨勒散方将诃梨勒十枚，煨后入药。

（三）水制法

1. 洗

可净化药材，去除杂质。如百合地黄汤方中"以水洗百合，渍一宿，当白沫出，去其水"；半夏泻心汤方中用"半夏半升，洗"。

2. 浸、渍

可提高药物有效成分。如赤小豆当归散方中"赤豆一升，浸，令芽出，曝干"；乌梅丸方"以苦酒渍乌梅一宿，去核"。

3. 煮

与浸、渍法作用基本相同。瓜蒂散方中"赤小豆，煮"，即将其煮后再与瓜蒂合一起，杵为散剂。

4. 酒洗

可改善药物性味功效。如大承气汤方"大黄四两酒洗"，抵当汤方"大黄三两酒浸"。经酒浸洗的大黄具有活血逐瘀功用。

三、煎药用水与煎煮方法

（一）煎药用水

1. 清水

亦称流水，即一般饮用水。清水性情平和，经方大部分用此水煮药。如桂枝汤以水七升，微火煮取三升；泽漆汤中的泽漆用东流水五斗，煮取一斗五升，再入其他药煎煮。

2. 泉水

即山泉之水。泉水富含矿物质，有益于人体，其性偏凉，能下热气，利小便。如百合地黄汤、百合知母汤等方用泉水煎药，可清心肺虚热。

3. 潦水

即天降之雨水。潦水刚自天而降，不含地下杂质，味薄而纯，可助药力。如麻黄连轺赤小豆汤，以潦水一斗，先煮麻黄再沸，去上沫，内诸药，煮取三升。

4. 井花水

即清晨最先汲取的井水。井花水水质洁净轻浮，性味甘平无毒。如风引汤即用井花水三升，煮三沸，温服一升。

5. 甘澜水

甘澜水性行而不滞，有助阳利饮之作用。甘澜水制作方法：取水二斗，置大盘内，以杓扬之，水上有珠子五六千颗相逐，取用之。如茯苓桂枝甘草大枣汤，以甘澜水一斗，先煮茯苓，水减至二升，纳入诸药，再煮取三升。

6. 浆水

又名清浆水、醋浆水，具有调中开胃，清热除烦作用。《本草蒙筌》云："炊粟未熟，投冷水中，浸五六日，味酸，生白花，色类浆，故名。"如将赤小豆当归散杵为散，浆水服方寸匕；枳实栀子豉汤，以清浆水七升，空煮取四升，纳入枳实、栀子，煮取二升，下豆豉，更煮五六沸；白术散方后指出：若呕，以醋浆水服之。

7. 麻沸汤

沸汤，即沸开水。多用于药物不需久煎，取气不取味。如大黄黄连泻心汤，以麻沸汤二升，渍之须臾，绞去滓，分温再服；附子泻心汤以麻沸汤二升，渍之须臾，绞去滓，纳入附子汁，分两次温服；理中汤方以麻沸汤数合，和一丸，研碎，温服之。

8. 酒

指清酒或白酒。如胶艾汤用清酒，栝楼薤白白酒汤用白酒。用酒直接煮药，可增强行气血的作用，如红蓝花酒方，以酒一大升，煎减半，顿服一半；栝楼薤白白酒汤，方中用白酒七升，三味同煮。另外，有酒、水并用煎煮的方药，如"炙甘草汤，以清酒七升，水八升，先煮八味"。

9. 苦酒

即米醋。用苦酒煎药，可增强清泄郁热。如苦酒汤方，将半夏放入苦酒中，煮令三沸，去滓，少少含咽之；黄芪芍桂苦酒汤方以苦酒一升，水七升，相合一起，煮取三升，温服一升。

10. 蜜

即蜂蜜，亦称白蜜。用蜜煎药可缓解药物峻猛之性及毒性。如乌头汤先将川乌五枚，㕮咀，以蜜二升，煎取一升，即出乌头；另将乌头与麻黄、芍药、黄芪、甘草用水三升，煮取一升，去滓，然后将药汁放入蜜煎中，再煎煮，取七合服。

11. 膏

指将药物加入猪膏中煎煮。见膏剂。

（二）煎煮方法

1. 麻沸汤

属浸、渍法，不需煎煮。见前麻沸汤。

2. 先煮

将方中有些药物先行煎煮，以提高疗效，或消除副作用。如方中凡用麻黄者，一般要先煮麻黄去上沫，有人认为麻黄之"上沫"服后，可致心烦，故去之；桂枝救逆汤方先煮蜀漆，再入诸药煎煮。蜀漆《本草纲目》谓"生用则上行必吐"，研究认为蜀漆含常山碱，对胃肠黏膜有刺激，先煎可使常山碱破坏，有减毒作用。

3. 后煮

方中有些药材需等待其他药物煎煮一定时间后，再放入煎煮较短时间，以防止有效成分挥发或破坏。如栀子豉汤后下香豉，是取其辛宣透解功用；桂枝人参汤后下桂枝，是取其解表功用；大承气汤后下大黄，是取其泻下功用。

4. 微煮

煎煮时间较短。如甘草干姜茯苓白术汤、茯苓四逆汤，以水五升，煮取三升，即经过短时煎煮，以保留较多汤汁。微煮可防止辛温发散药有效成分挥发。

5. 久煮

煎煮时间较长。如小半夏汤，以水七升，仅煮取一升半；桂枝加芍药生姜各一两人参三两新加汤，以水一斗二升，仅煮取三升。即经过较长时间煎煮，使药汁浓缩保留少部分汤汁。久煮也可使有些药物有效成分尽入汤中，或使多种药物性味融合。

6. 米熟汤成

煎煮的药物以米熟汤成为度。如白虎加人参汤、附子粳米汤等方提出"煮米熟汤成"。此方法除提示煎煮的时间外，主要是取粳米调养脾胃作用。另有"发消药成"，如猪膏发煎用猪膏半斤，乱发如鸡子大三枚，和猪膏中煎之，使"发消药成"。乱发熔消后，既能发挥其治疗作用，又对咽喉、食管、胃肠无刺激。

7. 去滓再煎

指药物经煎煮去滓后，再将药汁重新煎煮。此方法可以使药物性味更加和合、醇厚，多用于调和或和解之剂，如小柴胡汤、大柴胡汤、半夏泻心汤等。

8. 烊化

先将其他药物煎煮去滓，取汤汁后再入易溶药物加温烊消。如调胃承气汤先用水煮大黄、炙甘草后，去滓，再入芒硝，用火微煮令水沸即可；小建中汤用水煮桂枝、芍药、甘草等六味药后，去其滓，再入胶饴，用火微煮消解；炙甘草汤用清酒与水先煮八味药后，去其滓，再入阿胶烊化消尽。

9. 兑冲

将易溶于水的药物加入已煮成的药汁中服用。如白通加猪胆汁汤用水煮去滓后，再入胆汁、人尿，令和相得；百合鸡子汤用泉水煮药去滓后，再入鸡子黄，搅匀；桃花汤中的赤石脂一半入煎剂，一半研末冲服。另外，一般散剂多用作兑冲，如五苓散、四逆散"以白饮和服方寸匕"。

10. 酒煎

用酒煮药，见酒剂。另外，也可用酒煎丸药，以提高丸药的功效。如下瘀血汤方后云："上三味，末之，炼蜜和为四丸，以酒一升，煎一丸，取八合，顿服之。"

11. 蜜煎

指用蜂蜜煎药，见煎药用水条款中的蜜。

四、给药方法

（一）内服药

1. 分次

（1）顿服

一日服一次药，或将 1 剂药汤一次服下。此方法药力集中，取效快捷。如半夏干姜散"顿服之"，是急于温中阳，散寒饮。

（2）再服

一日服二次，或将制成的药物在短时间分二次服下。如肾气丸"日再服"；栝楼薤白白酒汤"分温再服"，其服药间隔时间未明确限制。另外，有些药物首次与第二次服量不等，如茯苓四逆汤、小承气汤等。一般是先服小量，后增量服之。

（3）一日三服

一日将 1 剂药汤分三次服下，此属常规服药法。如小柴胡汤、小建中汤等要求"日三服"。另外，有些方药服药时间有要求，如桂枝汤虽分三次服药，但须"半日许令三服尽"。而且有些方药虽分三次服药，但每次服量不一定均等，如桃核承气汤煮取二升半，分三服，首次要求空腹服五合，第二、三次服量每次可一升。

（4）一日四服

一日将 1 剂药分四次服下，可保持药物治疗作用的连续性。如生姜半夏汤"分四服，日三夜一服"；麦门冬汤"昼三夜一服"。另外，有分五、六次服药者，如当归四逆加吴茱萸生姜汤"温分五服"，猪肤汤"温分六服"。

（5）得下止服

服峻猛之药见效即停服，以防损伤胃气。如大承气汤"得下，余勿服"；十枣汤"得快下利后，糜粥自养"。

2. 服法

（1）温服

这是常用服药方法，可避免过寒或过热对胃肠刺激。如小建中汤、附子粳米汤等均要求"温服"。

（2）冷服

根据病情有些药物需放置稍冷服下。如生姜半夏汤要求"小冷，分四服"。因其证为寒饮搏结，服热药恐发生寒热格拒。《素问·五常政大论》曰："治寒以热，凉而行之。"

（3）酒服

用酒服药，以助药势。如肾气丸用"酒下十五丸"；薯蓣丸"空腹酒服一丸"；赤丸方"先食酒饮下三丸"。

（4）含咽

服药后含口中而缓咽之，多用于治疗咽喉疾病。如苦酒汤"少少含咽之"；半夏汤"少少咽之"。含咽法能使药液在咽喉停留一定时间，发挥对局部的治疗作用。

（5）食前服

即空腹服药，此法有利于药入腹中以逐邪。如桃核承气汤"先食温服五合，日三服"；乌梅丸"先食饮服十丸，日三服"；茵陈五苓散"先食饮方寸匕，日三服"。先食，即指进食前服药。

（6）平旦服

早晨未进食前空腹服药。如十枣汤"平旦服；若下少，病不除者，明日更服，加半钱"。十枣汤攻逐之力峻猛，空腹服药吸收快、逐邪快、取效快。若攻下力度不够，待明日再加量服之。

（7）临发服

疾病将要发作时服药。如治疗疟疾的蜀漆散"临发时服一钱匕"，此方法可助正祛邪。

（8）少量试服

有些方药可先给少量试服，不效再增量。如桂枝茯苓丸"每日食前服一丸，不知，加至三丸"；赤丸方"不知，稍增之，以知为度"；乌头桂枝汤"初服二合，不知，即服三合，又不知，复加至五合"。此方法可观察药物的治疗效果，并能防止药物的副作用。

（9）服量分大小

根据身体强弱及对药物的敏感度决定服量。如小青龙加石膏汤"强人服一升，羸者减之，日三服，小儿服四合"；乌头煎"强人服七合，弱人服五合"。此说明用药量应因人而异。

（二）外用药

1. 窍道给药

（1）鼻窍

用于治疗头部、心肺等疾病。《金匮要略·痉湿暍病脉证》云："病在头中寒湿，故鼻塞，内药鼻中则愈。"《金匮要略·杂疗方》治疗猝死，除鼻窍给药外，尚有舌下给药、耳窍给药，如桂屑着舌下、捣薤汁灌耳中等方法。

（2）阴道

用于治疗妇人阴道、子脏等疾病。①蛇床子散、矾石丸为阴道栓剂。如"蛇床子散方，温阴中坐药"，即将蛇床子粉末，"以白粉少许，和令相得，如枣大，绵裹内之"；矾石丸是将药物粉末，"炼蜜和丸枣核大，内脏中（阴道）"。②狼牙汤为阴道洗涤剂。

（3）肛门

用于治疗肛门与肠道等疾病。①蜜煎为肛门栓剂。②土瓜根及猪胆汁方为灌肠剂。③雄黄熏方为熏肛剂。如云："蚀于肛者，雄黄熏之。雄黄……筒瓦二枚合之烧，向肛熏之。"

2. 体表给药

（1）外洗

用药物洗涤全身或局部的治病方法。如用百合洗方治疗百合病，以"百合一升，水一斗，渍之一宿，以洗身"；矾石汤治疗脚气冲心，"以浆水一斗五升，煎三五沸，浸脚良"；狼牙汤洗涤治疗妇人阴疮，"以水四升，煮取半升，以绵缠箸如茧，浸汤沥阴中，日四遍"。

（2）膏摩

用药膏涂擦体表一定部位或穴位，并加以按摩的外治法。如《金匮要略·脏腑经络先后病脉证》有膏摩法。膏摩：膏，指药膏；摩，指按摩。膏摩能使药性气味浸入皮肤腠理，以疏通经络，驱逐邪气。

（3）摩散

将药末撒在体表患处，并加以按摩的外治法。如头风摩散方后云："沐了，以方寸匕，已摩疾上，令药力行。"

（4）粉敷

用药粉外敷患处的外治法。如大青龙汤方后云"汗多者，温粉粉之"，温粉粉之可以止汗，以免汗多伤阳。另外，王不留行散方后云"小疮即粉之"，即对较小的外伤或疮肿，可将王不留行散药粉敷于患处，以消瘀止血。

（5）点药烙之

用药物烫烙的一种外治法。如小儿疳虫蚀齿方，将雄黄、葶苈粉末，取腊日猪脂熔化，再用槐枝以药棉缠枝头，点药趁热以烫烙蚀齿局部，以杀虫蚀。

（三）服药禁忌

有些方药服后，饮食有禁忌，以利药物充分发挥治疗作用。如服桂枝汤"禁生冷、黏滑、肉麵、五辛、酒酪、臭恶等物"；侯氏黑散用"温酒调服，禁食一切鱼肉大蒜"；乌梅丸禁食"生冷滑臭等食"。

（四）药后调养

有些方药服后，可采用粥饮等辅助调养法，以养胃气或助药力。如桂枝汤"服已须臾，啜热稀粥一升余，以助药力"；十枣汤"得快下后，糜粥自养"；大建中汤服后"如一炊顷，可饮粥二升，后更服，当一日食糜，温覆之"。另外，冷粥亦可助药力，如三物小白散服后，若大便不利，进热粥一杯，若下利不止，进冷粥一杯；侯氏黑散方指出："常宜冷食，六十日止，即药积在腹中不下也。热食即下矣，冷食自能助药力。"

主要参考书目

［1］赵以德. 金匮方论衍义. 北京：中国中医药出版社，1993.

［2］吴崑. 医方考. 北京：中国中医药出版社，1998.

［3］孙星衍. 神农本草经. 北京：人民卫生出版社，1963.

［4］吴谦. 医宗金鉴·订正仲景全书. 2 版. 北京：人民卫生出版社，1979.

［5］汪昂. 医方集解. 上海：上海科学技术出版社，1959.

［6］徐忠可. 金匮要略论注. 北京：人民卫生出版社，1993.

［7］喻嘉言. 医门法律. 上海：上海科学技术出版社，1983.

［8］尤在泾. 金匮要略心典. 北京：中国中医药出版社，1992.

［9］陈修园. 金匮要略笺注. 北京：北京市中国书店，1985.

［10］魏荔彤. 金匮要略方论本义. 北京：人民卫生出版社，1997.

［11］李克光. 金匮要略讲义. 上海：上海科学技术出版社，1985.

［12］张琦. 金匮要略讲义. 2 版. 北京：人民卫生出版社，2012.

［13］俞震. 古今医案按. 北京：中国中医药出版社，1998.

［14］谢映庐. 谢映庐医案. 上海：上海科学技术出版社，2010.

［15］曹颖甫. 经方实验录. 上海：上海科学技术出版社，1979.

［16］赵守真. 治验回忆录. 北京：人民卫生出版社，2008.

［17］冉雪峰. 冉雪峰医案. 北京：人民卫生出版社，2006.

［18］中国中医研究院. 岳美中医案集. 北京：人民卫生出版社，2005.

［19］中国中医研究院. 蒲辅周医案. 北京：人民卫生出版社，2005.

［20］上海市中医文献馆. 仲景方在急难重病中的运用. 上海：上海中医学院出版社，1989.

［21］吴禹鼎.经方临证录.西安:陕西科学技术出版社,1994.

［22］严世芸.张伯臾医案.上海:上海科学技术出版社,2003.

［23］刘蔼韵.金匮要略译注.上海:上海古籍出版社, 2010.

［24］吕志杰.仲景方药古今应用.2 版.北京:中国医药科技出版社,2016.

［25］张建荣.金匮证治精要.2 版.北京:人民卫生出版社, 2010.

［26］张建荣.金匮妇人三十六病.北京:人民卫生出版社,2001.

［27］张建荣.经方观止.北京:中国中医药出版社,2016.

经方方剂索引

四画

五画

六画

七画

八画

九画

十画

十一画

十二画

十三画以上